Arbeiten trotz Krebserkrankung

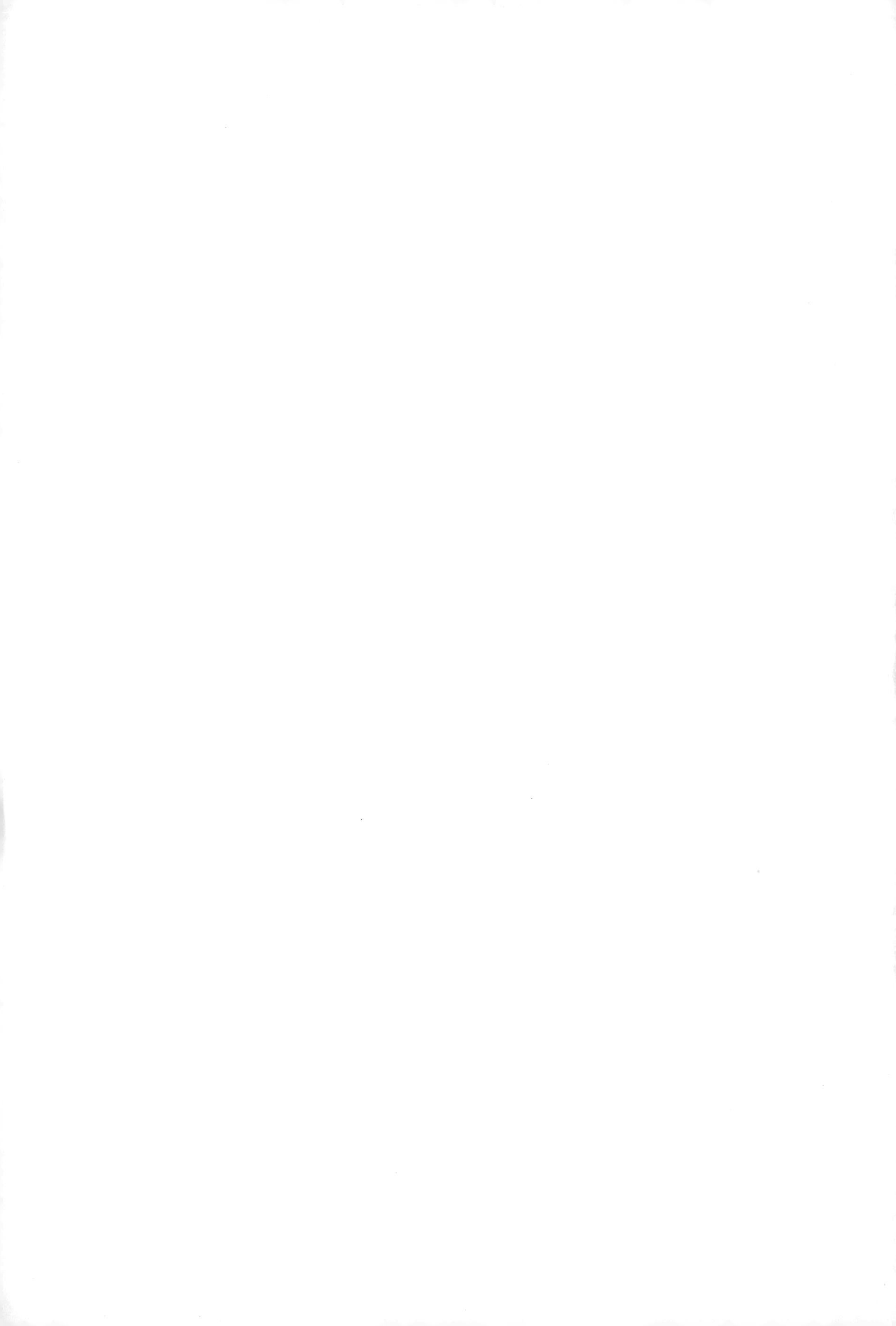

Sandra Otto
Administration
Fraunhofer Center for International
Management and Knowledge Economy
(IMW)
Leipzig
Deutschland

ISBN 978-3-662-54882-0   ISBN 978-3-662-54883-7   (eBook)
https://doi.org/10.1007/978-3-662-54883-7

Die Deutsche Nationalbibliothek verzeichnet diese Publikation in der Deutschen Nationalbibliografie; detaillierte bibliografische Daten sind im Internet über http://dnb.d-nb.de abrufbar.

Umschlaggestaltung: deblik Berlin
Fotonachweis Umschlag: © michaeljung / Getty Images / Thinkstock.com

Gedruckt auf säurefreiem und chlorfrei gebleichtem Papier

Springer ist Teil von Springer Nature
Die eingetragene Gesellschaft ist Springer-Verlag GmbH Deutschland
Die Anschrift der Gesellschaft ist: Heidelberger Platz 3, 14197 Berlin, Germany

Sandra Otto

Arbeiten trotz Krebserkrankung

Hilfreiche Tipps für neue Herausforderungen

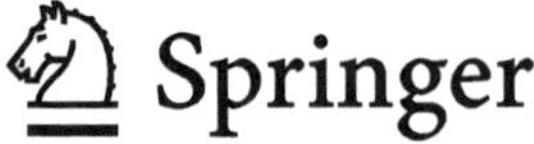

Vorwort: Krebs und was zwischen den Zeilen steht

Warum stehen Sie jeden Morgen auf? Nach meiner Rezidivdiagnose suchte ich nach Antworten für mich. Unerwartet stieß ich auf die Arbeit.

Ich will kein Buch über Ernährung, Sport, Meditation, Alternativ- und Komplementärmedizin schreiben. Ich will erzählen, was mir in den Erfahrungsberichten fehlt und zwischen den Zeilen stehen könnte.

Zumindest was zwischen den Zeilen meiner Krebsgeschichte steht: die Langeweile, die dahintreibenden Tage, die innere Kraft durch neue Projekte, der tiefe Fall – was soll ich danach machen, die Probleme des Genießens.

Ging es nur mir so? Als Wissenschaftlerin interessierten mich andere Meinungen, aber auch mögliche Erklärungsansätze und Theorien. Das vorliegende Buch soll Ihnen als Leserin Anregungen für die Bildung einer eigenen Meinung liefern. Kann das Arbeiten im Angesicht einer Krebserkrankung positive Effekte für Sie haben? Mir geht es um den Abbau von Ängsten und diffusem Nebel zwischen Ihnen als Betroffene, (potenziellen) Arbeitgebern, Ärzten, Versicherungsträgern und Ihrem sozialen Umfeld. Vor allem aber will ich Ihnen selbst Befürchtungen nehmen. Verstehen Sie dieses Buch als eine Informationsquelle, die Sie auch darin bestätigen kann, gerade nicht berufstätig zu sein.

Das Buch gliedert sich inhaltlich in zwei Teile. Im ersten Teil führe ich den aktuellen Forschungsstand zu einer wie auch immer gearteten Tätigkeit im Kontext einer Krebserkrankung an. Zudem vermittele ich Hinweise zur praktischen Umsetzung in Deutschland. Im zweiten Teil des Buches berichte ich auf Basis meines Lebensbeispiels, wie mich der Job und Tätigkeiten außerhalb meines bisherigen beruflichen Umfeldes aus meinem Tief zogen.

Ich wünsche Ihnen durch die Buchlektüre Stoff zum Nachdenken, Diskutieren und natürlich ebenfalls konstruktivem Kritisieren. Unter sandra.otto77@yahoo.de danke ich Ihnen für Ihre Anregungen und Gedanken.

Sandra Otto
Im Mai 2017

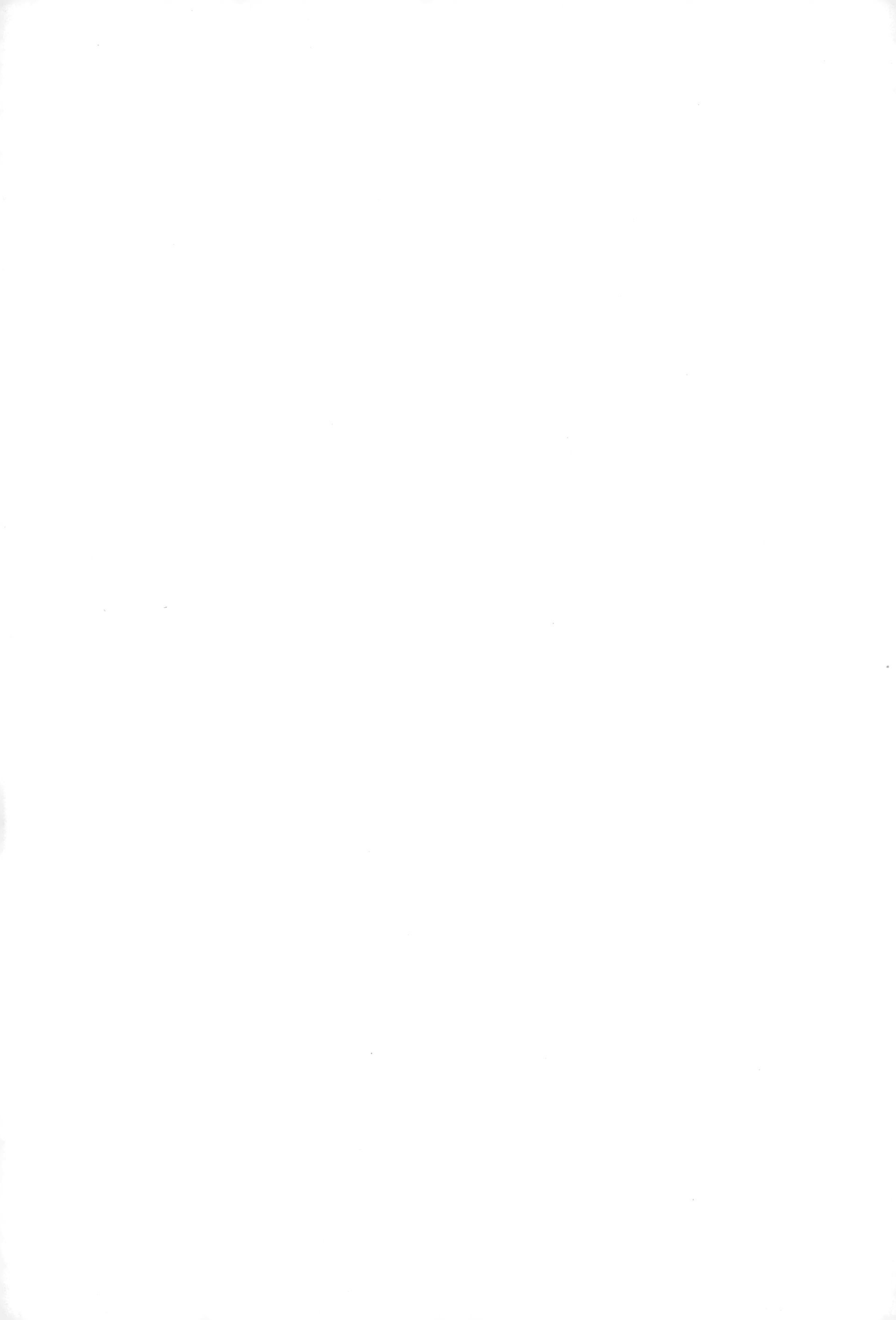

Die Autorin

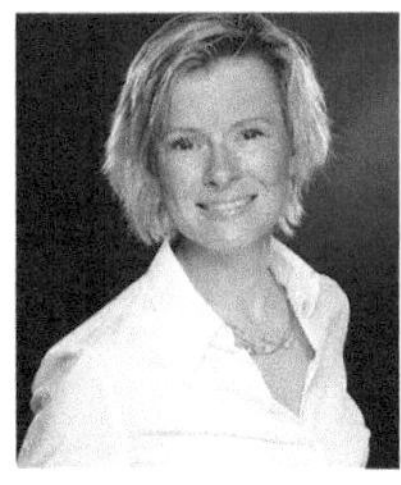

Dr. rer. pol. Sandra Otto
arbeitete nach dem Diplom der Betriebswirtschaft in Jena bei der Commerzbank AG, bevor sie 2006 in den Forschungsbereich zurückkehrte und an der Universität Augsburg im Bereich Rechnungslegung promovierte. Seit 2010 ist sie als wissenschaftliche Mitarbeiterin beim Fraunhofer IMW in Leipzig tätig. Die Diagnose Brustkrebs begleitet Frau Otto seit 2011.

Die Diagnose Krebs ist mitten in der Gesellschaft angekommen. Immer mehr Betroffene stehen in einem festen Beschäftigungsverhältnis. Noch immer ist die Verunsicherung bei Krebspatienten, Ärzten, Arbeitgebern, Kollegen, aber auch Versicherungen und Rehabilitationseinrichtungen groß, inwieweit eine Berufsausübung trotz und mit Krebs möglich ist. Der vorliegende Ratgeber will hier eine Entscheidungsunterstützung liefern. Im Fokus stehen die positiven Aspekte einer regelmäßigen Tätigkeit. Dabei werden rund 400 einschlägige internationale und nationale Studien ausgewertet, um ein ausgewogenes Bild des aktuellen Forschungsstandes zu zeichnen. Frau Otto führte ihre wissenschaftliche Expertise in der Recherche und die Erfahrungen als wiederholt von Brustkrebs Betroffene in diesen Ratgeber zusammen. An ihrem Beispiel beschreibt Frau Otto ihren Weg zurück in das Berufsleben nach der Ersterkrankung und nach dem Rezidiv. Ausführlich erörtert die Autorin dabei Herausforderungen und Chancen im Arbeitsalltag.

Inhaltsverzeichnis

Abkürzungen

AAOHN	J Official Journal of the American Association of Occupational Health Nurses
AC	Assessment-Center
AHB	Anschlussheilbehandlung
Ann	Oncol Annals of Oncology
APT	Adjuvant Psychological Therapy
BEM	Betriebliches Wiedereingliederungsmanagement
BGBl.	Bundesgesetzblatt
BMBF	Bundesministerium für Bildung und Forschung
BMC	BioMed Central
BMJ	British Medical Journal
BMJ	Open British Medical Journal Open
BRCA	BReast CAncer
Breast Cancer Res Treat	Breast Cancer Research and Treatment
BSG	Bundessozialgericht
CBT	Cognitive Behavior Therapy (kognitive Verhaltenstherapie)
CJOT	Canadian Journal of Occupational Therapy
CMAJ	Canadian Medical Association Journal
CMF	Cyclophosphamide, Methotrexate und 5-Fluorouracil
CPS	Current Population Survey
CPT	Cold Pressor Test
DAHANCA	Danish Head and Neck Cancer Group
DMP	Disease-Management Programm
DOI	Digital Object Identifier
DZPhil	Deutsche Zeitschrift für Philosophie
EAP	Employee Assistance Programm
EntgFG	Entgeltfortzahlungsgesetz
FhG	Fraunhofer Gesellschaft e.V.
HNO-Patienten	Hals-Nasen-Ohren-Patienten
ICD	International Statistical Classification of Diseases and Related Health Problems
ICF	International Classification of Functioning, Disability and Health
IFRS	International Financial Reporting Standards
IKP	Integrierte körperzentrierte Psychotherapie
iqpr	Institut für Qualitätssicherung in Prävention und Rehabilitation GmbH an der Deutschen Sporthochschule Köln
ISO	International Organization for Standardization
JAMA	The Journal of the American Medical Association
JCO	Journal of Clinical Oncology
JNCI	Journal the of National Cancer Institute
JNCI	Monographs Journal of the National Cancer Institute Monographs
J Occup Rehabil	Journal of Occupational Rehabilitation
JOEM	Journal of Occupational & Environmental Medicine
KTL	Klassifikation therapeutischer Leistungen
MBOR	Medizinisch-Beruflich-Orientierte Rehabilitation
MDK	Medizinischer Dienst der Krankenversicherung
MOHO	Model of Human Occupation
NBER	National Bureau of Economic Research
NZS	Neue Zeitschrift für Sozialrecht
PANAVA-Schema	Positive-Aktivierung-Negative-Aktivierung-Valenz-Schema
PMR	Progressive Muskelrelaxation
Raa	Rechtliche Arbeitsanweisung
RTS	Reha-Therapiestandards
RVaktuell	Rentenversicherung aktuell
S.	Seite
SEER	Surveilance, Epidemiology and End Results
SGB	Sozialgesetzbuch
SWOT	Strengths, Weaknesses, Opportunities, Threats
TCM	Traditionelle chinesische Medizin
TVöD	Tarifvertrag für den öffentlichen Dienst

VICAN	VIe aprés le CANcer
VOB	Vergabe- und Vertragsordnung für Bauleistungen
VOL	Vergabe- und Vertragsordnung für Leistungen
VPN	Virtual Private Network
WHO	World Health Organisation
ZFO	Zeitschrift für Führung und Organisation

Ich will wieder den normalen Wahnsinn

© Springer-Verlag GmbH Deutschland 2018
S. Otto, *Arbeiten trotz Krebserkrankung*,
https://doi.org/10.1007/978-3-662-54883-7_1

Mit dem Job verbinden wir meist Stress, Druck, psychische und physische Belastungen. Erst wenn plötzlich diese routinierte Quelle der Unzufriedenheit, beispielsweise durch eine Krebserkrankung, wegfällt, verspüren wir ihren Verlust. Als soziale Wesen benötigen wir eine für uns sinnstiftende Tätigkeit.[1] Inwieweit der Wegfall einer beruflichen Tätigkeit als Bestandteil Ihres Sozialalltages Ihre Lebensqualität beeinflusst, wurde in der bisherigen Krebsforschung sowie Krebstherapie nur marginal berücksichtigt. Ihre individuell empfundene Lebensqualität hat jedoch einen zentralen Einfluss auf die Wirksamkeit Ihrer Therapie und Ihr langfristiges Überleben. Vermehrt weisen aktuelle Studien auf diese Lücke hin.[2]

Einerseits wünschen sich insbesondere die jüngeren betroffenen Krebspatientinnen einen Wiedereinstieg in den Beruf.[3] Andererseits war ich und sind Sie verunsichert ob der unterschiedlichen Meinungen und Ratschläge.[4]

Brustkrebs ist die häufigste Krebsdiagnose bei Frauen im erwerbsfähigen Alter in den westlichen Industrienationen.[5] Viele Betroffene kehren wieder in den Beruf zurück,[6] obwohl die Unsicherheiten und Vorurteile sehr groß sind.

Bereits vorliegende Forschungsergebnisse belegen den Einfluss des Gesundheitszustandes und der Nebenwirkungen aus der Krebstherapie auf die Entscheidung zur Rückkehr in den Berufsalltag.[7] Allerdings wurde in der Forschung bisher unzureichend untersucht,[8] inwieweit der individuelle Faktor einer Krebserkrankung Einfluss auf Ihr Erleben von Arbeit und Freizeit als von der Krankheit Betroffene hat.[9] Dürfen Sie überhaupt wieder arbeiten?[10] Wie können Sie Ihren Job zur positiven Kraftquelle für sich werden lassen?[11] Ein allumfassender fundierter Forschungsüberblick zu dieser Problematik fehlte bisher.[12] Insbesondere

---

1   Vgl. beispielsweise Schlothfeldt 2001; Böttcher et al. 2012, S. 33; Cavanna et al. 2011, S. 287; Roelen et al. 2011, S. 239

2   Spigel u. Winer 2002, S. 124

3   Roelen et al. 2009, S. 546; Böttcher et al. 2012, S. 31; Fanton et al. 2010, S. 49; Mehnert u. Koch 2012, S. 412

4   Balak et al. 2008, S. 270–271

5   Roelen et al. 2009, S. 543; Islam et al. 2014, S. 1; Ganz et al. 2002, S. 39

6   Taskila et al. 2006, S. 1; Miller et al. 2015, S. 6; Islam et al. 2014

7   Vgl. beispielsweise Balak et al. 2008, S. 269; Islam et al. 2014, S. 10; Damkjaer et al. 2011, S. 277; Noeres 2013, S. 15

8   Vgl. beispielsweise Rheinberg et al. 2007; Schlothfeldt 2001, S. 720–721

9   Mullan 1985, S. 273

10   Rexrodt von Fircks 2013, S. 23; Mullan 1985, S. 274; Balak et al. 2008, S. 270–271

11   Schallberger u. Pfister 2001, S. 184; Noeres 2013, S. 5

12   Mullan 1985, S. 273; Spigel u. Winer 2002, S. 123; Koch et al. o.J., S. 27; Drolet et al. 2005, S. 8305

der Aspekt der beruflichen Tätigkeit nach bzw. mit einer Krebserkrankung wurde nur unzureichend gewürdigt.[13]

Gerade für Deutschland mit seinem sehr weit entwickelten und international hoch geachteten Rehabilitationssystem fehlen Studien zur aktuellen Situation von Brustkrebspatientinnen und deren beruflicher Situation.[14] Während im internationalen Kontext der Erwerbstätigkeit von Krebspatienten große Aufmerksamkeit in der empirischen Forschung gewidmet wird, gibt es für Deutschland lediglich einige wenige Studien zum Rehabilitationsbedarf,[15] wie Rick et al. (2012) verdeutlichen.[16]

Diese Lücken will ich verkleinern, um Ihnen und den Sie behandelnden Ärzten sowie Beratern eine Entscheidungsunterstützung zu geben.

Konkret geht es mir um folgende Fragen:

- Wie erleben wir Arbeit und Freizeit?
- Wie viel Arbeit ist gut für uns?
- Wann wird Freizeit für uns zur Qual und kann sich damit negativ auf unseren Gesundheitszustand auswirken?[17]
- Welche positiven Effekte kann eine Arbeitstätigkeit im Rahmen einer (überstandenen) Krebserkrankung erfüllen?
- Welche individuellen Rahmenbedingungen benötigen (ehemalige) Krebspatienten für die Ausübung einer Erwerbstätigkeit?
- Welche „Gefahren"/Belastungen können von einem beruflichen Arbeitsalltag konkret ausgehen?
- Welche Unterstützungen können Sie erhalten?
- Was, wenn es schiefgeht?

Neben der Darlegung der aktuellen Forschungsliteratur zu diesem Thema im ersten Teil dieses Buches beschreibe ich im zweiten Teil meinen Weg als mögliche Anregung für die wiederholte Integration einer Krebserkrankung in den Berufsalltag.

Ich will ein Postulat für eine sinnstiftende Tätigkeit, idealerweise eine regelmäßige Berufstätigkeit, erarbeiten. Sie sollen Anregungen und Anleitungen für ein Überdenken und aktives Handeln als von einer Krebserkrankung Betroffene erhalten. Gleichfalls will ich die (potenziellen) Arbeitgeber ansprechen, uns mit einer schweren Krankheit konfrontierte Menschen in den Arbeitsprozess zu integrieren. Nicht alle unserer Ressourcen sind durch die Krebserkrankung eingeschränkt.

Brustkrebserkrankungen zählen zu den häufigsten Krebserkrankungen, und es trifft immer mehr Frauen in jungen Jahren. Nicht nur

---

13   Spigel u. Winer 2002, S. 123; Hoving et al. 2009, S. 2; Böttcher et al. 2012, S. 31

14   Noeres et al. 2013, S. 1901, 1902; Noeres 2013, S. 6

15   Noeres 2013, S. 16

16   Rick et al. 2012, S. 705

17   Schlothfeldt problematisiert als offene Fragestellungen die individuellen Folgen einer langfristigen Arbeitslosigkeit (Schlothfeldt 2001, S. 720–721).

aus der individuellen Perspektive von Ihnen als Betroffene, sondern auch aus komplexer gesamtgesellschaftlicher und gesamtwirtschaftlicher Sicht rückt einer Unterstützung in den beruflichen Alltag verstärkter in den Fokus.[18]

1.1   Konzept

Ziel ist ein praktischer Ratgeber für von Brustkrebs bzw. anderen schwerwiegenden Erkrankungen Betroffener, um Unsicherheiten zu reduzieren, die Patienten, beratende Ärzte und Sozialinstitutionen gleichermaßen verunsichert.[19] Es soll ein klarer und verständlicher Überblick auf die aktuellen Forschungsergebnisse vermittelt werden, um eine konkrete Entscheidungsunterstützung für alle in dem Prozess Involvierten ableiten zu können. Bisher fehlte in der Literatur eine derartig fundierte Analyse der Forschungsergebnisse.[20]

Zentrale Probleme:

- Wie können Betroffene Krebs und Job (sowie Alltag) verbinden?
- Wie kann dies erfolgreich gelingen?

Nur am Rande werden mögliche negative Faktoren, beispielsweise Stress oder Mobbing, betrachtet. Hierzu gibt es bereits umfassende Literaturmeinungen.

1.2   Mein ideales Leben – ein Albtraum

Wäre es nicht fantastisch, unendlich freie Zeit zu haben? Regelmäßig kommt das Geld. Ich kann jeden Tag entscheiden, was ich machen will, mich ausprobieren.[21] Einfach leben, mich treiben lassen und genießen.

Nun, momentan lebe ich dieses Leben fast. Und es war gar nicht so schwer, dies zu bekommen. Genaugenommen musste ich nichts dafür tun. Dieses Leben kam zu mir. 15 Tage nach meinem 34. Geburtstag erhielt ich die Diagnose Brustkrebs. Mit 36 Jahren konfrontierte mich das Leben mit dem Rezidiv.

Ich bin Betriebswirtschaftlerin, erlebte die letzten 3 Jahre als Konjunkturzyklus: Diagnose = Abschwung; Haarausfall = Tiefpunkt; Rückkehr in den Job = Aufschwung; 1. Halbmarathon danach = fortschreitendes Wachstum; 1. Silvester danach auf dem Darß (Halbinsel vor Hiddensee und Rügen) mit Haaren = Peak. Ich war sicher, es geschafft zu haben. Der Krebs ein Ausrutscher, eine bleibende

---

18 Islam et al. 2014, S. 1, 12; Johnsson et al. 2009, S. 93; Bradley et al. 2002, S. 758–759; Bradley et al. 2005, S. 140; Verbeek u. Spelten 2007, S. 382

19 Roelen et al. 2011, S. 241

20 Miller et al. 2015, S. 1; Johnsson et al. 2009, S. 93

21 Schlothfeldt 2001, S. 710–719; Parijs 1997, S. 32–38

Narbe und ein Teil meines Lebensweges – aber nicht mehr. Ich fühlte mich wieder belastbarer, freier.

Der Abschwung: Am 25. Februar 2013 untersuchte ich meine Brust. Irgendwie fühlte es sich anders an. Ja, die Narben und vielleicht nur die Hormone? Weder meinen Mann noch mich selbst wollte ich beunruhigen, beschrieb mein neues Körpergefühl nur meiner Onkologin. MRT-Termin am 18. April 2013. Die Radiologin erkannte keine Auffälligkeiten. Am 23. April 2013 dann der Anruf meiner Onkologin.

Talsohle: „Ich lasse nichts mehr machen! Nein, ich lasse nichts mehr machen," heulte ich meiner besten Freundin am Telefon vor. Gelassen und sachlich als erfahrene Mutter wies sie mich bockiges Kind in die Schranken. Und ich wusste es selbst, ich will nicht aufgeben.

Aufschwung: Mastektomie, Chemotherapie, ein paar Stunden arbeiten, Fernstudium, Schreibwerkstatt.

Peak: Ich trete von meiner beruflichen Position zurück, werfe mit einem Satz meine Karriere hin, um, ja, warum? Ich wollte diesmal den „richtigen" Weg gehen, frei und ungezwungen entscheiden.

Abschwung: „Und, was machst Du eigentlich?" Die ewige Frage, sobald ich neue Leute kennenlernte. Tja, ehrlicherweise konnte ich mir die Frage selbst nicht beantworten.

Tief: „Freizeit/freie Zeit soll wieder ein knappes Gut für mich werden!" Nur, wie konnte mir dies gelingen?

Aufschwung: Dieser Frage will ich in meinem Erfahrungsbericht nachspüren und Ihnen meinen Weg aufzeigen.

1.3 Wie balanciere ich mein Leben? – Mein idealer Tag

Wie schön wäre es, unendlich freie Zeit zu haben. Einfach mal nichts machen zu müssen, meine Zeit zur freien Verfügung zu haben. Kein Weckerklingeln, kein Abhetzen zur Bahn, keine nervigen Kollegen. Ich würde morgens ausschlafen bis ich eben wach werde, gemütlich ein Frühstück genießen, eine Runde joggen. Die Sonne sprüht kleine Funken im Wasser, ein Specht klopft im Takt zu meinem Laufrhythmus. Wieder zurück in den eigenen vier Wänden stretche ich und schaue mir nebenher über den Laptop eine Dokumentation zum Thema Resilienz an.

Ich rufe in der Sauna an meinem Haussee an, melde mich zur Massage an. Nach dem ersten Saunagang chille ich in einer Liege, blicke auf die Jollen, die im Hafenbecken vom Wind gekitzelt werden, döse weg. Irgendwann holt mich die Panflöte aus der Stereoanlage zurück. Ich genieße einen zweiten Saunagang. Bestelle mir anschließend einen Naturjoghurt mit Honig und frischen Früchten sowie eine heiße Milch mit Honig. Löffel für Löffel genieße ich den leicht säuerlichen Joghurtgeschmack, manchmal stört ein übersüßer Honigbrocken. Es ploppt leicht beim Biss auf eine Weintraube. Anschließend lese ich in der Geo.

Ich spaziere durch meine Siedlung zurück nach Hause, koche mir einen grünen Tee, lege mich aufs Sofa und daddele im Internet bis mein Mann nach Hause kommt. Abends treffen wir uns mit Freunden beim Italiener, lassen den Tag ausklingen. Vielleicht diskutiere ich ein neues Buchprojekt an.

Doch Traum und Wirklichkeit unterscheiden sich: Ich will arbeiten, Kinder bekommen, gesund bleiben, Schreiben, Stress erleben, Langeweile vermeiden, Marathons laufen. Ich will dies alles trotz Brustkrebs mit Rezidiv.

Meine Krebs-Vita in Stichpunkten:

- Korrekte Erstdiagnose mit 34: Brustkrebs, „triple-negative"
- Chemotherapie, OP, Bestrahlung
- Krankschreibung für 6 Monate
- Wieder arbeiten für über 1 Jahr
- Parallel Herceptin: 1 Jahr
- Während Herceptingabe Lokalrezidiv mit 36
- OP, Chemotherapie
- Auslauf Krankschreibung, Arbeitslosengeld (ALG) I (Nahtlosigkeitsregelung), befristete Erwerbsminderungsrente mit 37
- Zometa: für 8 Jahre geplant, 3 Jahre habe ich bereits hinter mir

Ratgeber und Erfahrungsberichte zur gesunden Ernährung, zur mentalen Stärkung, zur Seelenbereinigung, zur Erklärung und präventiver Maßnahmen gibt es in unüberschaubarer Fülle. In meinem Krankheitsverlauf beschäftigten mich jedoch viele praktische Fragen, die mir kein Buch wirklich beantworten konnte:

- Wie kann ich meine unfreiwilligen Zeiten sinnvoll für mich nutzen?
- Was erwartet mich bei meiner Rückkehr in den Beruf?
- Welche Fehler sollte ich vermeiden?
- Wie verbinde ich Arzttermine, den Job, den normalen Alltagsstress und zusätzliche Therapiemöglichkeiten?
- Darf mir im Angesicht meiner verkürzten Lebenszeit trotzdem langweilig sein?
- Wie kann ich mir konkret meinen Traum des Schreibens erfüllen?
- Ich werde niemals Mutter sein dürfen. Wie gelingt mir das Umgehen mit der Situation?
- Wie egoistisch darf ich sein?

Bereits nach meiner Ersterkrankung suchte ich nach Menschen und deren Erfahrungen, die trotz Krebserkrankung wieder arbeiten gingen. Was können Fallen sein? Wie schütze ich mich vor dem Hineinrutschen in die alten Verhaltensmuster? Kommt deshalb der Krebs zurück? Wie kann ich lernen, auf mich zu hören?

Fragen über Fragen. Für mich stellte sich aber nie die Alternative, zu Hause zu bleiben. Mit und nach meinem Rezidiv sah und sehe ich eine sinnvolle Beschäftigung im Rahmen des modifizierten Alltags als lebenswichtig an.

Ich bin 34 bei der Erstdiagnose, bin verheiratet, habe keine Kinder, ein großes Haus und viele zerplatzte Träume. Ich suche nach Halt und Orientierung, brauche eine Konstante für mich.

Wie kann Ihnen eine Umsetzung im Job konkret gelingen? Wie können Sie die vielen Neuerungen, Arzttermine, Sport, Regeneration, Pausen etc. in Ihrem Alltag konkret umsetzen? Mein Buch soll Ihnen meine Erfahrungen weitergeben und damit konkrete Handlungsempfehlungen, wie Sie es vielleicht gerade nicht machen sollten.

Die Krebserkrankung eröffnete mir Zeit und Freiräume zum Nachdenken, Ausprobieren, Verwerfen und Suchen. Allerdings bereiteten mir diese mehrmaligen Sabbatical nicht immer Freude, sondern stellten hilfreichen emotionalen Ballast für mich dar.

1.4 Brainstorming und Spurensuche: Wozu arbeiten?

Keine Frage, die Balance zwischen der Familie, dem sozialen Leben, dem Job und den Herausforderungen des Alltags – neben der Bewältigung der Krebserkrankung und den lebenslangen medizinischen Verpflichtungen – zu finden, stellt für Sie und mich jeden Tag wieder eine neue Kampfansage dar, kann damit zur Bedrohung werden.[22] In Studien aus Finnland[23], den Niederlanden[24] und Nordamerika[25] berichten ehemalige Krebspatientinnen von dem gefühlten Druck, den Ansprüchen ihres Umfeldes gerecht zu werden. Letztendlich entscheiden sich betroffene Frauen häufig gegen eine berufliche Tätigkeit.[26]

Die vorherrschende Meinung der geringeren Leistungsfähigkeit und des sozialen Abstiegs konnten Bradley et al. (2002) in einer US-amerikanischen Studie an 156 Brustkrebspatientinnen widerlegen, die 2 bzw. 3 Jahre nach der Krebserkrankung befragt wurden. Die Mehrheit war wieder berufstätig, arbeitete durchschnittlich mehr Stunden und verdiente besser im Vergleich zu gesunden arbeitenden Frauen.[27]

In einer Folgestudie aus 2005 zeichnen Bradley et al. ein differenzierteres Bild: Innerhalb von 6 Monaten nach der Diagnosestellung waren rund 25 % von den 445 befragten Brustkrebspatientinnen eines US-amerikanischen Patientengruppe mit einer Krebsvorstufe

---

22   Noeres et al. 2013, S. 1902

23   Taskila-Arbandt et al. 2004, S. 2491–2492; Taskila et al. 2007, S. 919; Taskila et al. 2006, S. 432–434

24   Roelen et al. 2011, S. 240; de Boer et al. 2008, S. 1345; Groeneveld et al. 2012, S. 3. Die Studie von Groeneveld et al. (2012) wird aktuell umgesetzt. Der jeweils aktuelle Stand ist unter http://bmjopen.bmj.com/content/2/4/ e001321 abrufbar (Stand: 17.08.2015).

25   Bradley et al. 2005, S. 152–158; Bouknight et al. 2006, S. 346–347; Drolet et al. 2005, S. 8309–8311

26   Roelen et al. 2011, S. 241

27   Bradley et al. 2002, S. 764–768

(25,84 % - in situ) noch nicht wieder berufstätig. Sie unterschieden sich damit nicht von der gesunden CPS-Vergleichsgruppe (monatliche „Current Population Survey" [CPS]). Hingegen führte ein lokales Mammakarzinom bzw. eine fortgeschrittene Brustkrebserkrankung zu einem Arbeitsausfall, der länger als 6 Monate andauerte.[28] Konkret waren Brustkrebspatientinnen mit einem lokalen Tumor mit einer 18 %igen Wahrscheinlichkeit 6 Monate nach der Diagnose nicht berufstätig; Betroffene mit fortgeschrittenem, auch metastasiertem Brustkrebs mit einer Wahrscheinlichkeit von 34 Prozentpunkten im Kontrast zur Vergleichsgruppe.[29] Rund 12 % der betroffenen Patientinnen kehrten nicht mehr in den Arbeitsmarkt zurück.[30] Die Studie von Bradley et al. (2005) verdeutlicht zum einen die langfristigen Auswirkungen einer fortgeschrittenen Krebserkrankung für die individuelle Berufstätigkeit und den Arbeitsmarkt insgesamt. Zum anderen müssen sich die Betroffenen und deren Familien mit finanziellen und anhaltenden weiteren ökonomischen Einbußen auseinandersetzen.[31]

Steiner et al. (2004) entwickelten ein Modell von Wilson und Cleary (1995)[32] sowie Spelten et al. (2003, 2007)[33] weiter. Dieses Modell spiegelt die verschiedenen, in der Forschungsliteratur bereits eruierten Einflussfaktoren auf Sie als Person im Kontext einer Rückkehr in die berufliche Tätigkeit unter Einbezug Ihrer individuellen Lebensqualität wider (◻ Abb. 1.1).[34]

Fakt ist, so individuell und einmalig Sie sind, so komplex ist in der Realität die Berücksichtigung der in diesem Modell angeführten Faktoren. Alle Träger, die Ihren Krankheitsprozess im Hinblick auf einen beruflichen Wiedereinstieg begleiten, müssen die Komplexität Ihrer bisherigen beruflichen Situation, Ihres beruflichen Status und Ansehens, der Arbeitsintensität sowie der Bedeutung des Jobs für Sie persönlich neben den Arbeitsbedingungen und Arbeitsinhalten sowie anderen Faktoren berücksichtigen.[35]

Verschwiegen werden darf allerdings nicht, dass neben Ihrem Willen und Ihrer Bereitschaft Faktoren, wie beispielsweise Ihr Bildungsabschluss, die bisherige Art der Tätigkeit und Ihr Einkommen, den Zugang zum Arbeitsmarkt beeinflussen. Hier können Sie nur bedingt Einfluss nehmen.[36]

---

28 Bradley et al. 2005, S. 151–152

29 Bradley et al. 2005, S. 152–153

30 Bradley et al. 2005, S. 158

31 Bradley et al. 2005, S. 158–159

32 Wilson u. Cleary 1995, S. 60

33 Spelten et al. 2003, S. 1563; Verbeek u. Spelten 2007, S. 386

34 Steiner et al. 2004, S. 1708

35 Steiner et al. 2004, S. 1704; Mehnert et al. 2012, S. 512

36 Drolet et al. 2005, S. 8307–8310; Taskila-Arbandt et al. 2004, S. 2489–2492;
    Moran et al. 2011, S. 7–10

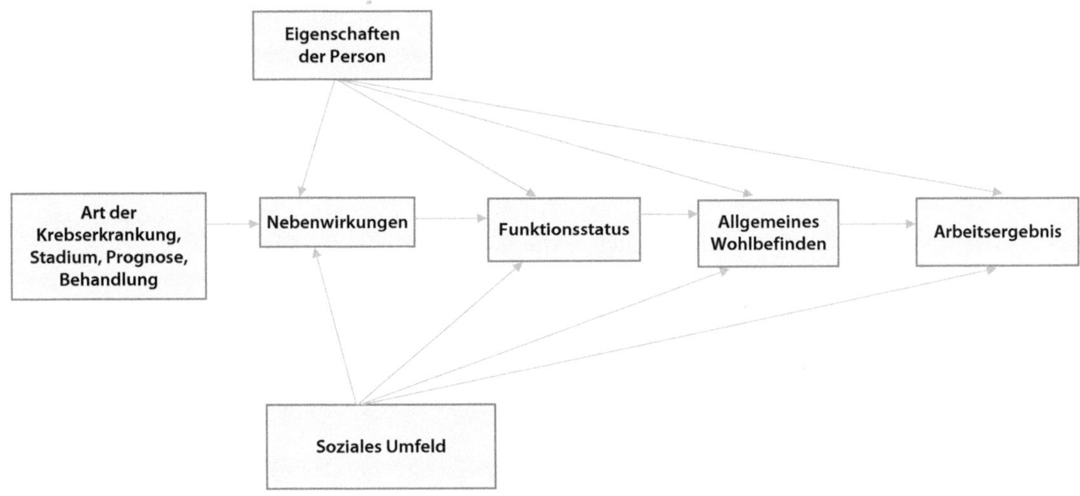

Abb. 1.1 Zusammenhang zwischen Krebs, Lebensqualität und den Auswirkungen einer Berufstätigkeit. (Modifiziert nach Steiner et al. 2004, S. 1708)

1.5 Lebensqualität: Auch eine Beschäftigung gehört dazu!

Ferell et al. (1996) entwickelten speziell für Patientinnen, die den Brustkrebs überlebten, ein Modell für die Lebensqualität. Ihre empfundene Lebensqualität stützt sich auf 4 Säulen:[37]
- Physisches Wohlbefinden, beispielsweise Schlaf, Fatigue, Vitalität
- Psychisches Wohlbefinden, beispielsweise Ängste, Depressionen, mentale Stärke
- Spirituelles Wohlbefinden, beispielsweise Hoffnung, innere Stärke, Religiosität
- Soziales Wohlbefinden, beispielsweise Job, Freunde, Freizeitgestaltung, Einkommen

Dieses Ihnen hier vorliegende Buch setzt sich mit einem Teil Ihres Wohlbefindens, einer möglichen beruflichen Tätigkeit im Kontext Ihrer Krebserkrankung auseinander. Dieser Faktor steht nicht allein. Die bestehenden Wechselwirkungen zwischen Ihrem körperlichen, geistigen, seelischen und sozialen Wohlbefinden werden konkret aufgezeigt.

Die Lebensqualität wird in den Forschungsstudien durch 3 Hilfsmittel gemessen:[38]
- Generische Instrumente vergleichen die Auswirkungen verschiedener Krankheiten auf die Lebensqualität miteinander, beispielsweise Depressionen und deren Auswirkungen auf die Krebsbehandlung.

---

37 Ferell et al. 1996, S. 331–340; Ferrell et al. 1997, S. 15

38 Chopra u. Kamal 2012, S. 3

- Krankheitsspezifische Instrumente, beispielsweise die Auswirkungen der Krebstherapie auf Ihre körperliche Beweglichkeit; Chemotherapien verschlechtern die Lebensqualität nachhaltig im Vergleich zu einem Verzicht.
- Konditionenspezifische Instrumente, die die Auswirkungen der Erkrankung unter bestimmten Bedingungen untersuchen, beispielsweise der Umgang mit Stress oder der Todesangst in Alltag und im Beruf.[39]

So verspüren in der Studie von Cimprich et al. (2002) an 105 Langzeitüberlebenden mit der Diagnose Brustkrebs beispielsweise jüngere Krebspatientinnen (27–44 Jahre) einen höheren Stress durch die Suche nach der Vereinbarkeit zwischen Krankheit, Beruf, Familie, Kinderbetreuung und Alltag im Vergleich zu älteren Betroffenen (>65 Jahre). Zudem führen finanzielle Einschränkungen zu Beklemmungen. Hingegen fühlen sich ältere Betroffene eher in ihrer körperlichen Lebensqualität beeinträchtigt.[40] Allerdings erfassen die vorhandenen Instrumente zur Einschätzung der Lebensqualität nicht vollumfänglich die besonderen Aspekte einer Krebserkrankung. Insbesondere in der Langzeitwirkung schwankt das Wohlbefinden sehr stark. Trotzdem ermöglichen die eingesetzten Skalen gute Tendenzaussagen zur langfristigen Lebensqualität von Krebspatienten.[41]

1.6   Fazit: Arbeiten schafft einen Lebensrhythmus

Als Betroffene sitzen Sie zwischen den Stühlen. Weder Ärzte noch Therapeuten oder Ihre Familie bzw. Freunde können Ihnen die Sorgen nehmen. Die Entscheidung für oder gegen eine berufliche Tätigkeit liegt in Ihnen. Dabei ist jede Entscheidung revidierbar.

Und: Ein Job ist nicht alles. Gerade das Kontrastprogramm lässt Sie bestimmte Alltagsmomente unter Umständen bewusster erleben.

---

39 MacKeigan u. Pathak 1992, S. 2243–2244
40 Chopra u. Kamal 2012, S. 7; Cimprich et al. 2002, S. 88–92
41 Chopra u. Kamal 2012, S. 12–14

Job und Krebs – Der aktuelle Forschungsstand

© Springer-Verlag GmbH Deutschland 2018
S. Otto, *Arbeiten trotz Krebserkrankung*,
https://doi.org/10.1007/978-3-662-54883-7_2

Die Verunsicherung bei Patientin, Ärzten, Sozialberatern und anderen Stakeholdern (Krankenkassen, Versicherungen etc.) ist groß.[1] Kann einer Krebspatientin eine Berufstätigkeit wieder zugemutet werden? Schwächen nicht insbesondere die Stressfaktoren, der Zeit- und Leistungsdruck im normalen Joballtag das Immunsystem zusätzlich, befeuern damit die Krankheit? Ich gebe zu, ich dachte ähnlich. Selbstverständlich schwächen Schlafmangel, Zeitdruck und das Stemmen des Alltagstrotts mein Immunsystem. Bei meinen Blutkontrollen kann ich mittlerweile selbst gut einschätzen, ob meine weißen Blutkörperchen gerade in der Minderheit sind. Aber ein strukturierter Arbeitsalltag vermittelt positive Effekte. Im Folgenden sollen in einem ersten Überblick die bisherigen Studienergebnisse vorgestellt werden.

Ihre Lebensgeschichte ist so individuell wie Ihr momentanes Erleben der Krebserkrankung. In Abhängigkeit der Erkrankungsphase unterscheiden sich Ihre Bedürfnisse, aber auch Möglichkeiten zu einer Teilhabe am Arbeitsalltag. So sind Krebspatienten berufstätig, obwohl die Krankheit „nur" aufgehalten werden konnte oder sogar weiter fortschreitet.[2] Nichtsdestoweniger sind die aktuellen Forschungsergebnisse im Kontext einer Krebserkrankung und Berufstätigkeit durchaus widersprüchlich.[3]

2.1   Warum arbeiten: Theoretische Grundlagen

Ihre Lebensqualität wird zu einem großen Anteil von einer Berufstätigkeit beeinflusst.[4]

In unserer heutigen Gesellschaft herrscht häufig noch die Annahme vor, dass Arbeit hart und damit unangenehm sei. Sie müssen etwas tun. Ihr Job kann Sie nicht befriedigen. Deshalb verbringen Sie einen großen Teil im Joballtag mit unangenehmen Aufgaben. Doch wenn Sie und ich ehrlich sind, gibt es durchaus Tätigkeitsbereiche in Ihrem Beruf, die Sie als herausfordernd empfinden. Lässt man Sie in Ihrem Rhythmus arbeiten, fühlen Sie unter Umständen Befriedigung durch die Tätigkeit selbst. Sie vergessen sich und Ihr Umfeld.[5] Es kann allerdings sein, Sie trauen sich nicht, Ihrem Umfeld mitzuteilen, wie viel Freude Sie aus dieser bestimmten Tätigkeit ziehen können? Dabei spielt die Entlohnung nur eine Rolle für Sie. Doch dürfen Sie überhaupt Freude an dieser Tätigkeit haben? Spaß und Freude gehören doch eigentlich in

---

1   Mullan 1985, S. 273

2   Miller et al. 2015, S. 1

3   Fanton et al. 2010; Drolet et al. 2005; Hoving et al. 2009; Islam et al. 2014

4   Main et al. 2005, S. 1002; Peteet 2000, S. 200–203; Verbeek u. Spelten 2007, S. 382

5   Csikszentmihalyi 2010, S. 19–21

die Freizeit? Oder? Unter Umständen fühlen Sie sich unwohl bei dem Gedanken. Unter anderem Csikszentmihalyi (2010) verweist auf diese tiefe Kerbe in unserem kulturellen Gedächtnis: Arbeit ist notwendig, sichert unseren Lebensunterhalt; Freizeitaktivitäten gehen wir gerne nach, obwohl sie uns keinen Nutzen bringen.[6]

Obwohl … in meinem hier vorliegenden Buch geht es doch gerade um den Aspekt, dass ich mich langweile, obgleich ich schier unendliche freie Zeit habe. Wie passt dies zusammen?

Die Forschungslandschaft entwickelte in den letzten Jahren verschiedene Theorien zur Untersuchung einer Erwerbstätigkeit im Ruhestand trotz Rente. Beispielsweise Mor-Barak (1995) berücksichtigte Einflussfaktoren wie Integration/sozialer Kontakt, persönliche, generative und finanzielle Aspekte einer Berufstätigkeit in seinem Vier-Faktoren-Modell.[7] Vor allem der generative Faktor spielt für die 146 befragten erwerbsfähigen älteren Probanden eine einzigartige Rolle durch die Vermittlung und den Austausch von Wissen und Fertigkeiten mit jüngeren Generationen.[8] Der Vier-Faktoren-Ansatz wurde von Torka et al. (2012) weiterentwickelt.[9] In ihrer Studie befragten sie 232 Rentnerinnen und Rentner über 65 Jahren in den Niederlanden. Von diesen arbeiteten 54 ehrenamtlich. Interessanterweise spielten finanzielle[10] und soziale Motive (Pflege sozialer Kontakte) eine untergeordnete Rolle für die Ausübung einer Tätigkeit. Die Studienteilnehmer gaben vor allem generative Faktoren (Weitergabe von Wissen und Erfahrungen) sowie persönliche Motive (Erlangung von Anerkennung und Selbstbestätigung) für ihre Tätigkeit an.[11] Mit der Erwerbstätigkeit wird gleichsam die Beibehaltung des eigenen Selbstbildes verfolgt („image theory").[12] In der Forschungsliteratur wird jedoch vor allem auf die „continuity theory", die „role theory" sowie die „life course perspective" aufgebaut.[13]

Die „continuity theory" nach Atchley (1989)[14] betont die Bedeutung von Routinen und festen Strukturen, um mit Stresssituationen durch tiefgreifende Veränderungen im Leben besser umzugehen. Insbesondere Menschen, die sich stark mit ihrer beruflichen Karriere verbunden fühlten, suchen nach einem neuen Rollenverständnis für sich

---

6   Csikszentmihalyi 2010, S. 21

7   Mor-Barak 1995, S. 332–334

8   Mor-Barak 1995, S. 327–328 und 341

9   Torka et al. 2012, S. 171–176

10   Für eine Subgruppe alleinstehender Frauen spielte der finanzielle Aspekt allerdings eine bedeutendere Rolle.

11   Torka et al. 2012, S. 175–181

12   Beach u. Mitchell 1978, S. 443; Feldman 1994, S. 292–293; Griffin u. Hesketh 2008, S. 115

13   Pfarr et al. 2015, S. 10

14   Atchley 1989, S. 183

(„role theory")[15] Unser Lebenszyklus wird durch sich verändernde Phasen, beispielsweise Ende des Studiums, Familiengründung, Jobeinstieg, Ruhestand, aber auch Krankheit geprägt („life course perspective" nach Elder 1995).[16] Jeder dieser Einschnitte beeinflusst die verschiedensten Lebensbereiche, wie Sie durch Ihre Erkrankung erfuhren.

Alle Theorien betonen unter anderem den Einfluss der individuellen Lebenszufriedenheit und Gesundheit für eine mögliche Erwerbstätigkeit trotz Rente, die vor dem Hintergrund einer Krebserkrankung beeinflusst werden.[17]

Finden Sie eine Aufgabe, die Ihren Fähigkeiten und Ihrer individuellen Lebenssituation entspricht, Sie dabei ein wenig herausfordert, können Sie daraus für sich eine innere Belohnung erhalten. Fühlte sich eine Situation für Sie bisher langweilig an, können Sie durch die Änderung Ihrer Einstellung eine für sich „lohnenswerte" Aktivität daraus generieren. Hierfür sind noch nicht einmal finanzielle Mittel erforderlich. Lediglich Ihre Änderung der Perspektive beziehungsweise Einstellung wandelt eine bisher als langweilig empfundene Tätigkeit in ein kleines Erfolgserlebnis um.[18]

Kontrollieren Sie die Rahmenbedingungen und die jeweilige Situation einer Arbeitsaufgabe, können Sie von Ihren physischen Schmerzen und psychischen Belastungen abgelenkt werden. Selbst wenn Ihre Einschränkungen die Erreichung eines Arbeitsziels behindern, beflügelt eine durch Sie empfundene Sinnstiftung Ihre Einstellung, motiviert Sie, die Herausforderung erfolgreich zu meistern.[19]

Verbeek und Spelten (2007) identifizierten 4 zentrale Faktoren, die den Zeitraum und die Rückkehrraten für eine Wiederaufnahme der Beschäftigung beeinflussen:[20]

1. Klinische Faktoren: Diagnose und Behandlung
2. Mit der Krebserkrankung zusammenhängende Faktoren:
   - Fatigue
   - Depressionen
   - Schlafprobleme
   - Körperliche Beschwerden
   - Kognitive Beeinträchtigungen
   - Psychologische Einschränkungen
3. Personenbezogene Eigenschaften: Alter, Geschlecht, bisherige wöchentliche Arbeitsstunden
4. Arbeitsbezogene Faktoren: Bisherige Arbeitsbelastung und Stress

Diese Faktoren bedingen einander.

---

15 Ashforth 2001, S. 284; Kim u. Feldman 2000, S. 1195

16 Elder 1995, S. 116, 128–134

17 Pfarr et al. 2015, S. 11; Kim u. Feldman 2000, S. 1195–1196

18 Csikszentmihalyi 2010, S. 16–17

19 Van Ryckeghem et al. 2013, S. 409–410

20 Verbeek u. Spelten 2007, S. 386

2.2   Einflussfaktoren für einen Wiedereinstieg

Durch eine Anpassung Ihrer beruflichen Tätigkeit an Ihre spezifische Überlebenssituation kann Ihre Lebenserwartung steigen und Ihre Lebensqualität positiv beeinflusst werden.[21] Mehnert (2011) analysierte 64 internationale Studien zur Rückkehr von Krebspatienten in die Erwerbstätigkeit. Fast zwei Drittel der Befragten kehrten in ihren Beruf zurück oder orientierten sich neu. Allerdings war dieser Wiedereinstieg häufig mit einer reduzierten Stundenanzahl, einer niedrigeren Entlohnung und einem inhaltlich anderen Aufgabenfeld verbunden.[22]

Beispielsweise ergab eine dänische Studie an Brustkrebspatientinnen, dass eine Rückkehr in den Beruf wahrscheinlicher war, sofern diese Patientinnen in der Vergangenheit nicht bereits mit schwerwiegenden Erkrankungen zu kämpfen hatten und in einer gefestigten Beziehung standen.[23] Eine Rückkehr in den Berufsalltag ist vor allem dann wahrscheinlicher und damit praktisch leichter umsetzbar, wenn ein hoher Bildungsabschluss mit einem höheren Einkommen verbunden ist.[24] Den Einfluss der Bildung belegen ebenfalls Noeres et al. (2013) für Deutschland[25] sowie Taskila et al. (2004) für Finnland.[26] Hingegen Johnsson et al. (2007) konnten keinen signifikanten Einfluss des Bildungsniveaus auf den Wiedereinstieg in den Beruf finden. Gleiches galt für die Untersuchung weiterer sozialer Faktoren, wie dem Familienstatus oder dem Vorhandensein von Kindern.[27] In einer weiteren Studie identifizierten Johnsson et al. (2009) keinen nachweisbaren Zusammenhang zwischen sozialen Aspekten, wie Kindern, dem Bildungsabschluss oder der Art der Tätigkeit bei 102 schwedischen Brustkrebspatientinnen, die wieder in den Job zurückgekehrt waren.[28] Ebenfalls konnte de Boer (2008) in einer niederländischen Studie keinen Zusammenhang zwischen Bildungsabschluss und Rückkehr in den Beruf nachweisen.[29] Spelten et al. (2002) bestätigten diese Beobachtungen.[30]

Einen weiteren Faktor stellt der bisherige Umfang der Arbeitszeit bei einem Wiedereinstieg dar. Arbeiteten Befragte zuvor in Vollzeit, war ihre Rückkehr in den Beruf wahrscheinlicher im Vergleich zu Teilzeitverträgen. Allerdings variierten die Motive der Jobrückkehr. Während Teilzeitbeschäftigte eher die Arbeitsstruktur und Ablenkung suchten,

---

21   Mullan 1985, S. 273; Böttcher et al. 2012, S. 32

22   Mehnert 2011, S. 126–128

23   Damkjaer et al. 2011, S. 277

24   Damkjaer et al. 2011, S. 277; Noeres et al. 2013, S. 1901; Fanton et al. 2010, S. 52

25   Noeres et al. 2013, S. 1908

26   Taskila-Arbandt et al. 2004, S. 2491

27   Johnsson et al. 2007, S. 93

28   Johnsson et al. 2009, S. 96

29   de Boer et al. 2008, S. 1345

30   Spelten et al. 2002, S. 129

gaben Vollzeitbeschäftigte vor allem finanzielle Überlegungen und die Karriere an.[31] Lauzier et al. (2008) berechneten einen Einkommensverlust von durchschnittlich 27 % für 459 befragte kanadische Brustkrebspatientinnen. Neben einem geringeren Bildungsniveau beeinflussen Teilzeitarbeit und die Auswirkungen der Therapien die Leistungsfähigkeit und damit das Einkommen der befragten Patientinnen.[32] Moran et al. (2011) belegen ebenfalls eine Reduzierung der Arbeitszeit nach einer überstandenen Krebserkrankung, die mit einem geringeren Einkommen verbunden ist.[33]

Selbstverständlich stellt das Einkommen eine zentrale Determinante für den Wiedereinstieg in den Beruf dar. Drolet et al. (2005) befragten in Kanada ehemalige Brustkrebspatientinnen. Diese kehrten mit einer höheren Wahrscheinlichkeit in den Beruf zurück, wenn Sie über ein überdurchschnittliches Einkommen von mehr als 50.000 Kanadischen Dollar verfügten. Hingegen blieben die Patientinnen mit einem Einkommen unter 20.000 Kanadischen Dollar pro Jahr eher zu Hause.[34] Fantoni et al. betonen den Einfluss der Art der Tätigkeit und deren Wertschätzung durch das Umfeld. Dieser Motivationsfaktor beeinflusste neben dem Einkommen die Entscheidung für eine Wiederaufnahme der beruflichen Tätigkeit.[35] Auch Gudbergsson et al. (2006) verweisen auf den schützenden Effekt Ihres Arbeitsverhältnisses, um Ihren Lebensstandard halten zu können.[36]

Letztendlich begünstigen Ihre bisherige gesundheitliche Situation, ein gefestigtes soziales Umfeld sowie eine gute berufliche Qualifikation in Verbindung mit einem entsprechenden Einkommen in einem gefestigten Arbeitsumfeld eine Rückkehr in den Beruf. Allerdings sieht die Realität meist anders aus. Die Bedeutung des sozialen Backgrounds und der Unterstützung durch das gesamte sowie berufliche Umfeld beeinflussen letztendlich die Jobrückkehr in wesentlich stärkerem Ausmaß als die Krebserkrankung selbst.[37] Dies bestätigen ebenfalls Kjaer et al. (2013) in einer dänischen Studie an 2436 ehemaligen Patienten, die zwischen 1992 und 2008 an einem Plattenepithelkarzinom im Kopf-Hals-Bereich (beispielsweise Kehlkopfkrebs) erkrankten.[38] Bei diesen Krebsformen bestehen besondere Schwierigkeiten in der Wiedereingliederung in eine berufliche Tätigkeit.[39] Ohne individuelle Unterstützung durch Arbeitgeber, Familie, medizinische

---

31 Noeres et al. 2013, S. 1905

32 Lauzier et al. 2008, S. 328–330

33 Moran et al. 2011, S. 8–11

34 Drolet et al. 2005, S. 8307–8308

35 Fanton et al. 2010, S. 52–55

36 Gudbergsson et al. 2006, S. 1028

37 Schlothfeldt 1999, S. 30–32

38 Kjaer et al. 2013, S. 430–432

39 Koch et al. 2015, S. 592; Moran et al. 2011, S. 6; Short et al. 2005, S. 1297–1298

und rehabilitative Unterstützung sowie zielgerichtete Maßnahmen der beteiligten Sozialträger ist eine erfolgreiche Wiedereingliederung in den Beruf unwahrscheinlich.[40]

2.3   Hinderungsgründe und Probleme

Vor allem aktuelle Studien kommen immer wieder zu dem Ergebnis, dass die Krankheit nicht bzw. nicht allein zu einer frühzeitigen Verrentung oder in die Arbeitslosigkeit von Krebspatienten führt.[41] Vielmehr beeinflussen die bereits in Abschn. 2.2 angeführten sozioökonomischen Aspekte mindestens in gleichem Umfang oder sogar noch stärker einen endgültigen Ausstieg aus der Berufstätigkeit. Neben der Bildung beeinflussen das bisherige bzw. zukünftige Einkommen, ein Singledasein sowie eine Begleiterkrankung (Komorbidität) eine mögliche Arbeitslosigkeit bzw. Verrentung.[42]

2.3.1   Arbeitsbedingungen und Zugang zum Arbeitsmarkt

In einer deutschen Studie mit 227 ehemaligen Brustkrebspatientinnen (ohne Chemotherapie) gaben dreimal so viele Betroffene innerhalb eines Jahres nach der Operation ihre berufliche Tätigkeit im Vergleich zu der gesunden Kontrollgruppe auf. Darüber hinaus sank die Wahrscheinlichkeit einer Rückkehr in eine berufliche Tätigkeit 6 Jahre nach der Operation noch einmal um die Hälfte im Vergleich zu der Kontrollgruppe.[43] Als zentrale Einflussfaktoren identifizierte die Studie unter anderem. den Zugang zum Arbeitsmarkt sowie die möglichen Arbeitsbedingungen unter Berücksichtigung der Folgen der Krebserkrankung.[44] Im Detail berichteten die Betroffenen von einer Arbeitsüberlastung, Problemen mit Vorgesetzten/Kollegen, der Jobunsicherheit.[45] Dies führte in der mittelfristigen Betrachtung – nach 6 Jahren – dazu, dass sich viele Betroffene für einen frühzeitigen Jobausstieg (Durchschnittsalter 58 Jahre) entschieden.[46]

Die räumliche Nähe zu einem Arbeitsplatz sowie der wirtschaftliche Entwicklungsstand in der jeweiligen Subregion, in der Sie als Betroffene leben, kann Ihnen eine weitere berufliche Tätigkeit erschweren

---

40 Kjaer et al. 2013, S. 430–439

41 Mehnert 2011, S. 123; Armes et al. 2009, S. 6176; Guy Jr. et al. 2013, S. 8; Noeres et al. 2013, S. 1901

42 Kjaer et al. 2013, S. 432–434

43 Noeres et al. 2013, S. 1905

44 Noeres et al. 2013, S. 1901

45 Noeres et al. 2013, S. 1905

46 Noeres et al. 2013, S. 1906

bzw. unmöglich machen.[47] Gleichzeitig beeinflusst dies ebenfalls eine Vereinbarkeit mit möglichen Rehabilitationsangeboten und Jobtrainings, die Sie gegebenenfalls auf eine neue Arbeitsaufgabe vorbereiten können.[48] Lauzier et al. (2008) interviewten kanadische Brustkrebspatientinnen und konnten einen Zusammenhang zwischen einer größeren räumlichen Distanz zur Klinik respektive zum Arbeitsplatz einerseits und dem Wohnort andererseits aufzeigen, der in einem längeren Arbeitsausfall resultierte.[49] In diesem Kontext verweisen Mehnert et al. (2012) darauf, wohnortnahe und flächendeckende Angebote für eine langfristige Krebsnachsorge zu etablieren.[50] Ich selbst stamme aus dem Mansfelder Land, einer Region in Sachsen-Anhalt, die vor der Wende durch den Bergbau den Menschen Arbeit gab. Heute kämpft meine alte Heimat mit einer Arbeitslosenquote von fast 25 %. Es existieren keine nennenswerten Arbeitgeber, die infrastrukturelle Anbindung (öffentliche Verkehrsmittel, schnelles Internet, verlässliche Mobilfunknetze, ausgebaute Straßen, Verfügbarkeit von Fachärzten etc.) ist nach heutigen Gesichtspunkten gemessen völlig unzureichend.

Für das tägliche Überleben ist die finanzielle Absicherung entscheidend. Nicht nur führt die Krebserkrankung viel häufiger in die Arbeitslosigkeit.[51] Grundsätzlich reduziert Ihre Krebserkrankung Ihr zukünftiges Einkommen und das Gehaltsniveau, selbst wenn Sie wieder in den Arbeitsprozess zurückkehren.[52] Zahlreiche Studie belegen diese Entwicklungen. Beispielsweise in einer norwegischen Studie mit 34.032 (11.826 männliche und 22.206 weibliche Krebsüberlebende) Krebspatienten (Diagnosestellung zwischen 1953 und 2001) sank das durchschnittliche Einkommen um 12 % im Gegensatz zur vergleichbaren gesunden Bevölkerung von 1.116.223 Bewohnern im Alter von 40–59 Jahren. Unmittelbar nach der Diagnosestellung reduzierte sich das durchschnittliche Einkommen sogar um 26 %.[53] Lauzier et al. (2008) interviewten 403 ehemalige wieder berufstätige Brustkrebspatientinnen (ohne Metastasen) in Kanada (Durchschnittsalter 50 Jahre). Diese mussten einen Einkommensrückgang von 27 % verkraften.[54]

Hingegen keine Auswirkungen auf das Einkommen fanden beispielsweise Gudbergsson et al. (2006).[55] Im Rahmen einer US-amerikanischen Erhebung wiesen Norredam et al. (2009) keinen signifikant negativen Einfluss auf das Einkommen berufstätiger Krebsüberlebender

---

47 Peteet 2000, S. 200

48 Moran et al. 2011, S. 7; Heckman et al. 1997, S. 640–641; Heckman u. Smith 2004, S. 246

49 Lauzier et al. 2008, S. 326

50 Mehnert et al. 2012, S. 513

51 Carlsen et al. 2013, S. 423; Koch et al. 2015, S. 591; Syse et al. 2008, S. 153

52 Damkjaer et al. 2011, S. 274; Ganz et al. 2002, S. 42; Miller et al. 2015, S. 3

53 Syse et al. 2008, S. 154

54 Lauzier et al. 2008, S. 325–326

55 Gudbergsson et al. 2006, S. 1024

nach.[56] Dass eine Krebserkrankung sogar das zukünftige Einkommen erhöhen kann, zeigen Bradley et al. (2002) in ihrer Studie an 156 ehemaligen Brustkrebspatientinnen in den USA im Vergleich zu 5818 gesunden Frauen vergleichbaren Alters.[57] Obwohl die Studienlage teilweise widersprüchlich ist, reduziert Ihre Krebserkrankung Ihr zukünftiges Gesamteinkommen sowie Ihr individuelles Gehalt.

2.3.2 Nebenwirkungen der Behandlung

In einer Studie von Noeres et al. (2013) berichteten 202 von 227 deutschen Brustkrebspatientinnen von (Langzeit-)Beeinträchtigungen der Krebstherapie, wobei lediglich 9 Patientinnen (4,2 %) sehr starke Beeinträchtigungen angaben.[58] Zu den Nebenwirkungen gehörten unter anderem Haarausfall, Hitzewallungen, früheres Einsetzen der Menopause, Rückenschmerzen, Gelenkschmerzen (Arthralgie), Übelkeit, Appetitlosigkeit.[59] Allerdings verstärkten sich die Langzeitwirkungen im Zeitverlauf, sodass sich nach 6 Jahren nur noch 71 Frauen in einem Arbeitsverhältnis (Teilzeit und Vollzeit) befanden. Im Vergleich: Ein Jahr nach Abschluss der Akutbehandlung waren immerhin 103 Betroffene noch in Teil- bzw. Vollzeit berufstätig.[60]

Johnsson et al. (2009) begleiteten 102 schwedische Brustkrebspatientinnen, befragten diese mit Beginn der Akutbehandlung und 10 Monate später. 59 % der Studienteilnehmerinnen hatten ihre Berufstätigkeit wieder voll aufgenommen. Signifikant negativ wurde der Wiedereinstieg in den Beruf durch die Behandlung mit einer Chemotherapie beeinflusst. Unter den Jobrückkehrerinnen waren lediglich 17 % mit einer Chemotherapie. Wurden die Lymphknoten nicht entfernt und waren die empfundenen Anforderungen des Jobs – in der Studie überwiegend nicht manuelle Tätigkeiten – geringer, begünstigte dies eine frühzeitige Rückkehr innerhalb von 10 Monaten nach der Behandlung.[61]

In den letzten Jahren veränderte sich die Behandlung von Brustkrebspatientinnen. Häufig werden nur noch der Sentinel (Wächterlymphknoten) und gegebenenfalls die umliegenden Lymphknoten entfernt. Sind diese nicht befallen, wirkt sich dies nicht nur auf die weitere Akutbehandlung aus. Die Langzeitschäden, beispielsweise Lymphödeme, mangelnde Kraft, Schulter- und Gelenkschmerzen, können für die Betroffenen reduziert werden. Nicht nur der Alltag, sondern auch eine mögliche berufliche Tätigkeit werden weniger eingeschränkt.[62]

---

56   Norredam et al. 2009, S. S440–S444

57   Bradley et al. 2002, S. 769

58   Noeres et al. 2013, S. 1903

59   Noeres et al. 2013, S. 1903–1904

60   Noeres et al. 2013, S. 1905

61   Johnsson et al. 2009, S. 96

62   Johnsson et al. 2009, S. 97

Von 72 niederländischen Brustkrebspatientinnen kehrten 11 Betroffene erst später und lediglich in Teilzeit in den Beruf zurück, da sie über Schulterprobleme und Schmerzen berichteten. Diesen Patientinnen wurden die Lymphknoten im Rahmen der Behandlung entfernt.[63]

2.3.2.1 Psychologische Faktoren

Ein Faktor, der bei mir erst nach dem Ende der Akutbehandlung meine Konzentration, Kraft und den Überlebenswillen schwächte und noch immer schwächt, betrifft das Gedankenkarussell aus Panik, Todesangst, Ohnmacht und Hilflosigkeit.

Diese Beobachtungen bestätigen ebenfalls Cavanna et al. (2011) in einer Befragung von 76 italienischen Brustkrebspatientinnen in frühem Stadium, die innerhalb von 2 Jahren sechsmal befragt wurden. Es kehrten 78 % der Befragten nach 2 Jahren wieder an ihren Arbeitsplatz zurück. Allerdings fühlten sich die Patientinnen durch Angst und Depressionen gehemmt. Dies führte zu vermehrten Krankheitstagen und einer Reduzierung der Arbeitszeit.[64]

Langzeitüberlebende belasteten vor allem Angstzustände, die ihre Lebens- und Arbeitsqualität einschränkten. Gudbergsson et al. (2008) befragten 226 ehemalige Krebspatientinnen und 220 Krebspatienten, die wieder berufstätig waren und deren Diagnose 2–6 Jahre zurücklag. Neben den psychischen Belastungen kämpften die Befragten mit den körperlichen Einschränkungen ihrer Therapien im Kampf gegen Brust-, Prostata- und Hodenkrebs.[65]

2.3.2.2 Körperliche Schmerzen und Einschränkungen

Tumorstatus und Alter der Patienten wirkten sich bei den Befragungen unterschiedlich aus. Noeres et al. (2013) identifizierten keinen signifikanten Einfluss dieser Aspekte auf die Rückkehr in den Beruf.[66] Ebenfalls fanden Johnsson et al. (2007) in einer schwedischen Studie keinen signifikanten Zusammenhang für das Alter. Allerdings beeinträchtige eine durchgeführte Chemotherapie, die wiederum in Abhängigkeit des Tumorstadiums zu beurteilen ist, die Leistungsfähigkeit der befragten Brustkrebspatientinnen. Die Autoren schränkten die Aussagekraft ihrer Studie durch die kleine Gruppengröße (35 Patientinnen) und das Durchschnittsalter von 45 Jahren ein.[67]

Die Krebsbehandlung verändert nachhaltig Ihr Körpergefühl und beeinträchtigt Sie unter Umständen in vielen Lebenslagen im Alltag und in der Ausübung einer beruflichen Tätigkeit. In einer Studie von

---

63 Balak et al. 2008, S. 269–270

64 Cavanna et al. 2011, S. 287

65 Gudbergsson et al. 2008b, S. 163–164

66 Noeres et al. 2013, S. 1905

67 Johnsson et al. 2007, S. 92–94

Peuckmann et al. (2009) an 1316 dänischen Brustkrebspatientinnen im Alter zwischen 18 und 70 Jahren gaben 65 % der Befragten Einschränkungen bei folgenden Aktivitäten an:

- Treppensteigen
- Leichtere und schwere Hausarbeiten
- 15-minütige Spaziergänge in schnellerem Tempo
- Lebensmitteleinkäufe mit öffentlichen Verkehrsmitteln
- Bewegung im eigenen Heim
- Zubettgehen
- Ein Bad nehmen
- Ankleiden
- Zeitmanagement insgesamt.[68]

2.4 Protektionismus durch das soziale System

In Dänemark erhalten Krebspatienten ab einer Arbeitsfähigkeit von unter 50 % eine frühzeitige Rentenzahlung.[69] In Deutschland wird eine befristete Erwerbsminderungsrente gewährt, sofern Betroffene weniger als 3 Stunden pro Arbeitstag arbeiten können (§ 43 SGB VI).[70] In den USA erhielten Betroffene nur dann eine Rente, sofern sie sich privat absicherten. Erst mit der Gesundheitsreform durch Barack Obama in 2014 wurde das Krankenversicherungssystem reformiert, und der überwiegende Teil der Amerikaner wird pflichtversichert und erhält eine Grundabsicherung im Notfall.[71] In den Niederlanden erhalten Betroffene über einen Zeitraum von 2 Jahren weiterhin ein Arbeitsentgelt durch den Arbeitgeber gezahlt, das mindestens 70 % der bisherigen Vergütung entspricht.[72] In Spanien können Krebserkrankte bereits vor dem 65. Lebensjahr verrentet werden.[73]

Roelen et al. (2011) analysierten im Zeitraum von 2002 bis 2008 die Rückkehrraten von niederländischen Brustkrebspatientinnen in den Beruf. Im Untersuchungszeitraum kehrten durchschnittlich 70 % der Betroffenen jeweils innerhalb eines Jahres in Teilzeit an einen Arbeitsplatz zurück. Hingegen sank die Rückkehrrate in eine Vollzeitstelle im Untersuchungszeitraum von 52 % in 2002 auf 43 % in 2008 kontinuierlich ab. Diese Beobachtungen konnten vom Alter abstrahiert werden. Die Autoren identifizierten zwei mögliche Faktoren für ihre Ergebnisse. Zum einen zahlten in den Niederlanden ab dem Jahr 2004 die Arbeitgeber 2 Jahre weiterhin das Arbeitsentgelt fort. Dies konnte

68 Peuckmann et al. 2009, S. 625–633

69 Kjaer et al. 2013, S. 431

70 SGB 1989

71 Wikipeda 2015

72 Niederlande-Magazin o.J.

73 Molina et al. 2008, S. 828–829

die Patientinnen von einem frühzeitigen Wiedereinstieg abhalten. Zum anderen veränderte sich die Art der Behandlung. Insbesondere immer jüngere Brustkrebspatientinnen wurden mit einer Chemotherapie behandelt, die ebenfalls in einem späteren (Teilzeit-)Jobeinstieg mündete.[74]

Tiedtke et al. (2012) verweisen auf den lenkenden Einfluss der Sozialverwaltungen, die Krebspatientinnen in Belgien schnell auf die Position des Patienten respektive des Behinderten reduzierten.[75]

Drolet et al. (2005) zeigen in einer dreijährigen Befragung auf, dass ein fortgeschrittenes Lebensalter und eine soziale Absicherung die befragten kanadischen Brustkrebspatientinnen eher dazu veranlasst, ihre Berufstätigkeit vollständig aufzugeben.[76]

Wie bereits angeführt, beeinflusst der sozioökonomische Hintergrund vielfach den Weg in eine frühzeitige Verrentung bzw. Langzeitarbeitslosigkeit. Hier sind die Sozialträger und Rehabilitationsträger gefragt, den Betroffenen langfristige Unterstützung zu geben. Insbesondere dann, wenn die Krebspatienten bereits aus der Arbeitslosigkeit, den unteren Einkommensschichten oder anderen Erkrankungen, verbunden mit einem niederen Bildungsabschluss oder aus sozialen Brennpunkten, kommen.[77] Sozialträger schützen und unterstützen, sollen aber nicht abschieben.

Allerdings verweisen Gudbergsson et al. (2006) für Norwegen darauf, dass ehemalige Krebspatientinnen und Krebspatienten häufig nicht mehr dauerhaft voll leistungsfähig sind und ein reguläres Rentenalter – in Norwegen 67 Lebensjahre – nicht immer haltbar ist.[78] Mittlerweile können in Deutschland Krebspatienten, die zum Zeitpunkt des Renteneintritts noch schwerbehindert mit mindestens 50 % sind, ab dem 63. Lebensjahr vorzeitig in die Regelaltersrente wechseln, wobei dieses Alter schrittweise auf das 65. Lebensjahr angehoben wird. Hierbei müssen Betroffene in Deutschland jedoch Abschläge in der monatlichen Rente akzeptieren.[79]

2.5 Effekte einer (stationären) Rehabilitationsmaßnahme

Durchschnittlich 1519 Euro je Patient kostete das Gesundheitssystem in 2015 eine Rehabilitationsmaßnahme nach Krebs in den Niederlanden, die mit Deutschland große Übereinstimmung aufweist. Tendenziell

74 Roelen et al. 2011, S. 239–241

75 Tiedtke et al. 2012, S. 241

76 Drolet et al. 2005, S. 8309

77 Kjaer et al. 2013, S. 439

78 Gudbergsson et al. 2006, S. 1025

79 Otto 2015, S. 198–199

werden die Kosten bis 2020 ansteigen.[80] Doch wie erfolgreich sind diese Maßnahmen für Sie als Betroffene?

Entgegen den Erwartungen führt die Teilnahme an einer Rehabilitationsmaßnahme zur Abwendung einer (drohenden) Erwerbsunfähigkeit nicht automatisch zum Erfolg.[81]

In einer frühen Studie aus 1991 analysierten Leitsmann et al. Selbsthilfegruppen und Unterstützungen für den Wiedereinstieg in den Beruf durch zielgerichtete Rehabilitationsmaßnahmen für Deutschland. Von den 363 wieder berufstätigen Frauen hatten 37 % eine Rehabilitation erhalten. 56 % konnten in eine vorübergehende Tätigkeit einsteigen, die den Folgen ihrer Erkrankung angepasst wurde. 23 % der Befragten mussten sich beruflich völlig neu orientieren. Insbesondere eine gezielte Vorbereitung in die Berufstätigkeit wurde in der Rehabilitation noch nicht ausreichend gewürdigt. Gleichzeitig betonen die Autoren die Lebensnotwendigkeit weiterer psychologischer Betreuung und medizinischer Nachsorgeuntersuchungen. Dies gilt insbesondere für Patientinnen, die bereits erblich vorbelastet waren.[82]

Heim und Schwerte (2006) analysierten den bisherigen Standard für Prostatapatienten in Deutschland. Obwohl das Durchschnittsalter der Erkrankung bei 71 Lebensjahren liegt, erkranken immer mehr Männer mitten im Erwerbsleben daran. Bei günstigem Behandlungsverlauf wird von einem Wiedereinstieg in den Beruf nach 6 Monaten ausgegangen. Patienten mit Prostatakrebs kämpfen insbesondere mit Kontinenz- und Sexualproblemen, die in einer Rehabilitation häufig nicht wirklich gelöst werden können. In diesem Kontext treten psychische Probleme auf. Bisher gibt es noch kein Therapiekonzept für eine berufliche Wiedereingliederung für diese bei Männern häufigste Krebserkrankung. Zudem arbeiten die Rehabilitationseinrichtungen in Deutschland noch nicht nach vergleichbaren Therapiestandards, beispielsweise einer ISO-Zertifizierung. Die Autoren verweisen auf diese Regelungslücke und propagieren eine evidenzbasierte – auf aktuellen Studienergebnissen aufbauende – Therapieausrichtung.[83]

Eine der ersten Studien für Deutschland, die den Zusammenhang zwischen der Teilhabe an einer onkologischen Rehabilitation und der Rückkehr in den Berufsalltag untersuchte, stammt von Mehnert und Koch (2007). Von 1193 Krebspatienten nahmen innerhalb eines Jahres nach der Rehabilitation 67 % wieder eine Berufstätigkeit auf.[84] Allerdings verwies die Studie auf die noch unzureichende Unterstützung zwischen den praktischen Alltagsproblemen im täglichen Arbeitsumfeld und den mit der Krebserkrankungen verbundenen Ängsten und

---

80 Mewes et al. 2015, S. 3

81 Hoving et al. 2009, S. 7; Tamminga et al. 2010, S. 641–645; Rick et al. 2012, S. 707

82 Leitsmann et al. 1991, S. 89–91

83 Heim u. Schwerte 2006, S. 442–443

84 Mehnert u. Koch 2007, S. 10

Depressionen.[85] Hier sind die Rehabilitanden noch immer weitgehend auf sich allein gestellt. Im Rahmen eines Studienüberblicks bestätigen Tamminga (2010) et al. dieses Bild auf Basis der noch dürftigen Forschungslage.[86]

Die Ergebnisse von Mehnert und Koch (2007) stützen eine Befragung von 1193 deutschen Krebspatienten von 2004 bis 2006 durch Thies et al. (2008), die den Einfluss psychosozialer Faktoren auf den Erfolg einer Rehabilitationsmaßnahme hervorhebt. Es kommt in erster Linie auf Ihre individuelle Motivation als Rehabilitandin an, die neben den körperlichen Einschränkungen vor allem durch die psychischen Belastungen der Krebserkrankung getragen wird. Dabei nahmen an der Studie von Thies et al. (2008) vor allem jüngere Patienten (Durchschnittsalter 49 Jahre) teil, von denen 953 erwerbstätig (davon 580 arbeitsunfähig) waren.[87] Ebenfalls Pottins et al. (2009) betonen die individuelle Bereitschaft zur konstruktiven Zusammenarbeit zwischen Ihnen als Krebspatientin/Rehabilitandin und den Fachkräften der Reha-Einrichtungen.[88]

In einer aktuellen Studie von Böttcher et al. (2013) kehrten 81 % der 174 befragten Krebspatienten innerhalb eines Jahres nach einer speziellen interdisziplinären berufsvorbereitenden Rehabilitationsmaßnahme wieder in den regulären Arbeitsalltag zurück (Interventionsgruppe). Demgegenüber war die Rückkehrrate von 76 % bei Patienten, die im Vergleich dazu eine allgemeine onkologische Heilbehandlung erhielten, nur unwesentlich geringer (Vergleichsgruppe).[89] Allerdings fühlten sich die Rehabilitanden der interdisziplinär ausgerichteten berufsbezogenen Maßnahme nach Reha-Ende gut auf den Berufsalltag vorbereitet und zufrieden mit der Reha-Maßnahme. Dies zeigte sich in geringerem Beratungs- und Betreuungsbedarf nach dem Reha-Abschluss und spiegelt sich in der oben angeführten höheren Rückkehrrate wider. Die höhere subjektiv empfundene Zufriedenheit der Teilnehmer der Interventionsgruppe stärkt gleichzeitig deren beruflich empfundene Leistungsfähigkeit. Das heißt, eine individuellere, auf Ihre jeweilige berufliche Tätigkeit ausgerichtete Therapie kann im Einzelfall zu Fortschritten führen.[90] Diese Erkenntnisse sollten zur Modifizierung der Rehabilitationsmaßnahmen an die beruflichen Erfordernisse des Einzelnen führen. So können zielgerichteter die finanziellen Beiträge der gesamten Versicherungsnehmer effizient eingesetzt werden. Damit wird nicht nur dem Betroffenen, sondern der gesamten Gesellschaft geholfen.

Ebenfalls Noeres (2013) et al. stellten keinen signifikanten Zusammenhang zwischen der Teilhabe an einer Heilbehandlungsmaßnahme

---

85   Noeres et al. 2013, S. 1908; Mehnert u. Koch 2007, S. 81–100

86   Tamminga et al. 2010, S. 645–647

87   Thies et al. 2008, S. 315–317; Mehnert et al. 2012, S. 509

88   Pottins et al. 2009, S. 272

89   Böttcher et al. 2013, S. 329

90   Böttcher et al. 2013, S. 329–334; Mehnert et al. 2012, S. 512

und der Rückkehr in den Berufsalltag fest. Von den befragten 227 deutschen Brustkrebspatientinnen kehrten 99 Frauen ein Jahr nach der Akutbehandlung in den Job zurück. 140 Patientinnen absolvierten eine Reha-Maßnahme, 72 entschieden sich gegen eine Heilbehandlung, von 15 Betroffenen lagen keine Daten vor. Von den 140 Teilnehmerinnen der Reha-Maßnahme kehrten 69 % (97 von 140 Betroffenen) innerhalb eines Jahres in den Beruf zurück. Überraschenderweise nahmen 93 % (67 von 72 Erkrankten) der Brustkrebspatientinnen ohne Rehabilitation innerhalb desselben Zeitraums wieder eine berufliche Tätigkeit auf.[91] Das heißt, die Teilnahme an einer stationären Reha-Maßnahme beeinflusste die Entscheidung für einen Wiedereinstieg in den Beruf signifikant negativ.[92] Ebenfalls Koch und Mehnert (2006) untersuchten 750 deutsche Brustkrebspatientinnen, die an einer stationären Reha-Maßnahme teilnahmen. Auch hier kehrten lediglich 69 % der ehemaligen Rehabilitanden wieder in den Job zurück. Demgegenüber stiegen wieder 93 % aus der Gruppe, die keine Reha-Maßnahme in Anspruch, in den Beruf ein.[93]

Hoving et al. (2009) sowie Tamminga et al. (2010) analysierten 4[94] bzw. 19[95] internationale Studien. Insgesamt wurden die Effekte einer Rehabilitationsmaßnahme als nicht nachhaltig und zu wenig auf die Rückkehr in den Beruf eingeschätzt.[96] Gleichfalls verweisen Islam et al. (2014) in ihrem Studienüberblick auf die noch mangelnde Kenntnis der individuellen Berufsanforderungen betroffener Onkologiepatientinnen.[97] Bereits zu Beginn des Rehabilitationsprozesses – respektive in der Planungsphase – sind die jeweiligen Erfordernisse, beispielsweise durch Befragungen, Auswertungen von Arztbefunden, Einbeziehung des Arbeitgebers, zu erfragen und in das Rehabilitationsprogramm einzubauen. Diese Prozessschritte fehlen noch immer in unserem deutschen – aber auch im internationalen – Gesundheitssystem.

In diesem Kontext befragten Driesel et al. (2014) 1473 stationäre und ambulante Rehabilitationseinrichtungen in Deutschland zu deren berufsbezogenen Leistungsangeboten für Krebspatientinnen und Krebspatienten. Von den 908 antwortenden Einrichtungen boten 283 Rehabilitationszentren 454 einschlägige Gruppenschulungen an. Allerdings bezogen sich die Inhalte vorwiegend auf Bewerbungstraining und Arbeitslosigkeit. Ein deutliches Defizit ergab sich im berufs- und arbeitsbezogenen Schulungsbedarf.[98] Diese Befragung bestätigt damit die Aussagen der angeführten aktuellen Studien zu der

---

91 Noeres et al. 2013, S. 1905

92 Noeres 2013, S. 15

93 Koch u. Mehnert 2006, S. S72–S73

94 Hoving et al. 2009, S. 2–6

95 Tamminga et al. 2010, S. 641–644

96 Tamminga et al. 2010, S. 645–646; Hoving et al. 2009, S. 7–8

97 Islam et al. 2014, S. 12

98 Driesel et al. 2014, S. 81–86

noch notwendigen zielgerichteten praktischen Berufsausrichtung von Rehabilitationsmaßnahmen.

Bereits in einer Studie aus 1985 für Großbritannien belegten Maguire et al. (1983) den Erfolg einer individuellen und zielgerichteten mehrmonatigen Betreuung von 75 Brustkrebspatientinnen durch entsprechend geschultes Personal. Die rehabilitierenden Maßnahmen endeten nicht nach der Akutbehandlung, sondern es erfolgte weiterhin eine 12- bis 18-monatige Betreuung im heimischen Umfeld. Der Anteil (89 %) der so in den Job zurückgekehrten betreuten Patientinnen war deutlich höher im Vergleich zu einer Kontrollgruppe von 77 Befragten, die nur die Standardbegleitung erhielten.[99]

Trotz allem wird der Erfolg von der Deutschen Rentenversicherung, die in der Regel Trägerin der beruflichen Rehabilitation ist, als positiv eingeschätzt. Die Deutsche Rentenversicherung sieht aber ebenfalls Verbesserungspotenzial insbesondere in der psychoonkologischen Begleitung und Nachsorge.[100] So verweisen Rick et al. (2012) auf weiteren Forschungsbedarf zur qualitativen Wirksamkeit von Anschlussheilbehandlungen.[101]

In Deutschland gilt nach dem § 8 Abs. 2 SGB IX der Grundsatz „Reha vor Rente!".[102] Dies kann die Studienergebnisse verzerren, da über diesen in der Praxis gelebten bürokratischen Automatismus keine Vorselektion über den möglichen Erfolg einer Reha-Maßnahme erfolgt, selbst wenn eine amtsärztliche Begutachtung stattfindet.[103]

Demgegenüber verweisen Short et al. (2005) auf einen höheren Effekt für den Wiedereinstieg in den Beruf, wenn dieses Ziel konkret im Beginn der Rehabilitationsmaßnahme benannt wurde. Eine wesentliche Herausforderung für Onkologen wird zukünftig darin bestehen, arbeitsfähige und arbeitswillige Krebspatienten wieder in eine berufliche Tätigkeit zurückzuführen und die Betroffenen dabei so frühzeitig als möglich zu unterstützen. Das Berufsbild des Onkologen wird sich erweitern und nicht nur den rein medizinischen Fokus einnehmen.[104]

Häufig fehlt den Mitarbeitern der Rehabilitationseinrichtungen eine zielgerichtete Ausbildung für die Bedürfnisse von Krebspatienten im Kontext eines Wiedereinstiegs in den Beruf. So befragten Verbeek et al. (2003) 100 niederländische Arbeitsmediziner, die in onkologischen Rehabilitationseinrichtungen Krebspatienten betreuten und behandelten. Lediglich 3 % der Ärzte wiesen eine geeignete berufliche Qualifikation für die Behandlung von Krebspatienten im Kontext des Return-to-Work-Management auf. Insbesondere tauschten sich

---

99   Maguire et al. 1983, S. 319–324

100   Koch et al. o.J., S. 27; Pottins et al. 2009, S. 271–273

101   Rick et al. 2012, S. 707

102   Bundesministerium für Justiz und Verbraucherschutz 2001

103   Noeres et al. 2013, S. 1907

104   Short et al. 2005, S. 1299–1300

die Ärzte der Rehabilitationseinrichtungen nicht mit den jeweiligen Fachärzten ihrer Patienten aus. Hierunter litten die Qualität und das Ergebnis der Rehabilitationsmaßnahme. Überwiegend positiv wurde jedoch hervorgehoben, dass rund 60 % der Arbeitsmediziner in der Rehabilitationseinrichtung auf das Verhältnis zwischen Krebspatienten und Arbeitsplatz eingingen, teilweise fanden direkte Gespräche mit den jeweiligen Arbeitgebern statt.[105]

Finnische Jobrückkehrer (640 Krebsüberlebende) bemängelten einen fehlenden systematischen Wiedereingliederungsplan, den Krebspatienten, Arbeitgeber und medizinisches Fachpersonal als Team gemeinsam entwickeln, im Joballtag umsetzen und regelmäßig überprüfen respektive anpassen.[106]

Ullrich et al. (2012) verweisen auf die geschlechtsspezifischen Anforderungen von Unterstützungsmaßnahmen bei einer betrieblichen Wiedereingliederung. Frauen benötigen hier scheinbar eine umfangreichere individuelle Unterstützung im Vergleich zu Männern, wie die Analyse von 44 internationalen Studien ergab. Ursachen liegen unter anderem in der Rolle der Frau, neben dem Beruf noch Kinder und Haushalt versorgen zu müssen, Einkommenseinbußen sowie einer dauerhaften Reduzierung der Arbeitszeit.[107]

Bereits vor gut 20 Jahren setzte in Deutschland ein Umdenken ein. Die Qualität der Rehabilitationsmaßnahmen wird regelmäßig, beispielsweise durch die Deutsche Rentenversicherung, evaluiert. Hierzu werden unter anderem Patientenfragebögen ausgewertet, aber auch die jeweiligen Reha-Einrichtungen einer wiederholten Kontrolle unterzogen. Forschungsstudien unter anderem im Auftrag der Deutschen Rentenversicherung Bund sowie die Berücksichtigung aktueller internationaler Forschungsergebnisse fließen in die onkologische Rehabilitation ein. Die Bedeutung einer individuellen berufsorientierten Rehabilitation erhielt Einzug in die Rehabilitationspläne.[108] Allerdings fehlen noch immer mittel- und langfristige Betreuungen der Rehabilitanden, die allein über eine telefonische Nachsorge nicht abgedeckt werden können.[109] Selbst wenn für Telefongespräche die zeitliche Flexibilität und räumliche Unabhängigkeit aller Beteiligten spricht, reicht diese Kommunikation lediglich als ein Ausgangspunkt. Andererseits steht die Deutsche Rentenversicherung unter einem Kostendruck.[110]

---

105 Verbeek et al. 2003, S. 354

106 Taskila et al. 2006, S. 434

107 Ullrich et al. 2012, S. 524–531

108 Deutsche Rentenversicherung Bund, Geschäftsbereich Sozialmedizin und Rehabilitation 2009, S. 11–34

109 Deutsche Rentenversicherung Bund, Geschäftsbereich Sozialmedizin und Rehabilitation 2009, S. 34; Mehnert et al. 2012, S. 510–511

110 Deutsche Rentenversicherung Bund, Geschäftsbereich Sozialmedizin und Rehabilitation 2009, S. 34–36

Damit Ihre Rehabilitation erfolgreich verlaufen kann, müssen Sie wirklich wollen. Das heißt, Ihre subjektive Einstellung zu Ihrer Erwerbstätigkeit bestimmt den Erfolg Ihrer Maßnahme zentral.[111] Es ist Ihre Lebenszeit, die Sie in Ihre Rehabilitation investieren. Dabei ist der Erfolg nicht von der Frage einer ambulanten oder stationären onkologischen Maßnahme abhängig.[112]

Park und Shubair (2013) sprechen sich für ein Umdenken und die Berücksichtigung alternativer bzw. unkonventioneller Methoden aus, die in einschlägige „Disability-Management-(Behinderungsmanagement-) Programme" einfließen sollten.[113] Mehnert (2011) schlägt vor, die Betroffenen aktiv in die Entwicklung und Evaluierung von Rehabilitationsprogrammen einzubinden,[114] denn Sie und ich als Betroffene können eher beurteilen, in welchem Kontext wir Unterstützung benötigen im Vergleich zu Sachbearbeitern, die eine Maßnahme bewilligen. In einem qualitativen Evaluierungsprozess können Betroffene direkt Einfluss auf die Modifizierung von Maßnahmen nehmen. Ich selbst erfuhr diese Möglichkeit in begrenztem Umfang, indem ich nach Abschluss meiner Reha-Maßnahmen diese evaluieren sollte. Ihr langfristiger Rehabilitationserfolg ist das Ergebnis einer interdisziplinären Zusammenarbeit, und Sie sind Teammitglied. Hier entwickelt sich ein langsamer Transformationsprozess, der in Deutschland bereits umgesetzt wird, aber Kostenrestriktionen unterworfen ist.[115]

Letztendlich fehlen sowohl in der Forschung als auch in der Praxis noch immer systematische Untersuchungsansätze, um den Erfolg von Rehabilitationsmaßnahmen zu messen und Modifikationen der Behandlungsmaßnahmen herbeizuführen.[116] In diesem Kontext verweisen Chopra et al. (2012) darauf, dass das langfristige Wohlbefinden (ehemaliger) Krebspatienten starken Schwankungen unterliegt. Dieser Aspekt wird von den Entscheidungsträgern, beispielsweise den Krankenversicherungen oder Rentenversicherungsträgern, bei der Bewilligung von Maßnahmen noch immer nicht ausreichend gewürdigt.[117]

Zudem ist sowohl für die Krebspatienten als auch die behandelnden Ärzte häufig unklar,[118] wer die Verantwortung für die langfristige Weiterbetreuung von Ihnen als Betroffene übernimmt. Konkret geht es um die Frage, behandelt der Hausarzt, der Facharzt (beispielsweise

---

111 Deutsche Rentenversicherung Bund, Geschäftsbereich Sozialmedizin und Rehabilitation 2009, S. 23

112 Deutsche Rentenversicherung Bund, Geschäftsbereich Sozialmedizin und Rehabilitation 2009, S. 32

113 Park u. Shubair 2013, S. 1

114 Mehnert 2011, S. 128

115 Mehnert et al. 2012, S. 514

116 Spelten et al. 2002, S. 129–130; Wilson u. Cleary 1995, S. 63; Mehnert et al. 2012, S. 513

117 Chopra u. Kamal 2012, S. 13

118 Miller et al. 2015, S. 4

Gynäkologe, Brustzentrum) oder der Onkologe Sie als erster Ansprechpartner mittel- und langfristig weiterhin? Dies betrifft nicht nur die Nachsorge Ihrer Ersterkrankung, sondern auch die Früherkennung/ Vorsorge von Folgeerkrankungen, Beantragungen weiterer Reha-Maßnahmen, Rezeptausstellungen, Gutachten für Versicherungen etc.[119] Miller et al. (2015) kommen zu dem Ergebnis, dass eine interdisziplinäre Weiterbehandlung für Sie als Krebspatientin langfristig den besten Erfolg verspricht. Dies kann eine Weiterbetreuung in einer Spezialklinik sein, aber auch eine konstruktive Zusammenarbeit zwischen Ihren behandelnden Ärzten, die durch Vertrauen und Kommunikation gekennzeichnet ist.[120] Ebenfalls verweisen Mehnert et al. (2012) auf die Notwendigkeit der Weiterentwicklung einer interdisziplinären, individuellen Langzeitnachsorge.[121] In meinem Fall erfolgt eine enge Betreuung durch meine Onkologin und das Brustzentrum der Uniklinik Leipzig, sodass ich „jederzeit" im Tumorboard besprochen werden kann. Aber auch ich als Patientin sehe mich als Teil des Behandlungsteams, indem ich die Kommunikation und den Austausch von Befunden zu und von meinem Hausarzt bzw. zu/von meiner Gynäkologin zum Brustzentrum und meiner Onkologin aufrechterhalte. Ich verstehe mich hier als Schnittstellenmanagerin.

Letztendlich führt die mangelnde Fundierung durch ein ganzheitliches Konzept häufig dazu, dass Ihnen angediehene Rehabilitationsmaßnahmen nicht wirklich im Berufsalltag helfen. Verwehrte ich mich beispielsweise während der Reha dem Ballwerfen in der Gymnastikgruppe, bei dem ich bereits als Schulkind katastrophale Leistungen zeigte, wurde mir in der Rehabilitationsklinik lediglich mitgeteilt: „Dies ist Standardprogramm. Aus dieser Nummer kommen Sie nicht heraus." Was mir diese Aktivitäten im meinem Büroalltag bringen sollen, ist für mich noch immer nicht nachvollziehbar. Auch die durch mich immer wieder angesprochenen Konzentrationsprobleme im stressigen Joballtag, bei dem unterschiedlichste Reize gleichzeitig auf mich einprasseln, wurde mit dem stetig wiederholten Lösen einfachster Kopfrechenaufgaben in absoluter Stille „trainiert". Der individuelle Ansatz fehlte.

Seit 2008 liegt beispielsweise für Brustkrebspatientinnen ein Leitlinienreport vor, der durch die Deutsche Rentenversicherung Bund gefördert wurde.[122] Die Behörde behielt sich vor, die Empfehlungen und Ergebnisse in eigenem Ermessen umzusetzen.[123] In 2009 wurde eine entsprechende verbindliche Leitlinie für Brustkrebspatientinnen durch die Deutsche Rentenversicherung Bund erlassen, die zunächst in einer einjährigen Pilotphase getestet[124] und nach 3 Jahre einer ersten Prüfung

---

119 Cheung et al. 2009, S. 2491–2492

120 Miller et al. 2015, S. 6

121 Mehnert et al. 2012, S. 513

122 Deutsche Rentenversicherung Bund 2008, S. 1–148

123 Deutsche Rentenversicherung Bund 2008, S. Vorblatt S. 2

124 Deutsche Rentenversicherung Bund 2009, S. 9

unterzogen werden sollte. Insbesondere ist der jeweils aktuelle Stand der Forschung zu berücksichtigen.[125] Beispielsweise finden die Bögen zur Beurteilung der abgeschlossenen Rehabilitationsmaßnahme durch die Patientinnen bereits Anwendung. So soll die individuelle Zufriedenheit und die Qualität der Behandlungen insgesamt evaluiert werden. Auch verfolgen die Reha-Kliniken durchaus einen interdisziplinären Ansatz im Verständnis von physischen und psychischen Maßnahmen und geben den Patientinnen praktische Umsetzungsempfehlungen, verschreiben Reha-Sport im Verein etc. Interessanterweise sind individuelle Einzelmaßnahmen in einer Rehabilitation möglich, allerdings in Abstimmung zwischen dem Reha-Team und dem zu behandelnden Arzt.[126] Wo bleiben Sie als Betroffene? An welcher Stelle wird der Arbeitgeber eingebunden?

Lediglich an Berufsgruppen orientierte Maßnahmen sind in der Leitlinie denkbar, wobei die Deutsche Rentenversicherung Bund einschränkend anmerkt, dass aus Kosten-, Zeit- und Platzgründen in den Rehabilitationseinrichtungen häufig keine konkrete Umsetzung erfolgen kann.[127] Es sind zwar soziale Beratungen zu beruflichen Perspektiven mit Zeiteinheiten von 30 Minuten abrechenbar. Auch können Arbeitsplatzbesuche und gegebenenfalls Gespräche mit dem Arbeitgeber durchgeführt werden.[128] Doch häufig fehlen hier in der Praxis Zeit und Raum für die Reha-Einrichtungen. Auch scheitern individuelle Konzepte an der Nichtabrechenbarkeit dieser Bemühungen durch die Rehabilitationskliniken beim jeweiligen Rehabilitationsträger, beispielsweise der Deutschen Rentenversicherung Bund.[129] Eine Überarbeitung dieser Leitlinie in 2010 führte zu keinen zentralen Veränderungen dieser kritischen Punkte. Insbesondere sieht die Deutsche Rentenversicherung ihre Leitlinien lediglich als Ergänzung zu den Standards der einzelnen Fachgremien, Fachorganisationen und Verbände.[130] Zwar kann die Reha-Einrichtung Ihnen individuelle Empfehlungen aussprechen und Behandlungen über die abrechenbaren Leitlinien hinaus durchführen.[131] Ob eine Reha-Einrichtung in der Kürze Ihres Reha-Aufenthaltes/Ihrer Behandlung jedoch das Risiko eingeht, noch nicht finanzierte Leistungen umzusetzen, mag dahingestellt bleiben. Es stellen sich noch einmal die Fragen nach der konkreten Einbeziehung Ihrer individuellen Anforderungen und die Ihres tatsächlichen Arbeitsumfeldes. Diese scheinen noch immer unterrepräsentiert. Auf meine E-Mail-Anfrage vom 02. November 2015 teilte

---

125 Deutsche Rentenversicherung Bund 2009, S. 12

126 Deutsche Rentenversicherung Bund 2009, S. 11

127 Deutsche Rentenversicherung Bund 2009, S. 10

128 Deutsche Rentenversicherung Bund 2009, S. 23–24

129 Deutsche Rentenversicherung Bund 2009, S. 9

130 Deutsche Rentenversicherung Bund 2010, S. 5

131 Deutsche Rentenversicherung Bund 2010, S. 10

mir die Deutsche Rentenversicherung Bund am 03. November 2015 folgendes mit:

» Sehr geehrte Frau Dr. Otto,
die Deutsche Rentenversicherung hat im Oktober 2013 ein wissenschaftliches Projekt in Auftrag gegeben, um alle vorliegenden neun Reha-Therapiestandards an den aktuellen wissenschaftlichen Forschungsstand, neue Konzepte und Modelle sowie die KTL 2015 anzupassen. Das Projekt zur „Aktualisierung der Reha-Therapiestandards" wurde Ende September 2015 beendet. Derzeit werden die neuen RTS in unseren zuständigen Gremien beraten. Wir gehen davon aus, dass die neuen RTS Anfang Dezember als pdf-Datei bzw. Download auf unseren Internetseiten zur Verfügung stehen. Die Broschüre wird im 1. Quartal 2016 erscheinen. Für die Einführung ist ein Übergangszeitraum (voraussichtlich bis Ende 2016) eingeplant.
Zu Ihrer speziellen Frage bzgl. einer stärkeren Berücksichtigung der Arbeits- und Berufssituation von Rehabilitandinnen kann ich mitteilen, dass die überarbeiteten RTS Brustkrebs – anders als bislang – ein neues Therapiemodul „Funktionelle und arbeitsweltbezogene Therapien" (inkl. Leistungen zur Arbeitstherapie) vorsehen. Darüber hinaus wurden die zwei vorhandenden Therapiemodule zur klinischen Sozialarbeit zu dem neuen Modul „Leistungen zur sozialen und beruflichen Integration"zusammengefasst. Ein spezifisches MBOR-Therapiemodul wird es nicht geben, da entsprechende Leistungen im Rahmen der Reha-Therapiestandards erbracht werden können und über die Zuordnung der Kategorie „MBOR" (Medizinisch-Beruflich-Orientierte Rehabilitation) im (neuen) Reha-Entlassungsbericht im Rahmen der Berichterstattung zur Reha-Qualitätssicherung separate Auswertungen möglich sind. Es muss allerdings angemerkt werden, dass derzeit ca. 2/3 der Rehabilitandinnen mit der Indikation Brustkrebs, die eine Leistungen von der Deutschen Rentenversicherung erhalten, bereits Rentnerinnen sind und dies bei der Formulierung der Mindestanforderungen (Dauer, Anteil an zu behandelnden Rehabilitanden) in dem entsprechenden Therapiemodul berücksichtigt wurde."

2.6 Mangelnde theoretische und interdisziplinäre Fundierung

Bisher existiert kein gezieltes Wiedereingliederungsprogramm in den Beruf für Brustkrebspatientinnen, die einen großen Anteil an der Gesamtanzahl von Krebserkrankungen ausmachen. Diverse Maßnahmen, beispielsweise Disease Management Programme (DMP), auch als Chronikerprogramme oder strukturierte Behandlungsprogramme bezeichnet, werden zwar von Krankenkassen in Deutschland durchgeführt. (Meine Krankenkasse sprach mich allerdings nie auf ein derartiges Programm an). Gleichfalls gezielte Rehabilitationsmaßnahmen, beispielsweise Lymphdrainagen, werden angeboten. Doch noch zu wenig wird die individuelle – berufliche – Situation von Ihnen als Betroffene berücksichtigt. Désiron et al. (2013) kritisieren denn auch die mangelnde theoretische Fundierung zur Entwicklung eines Rahmenkonzepts. In ihrer Literaturanalyse definieren die Wissenschaftler 9 Modelle, von denen lediglich das MOHO (Model of Human Occupation) nach Kielhofner (1980)[132] einen potenziellen Ausgangspunkt für eine weitere Entwicklung eines theoretischen Ansatzes liefern könnte.[133]

Das MOHO verbindet theoretische Überlegungen mit empirischer Evidenz und leitet daraus praktische Anleitungen für den Therapeuten ab, der die Rückkehr in den Beruf begleitet.[134] So kann Sie ein Therapeut beispielsweise darin begleiten, wie Sie in einem Bürojob eine ergonomische Tastatur, ggf. mit Sprachunterstützung, in Ihren Arbeitsaufgaben anwenden können und das in dem Tempo, das für Sie geeignet ist. Oder Sie lernen mit dem Therapeuten gemeinsam Techniken, wie Sie Panikattacken im Joballtag in den Griff bekommen können. Ich selbst erfuhr durch autogenes Training kleine, auf mich beruhigend wirkende Stimuli durch Aktivierung bestimmter Akupunkturpunkte mit den Fingern. Mein Gegenüber bekommt im Gespräch davon nichts mit. Ich bewahre damit auch mein Gesicht, zeige nicht nur äußerliche Ruhe, sondern fühle mich innerlich nicht mehr angespannt.

Dabei verweist das MOHO darauf, dass der Therapeut/Betreuer den betroffenen Krebspatienten in seinem gesamten – nicht nur beruflichen – Umfeld erleben muss, um eine erfolgreiche Wiedereingliederung begleiten zu können. Im Rahmen des MOHO-Ansatzes werden Sie als individuell Betroffene durch Ihre Willenskraft (Volition), Ihren Habitus und Ihre Leistungsfähigkeit wahrgenommen und integriert.[135]

Speziell für Brustkrebspatientinnen gibt es bisher kein Programm, das die aktuellen theoretischen Forschungsergebnisse, praktische Maßnahmen und ein in Deutschland bereits praktiziertes Disease Management Programm (DMP) in einem gezielten Wiedereinstiegsprogramm/Rehabilitationsprogramm zusammenfasst. Désiron et al. (2013) versuchten erstmals, diesem ganzheitlichen Ansatz einen Rahmen zu geben (**◘** Abb. 2.1).[136]

Désiron et al. (2015) befragten belgische Abteilungsleiter von einschlägigen Einrichtungen für die berufliche Rehabilitation sowie Therapeuten in der Onkologie nach notwendigen Veränderungen in der Rehabilitation, um speziell Brustkrebspatientinnen einen beruflichen Wiedereinstieg zu ermöglichen. Die Studie versucht hier, den

---

132   Kielhofner u. Burke 1980, S. 572–581

133   Désiron et al. 2013, S. 516–517

134   Désiron et al. 2013, S. 520

135   Cole u. Tufano 2008, S. 95–106; Kielhofner u. Burke 1980, S. 573–574; Reed u. Sanderson 1999, S. 225–233

136   Désiron et al. 2013, S. 524

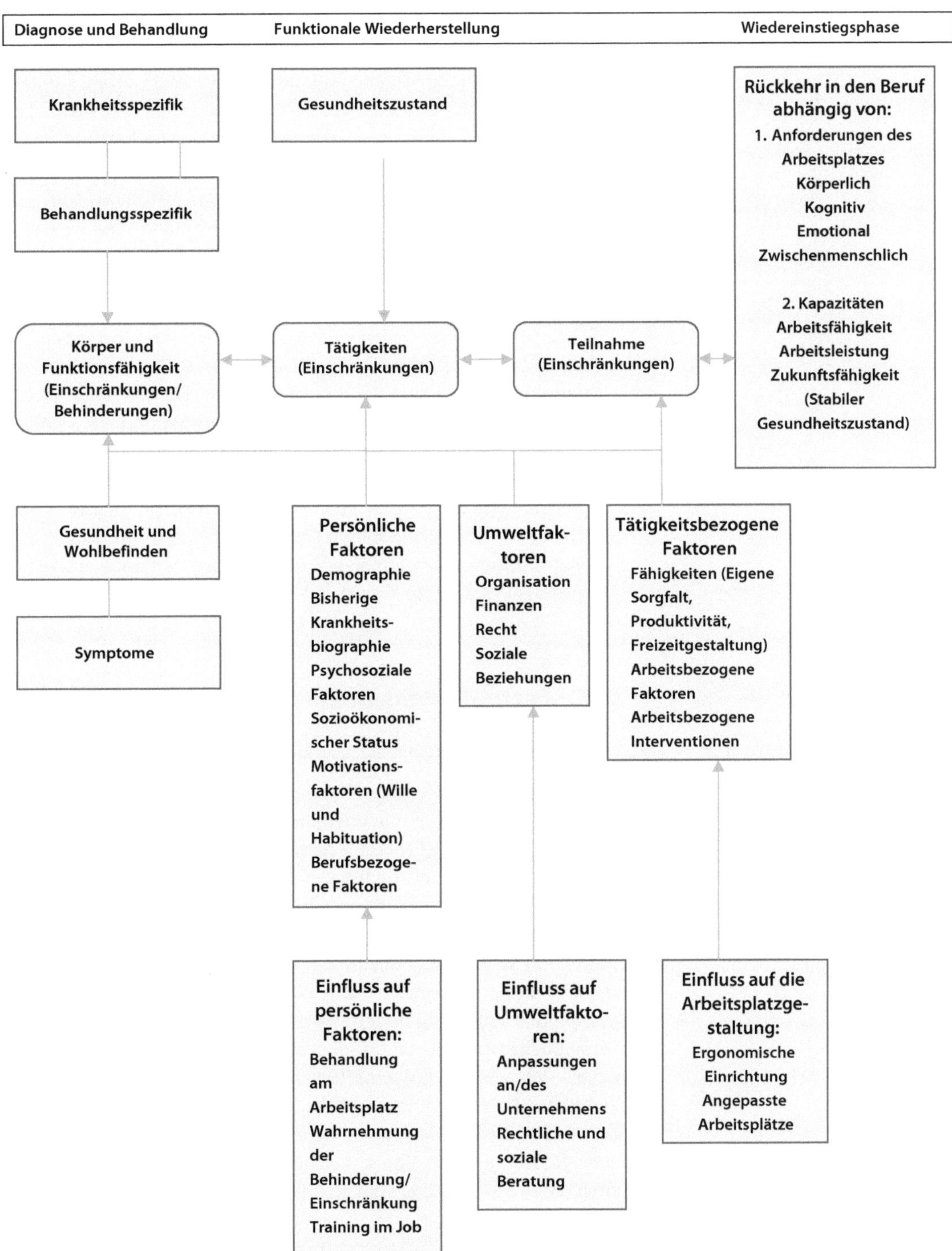

Abb. 2.1 Kombination MOHO mit einem Wiedereinstiegsprogramm in den Beruf. (Modifiziert nach Désiron et al. 2013, S. 524)

Blickwinkel der Therapeuten aufzunehmen. Folgende zentrale Punkte konnten herausgearbeitet werden:

1. Die Arbeitstherapie sollte Bestandteil eines integrierten, auf den individuellen Patienten fokussierten holistischen (ganzheitlichen) Ansatzes sein, der durch die notwendigen rechtlichen und sozialen Rahmenbedingungen begleitet wird.
2. Aus medizinisch-fachlicher Perspektive sollte die berufliche Rehabilitationsmaßnahme nur einen Aspekt darstellen und – neben weiteren therapeutischen Maßnahmen – auch durch eine psychoonkologische Betreuung integrativ begleitet werden.
3. Die beruflich ausgerichtete Rehabilitation sollte bereits in der frühen Akutbehandlungsphase von Brustkrebspatientinnen beginnen.
4. Der Wiedereinstieg in den Beruf sollte durch klare, auf die individuelle Situation der Betroffenen ausgerichtete, realistische Zielsetzungen im Rahmen der Rehabilitation umgesetzt werden.
5. Ein erfolgreicher Wiedereingliederungsprozess in den Beruf muss durch die wiederholten Begutachtungen des Arbeitsplatzes der Betroffenen, der individuellen Lebenssituation der Brustkrebspatientin sowie im dauerhaften Gespräch mit allen Stakeholdern abgestimmt und regelmäßig geprüft werden, um notwendige Anpassungen umzusetzen.[137]

2.7　Fazit: Umdenken bei Beteiligten und Betroffenen

Tendenziell entscheiden sich eher die Krebspatienten für einen Austritt aus der Berufstätigkeit, die über einen geringeren Bildungsabschluss verfügten, finanzielle Probleme hatten, über Mobbing am Arbeitsplatz oder veränderte Arbeitsbedingungen berichteten. Insofern kann die Krebserkrankung – auch wenn es hart klingt – als Alibi dienen.[138]

Die Teilnahme an einer (stationären) Rehabilitationsmaßnahme führt nicht automatisch zu einem Wiedereinstieg in den Beruf.[139] Vielmehr beeinflusst Ihre individuelle Einstellung zu Ihrer Lebenssituation maßgeblich den Erfolg einer Reha-Behandlung. Die Studienergebnisse verdeutlichen die Notwendigkeit individualisierter – auf Sie zugeschnittener – Reha-Anwendungen. Hier schließt sich der Kreis: Lassen Sie sich auf die für Sie zugeschnittenen Therapien ein, können Sie gestärkt aus der Heilbehandlung entlassen werden. Dieses Ziel wird jedoch nicht erreicht, sofern Ihnen eine Standardlösung angeboten wird. Das heißt, auch die Leistungsträger sind gefordert.[140]

137　Désiron et al. 2015, S. 277

138　Noeres et al. 2013, S. 1907

139　Noeres et al. 2013, S. 1907; Thies et al. 2008, S. 315–317

140　Pottins et al. 2009, S. 275; Thies et al. 2008, S. 311–317

Was beeinflusst Ihre Lebensqualität?

© Springer-Verlag GmbH Deutschland 2018
S. Otto, *Arbeiten trotz Krebserkrankung*,
https://doi.org/10.1007/978-3-662-54883-7_3

Welche Konzepte hinter den im (▶ Kap. 2) „Job und Krebs – Der aktuelle Forschungsstand" angeführten Studienergebnissen stehen, soll im Folgenden ausgeführt werden.

3.1 Bore out (Langeweile) trotz Krebs: Freizeit soll wieder ein knappes Gut für mich werden

>> Mußestunden sind ein Gegenstück zu Arbeitsstunden, nicht deren Ersatz … ein Teil ihres Reizes beruht ja auf ihrer relativen Knappheit.[1]

Bereits während der zweiten Chemotherapie erfassten mich Unlust, Müdigkeit, Langeweile. So verbrachte ich den einen oder anderen Tag mit dem Spazierengehen ohne Ziel, dem Kauf eines weiteren Brotes beim Bäcker, dem Bejammern um die eigene Situation, dem Verdaddeln von Zeit im Internet. Ja, ich räumte alle Schränke aus, entrümpelte, Ebay war eine Anlaufstelle. Auch die Steuererklärung, das Bonusheft der Krankenkasse boten eine Abwechslung.

Ich schämte mich meiner Empfindungen. Während mein Mann morgens auf Arbeit startete und abends mit leerem Blick ausgelaugt wiederkam, konnte ich mich an manchen Tagen noch nicht einmal zum Staubsaugen oder Bügeln aufraffen. Schaffte es nicht, Freunde anzurufen, einen Brief zu schreiben.

Herrje, ich hatte zum zweiten Mal eine dritte Chance. Warum nutzte ich Sie nicht? Empfand nur ich so?

Die gefühlte soziale Isolation und die fehlende Zeitstruktur[2] – unter anderem bedingt durch die Abwesenheit einer beruflichen regelmäßigen Tätigkeit – belegen auch zahlreiche Studien, beispielsweise von Zawadski und Lazarsfeld (1935),[3] Ganz et al. (2002)[4] sowie Spigel und Winer (2002).[5] In einer aktuellen schwedischen Studie von Lillehorn (2013) gaben 8 der untersuchten 56 Brustkrebspatientinnen an, den Arbeitsplatz zu vermissen. 28 Brustkrebspatientinnen nahmen die Berufstätigkeit wieder auf, weil die Struktur durch den Joballtag fehlt und Freizeit wieder ein besonderes Gut werden sollte.[6] Nachreiner et al. (2007) interviewten 8 Krebspatientinnen. Die Hauptgründe für die Rückkehr in den Beruf waren eine Ablenkung vom Gedankenkarussell, einem Entfliehen aus der Langenweile und eine Quelle der

---

1   Jahoda 1983, S. 47

2   Jahoda 1983, S. 47; McKay et al. 2013, S. 97

3   Zawadski u. Lazarsfeld 1935, S. 232–235

4   Ganz et al. 2002, S. 41–45

5   Spigel u. Winer 2002, S. 123

6   Lillehorn et al. 2013, S. 270–271; Johansson et al. 1999, S. 1798–1800

Identitäts- und Sinnstiftung.[7] Nehmen Sie sich selbst als von der regulären Außenwelt isoliert wahr, leidet Ihre gesamte Lebensqualität. So schwächen Sie Ihr Immunsystem. Ihr Gesundheitszustand wird belastet.[8] Auch Akademiker, beispielsweise in Freisemestern an der Universität, fühlen sich ob der mangelnden Zeitstruktur ihres Tagesablaufes desorientiert.[9] Nichtsdestoweniger verändert Ihre Krebserkrankung Ihren Blick auf Ihren bisherigen Lebenslauf – ein Erdbeben erschütterte Ihr Fundament. Dies beeinflusst Ihren zukünftigen Lebensweg.[10] In unserer entwickelten westlichen Industriegesellschaft stellt die Berufstätigkeit von Ihnen und mir als Krebspatientinnen einen Teil unserer Identität dar. Wir definieren uns über den Beruf. Fällt diese Orientierung weg, verlieren wir einen Teil unseres Selbst.[11]

Jahoda (1983) sieht die Erwerbslosigkeit als Gegenpart zur entgeltlichen Erwerbstätigkeit und nicht zur Arbeit im Allgemeinen. Auch Hausarbeit ist Arbeit, auch die Gartenarbeit ist Arbeit, auch die Kindererziehung ist Arbeit.[12] Die Wahrnehmung in unserer Gesellschaft von diesen Formen der Arbeit unterscheidet sich allerdings von der entgeltlichen Erwerbstätigkeit.[13]

Aus Sicht der Motivationsforschung verwiesen Csikszentmihalyi und LeFevre (1989) auf die negativen gesundheitlichen Folgen von Langeweile und Unterforderung sowohl im Job als auch in der Freizeit.[14]

Wir benötigen sowohl den Job als auch die Freizeit. Beides soll uns gleichermaßen fordern, fördern und auch frustrieren. Erst durch den Kontrast können Sie und ich beides genießen. Finden wir eine positive Grundstimmung im spannenden Joballtag (positive Aktivierung) und fordert – nicht überfordert (negative Aktivierung) – uns unsere Freizeitgestaltung, beispielsweise Einklang zwischen Sport im Verein, Kinderbetreuung, Partnerschaft und Haushalt, können wir ausgeglichen leben. Hingegen ein langweiliger Job und eine anspruchsvolle Freizeitgestaltung können uns auf Dauer nicht faszinieren und sinnstiftend wirken. Tatsächlich wünschen wir uns während des Arbeitsalltages häufig etwas anderes zu tun, obwohl uns eine faszinierende Aufgabe nachhaltigere Sinnstiftung und Erfolgserlebnisse vermitteln kann. Dieses als „Paradoxon der Arbeit" erstmals von Csikszentmihalyi beobachtete Phänomen konnte in zahlreichen anderen Studien ebenfalls belegt werden. Schallberger und Pfister (2001) zeigten, dass uns der Job in der Regel überdurchschnittlich mehr abverlangt, wir in unseren Kompetenzen

---

7   Nachreiner et al. 2007, S. 291–293

8   Anderson u. Armstead 1995, S. 215 und 221; Schlothfeldt 1999, S. 32

9   Jahoda 1983, S. 47

10   Lillehorn et al. 2013, S. 272

11   Lillehorn et al. 2013, S. 273; Johansson et al. 1999, S. 1797

12   Jahoda 1983, S. 28–29

13   Jahoda 1983, S. 24–26; Csikszentmihalyi 2010, S. 221

14   Csikszentmihalyi u. LeFevre 1989, S. 821; Schlothfeldt 1999, S. 25

gefordert und gefördert werden. Ziehen wir hieraus positive Erlebnisse im Verständnis einer positiven Aktivierung, beispielsweise durch Begeisterung, Lob, positives Feedback durch Kunden und Kollegen, nachhaltige Erfolgserlebnisse, kann uns die Arbeit Freude bereiten. Die negativen Aspekte können Frust, Langeweile, Stress und Überforderung durch Zeitdruck, mangelnde eigene Kompetenzen, fachliche Überbeanspruchung, gesundheitliche Probleme sein. In diesem Kontext stellt unsere berufliche Tätigkeit die Hauptquelle von Freude und Frust, von positiver und negativer Aktivierung dar. Da uns im Job diese positive Stimulation häufig fehlt, suchen wir uns in der Freizeit einen entsprechenden Ausgleich. Glücksgefühle können uns dabei zu immer extremeren Freizeitaktivitäten verleiten.

Für uns als Krebspatientinnen ist es deshalb entscheidend, Rahmenbedingungen in unserem Job herauszuarbeiten, die uns beflügeln, sodass wir unsere Fähigkeiten und Kompetenzen optimal einsetzen und weiterentwickeln können. Dabei stellen die Faktoren einer positiven Aktivierung im Arbeitsprozess – insbesondere für Krebspatientinnen – noch immer eine Lücke in der Erforschung der Flow-Psychologie dar.[15]

3.2   Flow-Erleben gegen die Angst

Kennen Sie das Gefühl, Raum, Zeit, Hunger und das Umfeld zu vergessen? Ganz in Ihrem momentanen Tun aufzugehen? Dieses Rauschgefühl wurde erstmals von Csikszentmihalyi (1975)[16] ausführlich im Kontext des Alltagserlebens als „Flow" beschrieben. Interessanterweise erleben wir diesen Rausch viel häufiger im Job als in der Freizeit.[17,18] Für Csikszentmihalyi ist der Flow die zentrale Quelle für Freude und Glücksempfinden.[19] Er definierte Flow als ein mit Freude verbundenes Aufgehen in einer Tätigkeit, die uns sowohl beansprucht bzw. herausfordert, die wir aber auch kontrollieren können.[20] Csikszentmihalyi verwendet für diese Aktivität den Begriff der autotelischen (auto = selbst und telos = Ziel) Tätigkeit, die von Ihnen zunächst einen großen Einsatz verlangt, Ihnen dafür aber keine konventionellen (beispielsweise finanziellen) Belohnungen einbringt.[21] Je höher unsere Kompetenzen mit der Erfüllung einer komplexen Aufgabe gefordert und gefördert werden, desto eher entwickeln wir unsere fachlichen Fertigkeiten weiter,

---

15   Spigel u. Winer 2002, S. 123

16   Csikszentmihalyi 1975, S. 816

17   Von der Freizeit werden Tätigkeiten wie beispielsweise die Hausarbeit oder der Supermarkt ausgeschlossen. Es geht um die Ihnen zur Verfügung stehende tatsächliche freie Zeit. Vgl. hierzu beispielsweise auch Kelly 2012, S. 5–6

18   Csikszentmihalyi u. LeFevre 1989, S. 815

19   Schallberger u. Pfister 2001, S. 176–177

20   Csikszentmihalyi 2010, S. 58, 206

21   Csikszentmihalyi 2010, S. 30

unser Selbstwertgefühl und unsere Persönlichkeit werden gestärkt.[22]
Als Merkmale für diese Selbstvergessenheit arbeitete Csikszentmihalyi
folgende Faktoren heraus, die Sie in einen Flow im Sinne einer autotelischen Tätigkeit versetzen können:[23]

1. Kontrolle bei optimaler individueller Beanspruchung, die uns
   eine Verbindung zwischen Kompetenz und Anforderung auf
   höherem Niveau erleben lässt. Zumindest theoretisch können Sie
   alle Handlungsanforderungen der Tätigkeit durch Ihre individuelle Kompetenz erfüllen.[24]
2. Wir erhalten klare und eindeutige Handlungsvorgaben sowie
   Rückmeldungen.
3. Die Handlung selbst erleben wir von unserer inneren Logik
   gesteuert (= Flow). Wir erwarten keine Belohnung im konventionellen Sinne (autotelische Aktivität).[25]
4. Wir können uns problemlos konzentrieren.
5. Zeit und Raum werden für uns gegenstandslos.
6. Wir gehen in unserer Tätigkeit auf, vergessen uns selbst, verlieren
   jegliche Selbstreflexion und Selbstkontrolle. Anmerkung: Damit
   verlieren wir aber auch unseren notwendigen Lebensschutz.

Insbesondere der letztgenannte Aspekt ist für unsere durch Krebserfah-
rungen belastete Psyche relevant. Im Flow einer Beschäftigung können
wir auch unsere Ängste, Sorgen und gegebenenfalls Schmerzen vergessen, werden von diesen abgelenkt.[26] Wir verspüren weder Angst noch
Langeweile, uns beschäftigen auch keine Sorgen.[27]

Im Fokus stehen vor allem die Herausforderungen einer Aufgabe,
die unseren Kompetenzen gegenübersteht. Je mehr unsere Fähigkeiten
der Erfüllung dieser Anforderung entsprechen, desto eher fühlen wir
uns mit der Aufgabe verbunden. Wir versuchen, unsere individuelle
optimale Herausforderung zu finden, diese immer wieder auszubalan-
cieren.[28] Zahlreiche Studien belegten diese Wahrnehmung.[29]

Ich verspüre diese Selbstvergessenheit beim Laufen über längere
Distanzen, beispielsweise bei einem Halbmarathon, aber auch beim
Recherchieren und Schreiben eines (wissenschaftlichen) Artikels oder
eines Buches. Damit bin ich nicht allein. Vor allem Kreativität ist die
Quelle für ein Flow-Erleben verbunden mit einem gewissen Maß an

---

22 Csikszentmihalyi u. LeFevre 1989, S. 819; Csikszentmihalyi 2010, S. 12–13

23 Csikszentmihalyi 2010, S. 64–72 und 206–215

24 Csikszentmihalyi 2010, S. 70–71

25 Csikszentmihalyi 2010, S. 72

26 Law 1991, S. 174–175

27 Schallberger u. Pfister 2001, S. 177–178; Csikszentmihalyi 2010, S. 75

28 Csikszentmihalyi 2010, S. 76; Law 1991, S. 175

29 Vgl. beispielsweise auch Keller u. Landhäußer 2011; Schüler u. Brunner
    2009; Rheinberg et al. 2007; Wells 1988, S. 664

Herausforderung,[30] dass ein Ziel mit Anstrengung verbunden, aber realistisch erreichbar ist.[31] Das heißt, im Flow können sich Ihre Grenzen verschieben.[32] Sie entdecken etwas Neues für sich,[33] beispielsweise das Rauschgefühl, nachdem Sie erstmals vor 100 Zuhörern einen Vortrag hielten. Worin sind Sie einzigartig?

Wie schwierig der Kontrollaspekt einer (Sie erfüllenden) Aktivität sich Ihres Einflusses entzieht, erlebten Sie durch Ihre Krebserkrankung.[34] Beim Autofahren blenden Sie im Alltag die Gefahr eines Unfalls aus, andernfalls wären Sie handlungsunfähig. Auch bei dieser Aktivität entzieht sich die Umwelt Ihrer Kontrolle. Es gelingt Ihnen aber auch, die Gefahr eines Autounfalls beim Autofahren selbst auszublenden, sich voll auf das Autofahren zu konzentrieren, selbst wenn Sie das Autofahren nicht als Quelle der Freude empfinden. In Ihnen liegt also die Fähigkeit begründet, sich mit Dingen zu beschäftigen, in denen Sie – trotz realer Gefahren – selbstvergessen aufgehen können. Beispielsweise Extremsportler im Bergklettern erleben ihr Hobby – trotz aller Gefahren – ebenso.[35] Essenziell für Sie als Krebspatientin ist es, eine „harmonische Übereinstimmung"[36] mit Ihrer Umwelt zu erreichen, indem Sie Ihr Umfeld in gewissem Maße beeinflussen können. Wenn Sie Ihrem Umfeld in jeglicher Hinsicht auf Augenhöhe begegnen können, kämpfen Sie nicht gegen Windmühlen. Sie leben im Gleichklang. In der Realität übersteigen die Anforderungen Ihres Umfeldes meist Ihre individuellen Kräfte.[37] Sie versuchen, diesen gegenzuhalten, verlieren aber mehr und mehr die Kontrolle über Ihre (Arbeits-)Aktivitäten, fühlen sich unter Druck gesetzt und gestresst.[38] Als Krebspatientin ist dies Gift für Sie. Allerdings liegt in Ihnen ebenfalls die Quelle, diese Situation umzukehren, indem Sie für sich in Ihrem Alltag Erlebnisse und Aktivitäten, beispielsweise bestimmte Aspekte Ihrer beruflichen Tätigkeit, identifizieren, in denen Sie aufgehen – mit allen Härten, Gefahren und Herausforderungen.[39]

Immer wieder, wenn Sie mit Ihren Gedanken abdriften oder Ihr Projekt in Frage stellen, passen Sie Ihre Belastungsfähigkeit und Ihr Tempo Ihrer Aufgabe an. Konzentrieren Sie sich auf Ihr Ziel, verbunden mit der dahinterstehenden Belohnung.[40]

---

30 Csikszentmihalyi 2010, S. 50–51; Wells 1988, S. 664

31 Csikszentmihalyi 2010, S. 58–60

32 Csikszentmihalyi 2010, S. 56–57

33 Csikszentmihalyi 2010, S. 47

34 Csikszentmihalyi 2010, S. 70

35 Csikszentmihalyi 2010, S. 71

36 Csikszentmihalyi 2010, S. 221

37 Law 1991, S. 174–175

38 Csikszentmihalyi 2010, S. 221

39 Csikszentmihalyi 2010, S. 233–234

40 Law 1991, S. 174–175

Sobald Raum und Zeit für Sie gegenstandslos werden, befinden Sie sich im Flow. Hieraus speisen sich Ihre Triebkräfte, Ihr Engagement, Ihr Arbeitseinsatz.[41]

Eben weil wir den größten Teil der Tageszeit im Job verbringen, kann die Arbeit die Hauptquelle eines positiven Flow-Erlebens sein.[42]

Sie und ich erleben einen unterschiedlichen inneren Rhythmus, nach dem wir Aufgaben im Beruf erledigen und uns dabei gefordert, aber nicht überfordert fühlen. Bis zu einem gewissen Grade trainieren Sie dabei Ihre Belastbarkeit, verschieben Ihre Grenzen und erfahren so neues Wissen.[43] Schaffen Ihr Arbeitgeber und Sie es, sich auf diesen inneren Rhythmus einzulassen, können Sie in einen Flow-Zustand gelangen. Ihre Arbeitsleistung wird sich[44] – dies zeigten Studien – steigern. Ihre Motivation steigt. Von beiden Aspekten profitiert wiederum Ihr Arbeitgeber.[45] Auch reichen bereits kleine Belohnungsaktivitäten während des Arbeitstages aus, um wieder neue Kraft zu tanken, beispielsweise eine kurze Kaffeepause, ein kleiner Spaziergang an der frischen Luft. Diese „Resets" (Neustarts) werden auch als „Microflow"-Aktivitäten bezeichnet. Csikszentmihalyi konnte in einem Versuch an 20 Teilnehmern aufzeigen, wie bereits ein Entzug von Aktivitäten, wie beispielsweise einem kurzen Gespräch mit dem Kollegen über den Urlaub, dem Nachhängen von Gedanken, der fehlenden Kaffeepause, dem Läufchen am Abend, über 48 Stunden bei den Probanden zu Müdigkeit, Konzentrationsproblemen, Reizbarkeit, Angespanntheit, geringerer Kreativität führten. Mit anderen Worten: Diese als „Microflows" von den Versuchsteilnehmern vor der Studie empfundenen Aktivitäten stellen eine zentrale Quelle für Kreativität, die Erholung unseres Geistes und unseres Körpers dar.[46] Pausen im Arbeitsalltag sollten Sie deshalb nicht schuldbewusst antreten, sondern als Auftanken für Ihren Körper und Ihren Geist ansehen.

Das Flow-Konzept eröffnet Ihnen einen anderen Blick auf Ihren Job, Ihren Lebensstil. Sie können die „Arbeitslast" und Ihre damit verbundene Angst mit einer gesunden Distanz sehen, weg vom „ich muss". Sie fühlen sich freier, unabhängiger, flexibler und können über diesen positiven Teufelskreis auch Spaß im Job und nicht nur in der Freizeit erleben. Die Grenzen zwischen Beruf und Freizeit verschwimmen im positiven Sinne.[47]

Zeit im Verständnis unserer westlichen vernetzten Industriegesellschaft ist ein knappes und wertvolles Gut. Dieses Gut benötigt im

---

41 Csikszentmihalyi 2010, S. 58–59

42 Csikszentmihalyi u. LeFevre 1989, S. 820; Law 1991, S. 174

43 Law 1991, S. 174

44 Law 1991, S. 174 und 176–177; Torp et al. 2012, S. 2152 und 2155; Semmer u. Schallberger 1996, S. 265–270, 279, 282; Ferrell et al. 1997, S. 19–22

45 Csikszentmihalyi 2010, S. 9

46 Csikszentmihalyi 2010, S. 182–201

47 Csikszentmihalyi 2010, S. 215

gesellschaftlichen Verständnis ständiges Managen und Optimieren. Eine zufriedenstellende Nutzung von Zeit verbinden wir mit Geschwindigkeit und Dauer.[48] Insbesondere im Job – aber nicht nur dort – sollen wir schneller und effizienter arbeiten. Erst eine derartige Fremdbestimmung über Ihre Zeit, die Sie sich unter Umständen unbewusst selbst auferlegen, führt zu Stress, zu Unzufriedenheit im beruflichen Alltag, der in diesem Buch betrachtet werden soll. Das heißt, die Erwartungen der Gesellschaft an Sie als (krebskranke) Person stimmen nicht mit Ihren Ansichten, Kompetenzen und Zeitverständnis überein. Je größer diese Lücke desto größer wird Ihre Unzufriedenheit. ABER: Ihre Gesundheit wird wesentlich von Ihrem zielgerichteten Engagement im Berufsalltag beeinflusst. UND: Ihre Gesundheit benötigt ein ausgeglichenes Verhältnis zwischen produktiven, arbeitsintensiven Phasen, Erholungszeit und individueller „Selbstfürsorge".[49]

3.3   Positive und negative Auslöser des Flow

Momentan schwanke ich zwischen Müdigkeit, Antriebslosigkeit und Langeweile einerseits. In anderen Situationen fühle ich mich gehetzt, bin verärgert, es kreisen negative Todesgedanken. Andererseits erlebe ich auch Momente der Begeisterung und Selbstvergessenheit, dem idealerweise ruhige Phasen der Entspannung und Ausgeglichenheit gegenüberstehen. In der Motivationsforschung rückten diese Empfindungen mehr in den Forschungsfokus. Was treibt uns an – innerlich (intrinsisch) und äußerlich (extrinsisch)? Unsere Gefühlsstimmungen im Kontext zu unserer intrinsischen/extrinsischen Motivation untersuchten Watson und Tellegen (1985)[50] und darauf aufbauend Schallberger (2000)[51] näher.

Je nach Ausgangssituation kann ein Flow dazu führen, aus Langeweile und Antriebslosigkeit mit der passenden Aufgabe in eine hochmotivierte Phase versetzt zu werden. Dies bezeichnen Schallberger (2000) sowie Watson und Tellegen (1985) als positiven Affekt[52] bzw. positive Aktivierung.[53] Entscheidend dabei ist, wie Sie selbst sich innerlich zu der jeweiligen Aktivität bzw. Situation stellen, was in Ihnen ausgelöst wird.[54]

Umgekehrt kann Sie die negative Aktivierung, beispielsweise eine unrealistische Zielsetzung, aus einem entspannten und innerlich ruhigen Zustand unter Druck setzen.[55] Sie reagieren gereizt und sind

---

48   Peloquin 1991, S. 149–152

49   Law 1991, S. 174

50   Watson u. Tellegen 1985, S. 219–235

51   Schallberger 2000

52   Watson u. Tellegen 1985, S. 221

53   Schallberger 2000, S. 16

54   Watson u. Tellegen 1985, S. 221

55   Schallberger u. Pfister 2001, S. 176–178; Watson u. Tellegen 1985, S. 221

unkonzentriert (hohe negative Aktivierung). Die Forscher betonen, dass eine positive Grundstimmung mit einer hohen positiven Aktivierung bzw. geringen negativen Aktivierung verbunden ist. Demgegenüber empfinden Sie einen schlechten Gemütszustand in Phasen hoher negativer Aktivierung, beispielsweise Stress, aber auch in Phasen geringer positiver Aktivierung, beispielsweise Unterforderung und Langeweile![56] Diese Unzufriedenheit strahlt unter Umständen auch auf andere Lebensbereiche aus.

3.4 Notwendigkeit eines Arbeitsziels

Um in der laufenden Arbeit aufzugehen (Flow), ist ein konkretes Ziel notwendig. Allerdings vermittelt uns dieses angestrebte bzw. erreichte Ziel nicht in jedem Fall Glück oder Zufriedenheit im jeweiligen Zustand des Flow-Erlebens. Einen möglichen Erklärungsansatz liefern hierfür Rheinberg et al. (2007). Eine (komplexe) Aufgabe stellt sich uns unter Umständen als erst zu überwindender Berg dar. Das heißt, wir fühlen uns emotional extrem belastet in der Analyse unserer momentanen Ausgangssituation (Ist-Zustand) verglichen mit dem angestrebten Arbeitsziel (Soll-Zustand). Derartige saliente (hervorstechende) Ziele versetzen uns in innere Aufruhr, wir sind unzufrieden mit unserer momentanen Situation.[57] Mit der Annäherung an das Ziel können Ihre Zufriedenheit und damit Ihr Glücksempfinden aber zunehmen. Hier können wir unsere Erfahrungen einbringen und anwenden. Im Zeitablauf entwickeln wir eine Struktur zur Lösung der Arbeitsaufgabe. Der Blick wird klarer. Wir fühlen uns damit sicherer. Der erste Schritt ist jedoch immer der schwierigste.

In diesem Kontext müssen natürlich noch weitere Fragen geklärt werden. Welchen Einfluss hat die Art der Tätigkeit? Innerhalb welches Zeitraums müssen wir eine Aufgabe erledigen? Wie beeinflusst unsere persönliche Situation das Empfinden?[58] Hier knüpft der Aspekt der Krebserkrankung direkt an. Selbstverständlich beeinflusst die Krankheit als ein Teil unserer Lebenserfahrung unsere Herangehensweise und unser Empfinden im Umgang mit dem Erreichen eines Arbeitsziels. Kann uns ein Job im Verständnis einer sinnhaften Tätigkeit motivieren, begeistern, Energie vermitteln? Uns möglicherweise in den Zustand eines Flows, eines Kicks versetzen?

Hingegen in der Freizeit benötigen wir nicht notwendigerweise einen starken Kick, um uns – zumindest im Moment – zufrieden und glücklich zu fühlen.[59] Ausnahmen hiervon können beispielsweise das Überlaufen der Ziellinie bei einem Marathon in der persönlichen Bestzeit geben.

---

56 Watson u. Tellegen 1985, S. 225; Schallberger 2000, S. 60–62; Rheinberg et al. 2007, S. 112–113; Keller u. Landhäußer 2011, S. 215

57 Rheinberg et al. 2007, S. 113

58 Rheinberg et al. 2007, S. 114, Schallberger u. Pfister 2001, S. 183–185

59 Rheinberg et al. 2007, S. 112–113

3.5   Fazit: Die individuelle Balance zwischen Arbeitsglück und Freizeitpflicht

Aus der Freizeit speisen wir primär unser aktuelles Wohlbefinden, dagegen ziehen wir aus unserer beruflichen Tätigkeit langfristig positive Effekte für unser allgemeines habituelles Wohlbefinden.[60] Erst wenn wir den Kontrast spüren, können wir unsere freie Zeit intensiver wahrnehmen, genießen und nutzen. Wir werden uns bewusst, wie kostbar unserer aller Lebenszeit ist.

60   Schallberger 2000, S. 3

Positive Aspekte einer Erwerbstätigkeit

© Springer-Verlag GmbH Deutschland 2018
S. Otto, *Arbeiten trotz Krebserkrankung*,
https://doi.org/10.1007/978-3-662-54883-7_4

„Arbeit ist die stärkste Bindung des Menschen an die Realität und ihr Gegenteil – die Erwerbslosigkeit – lockert den Zugriff des Menschen auf die Realität."[1] Mithin stellt Arbeit ein Bedürfnis dar.[2]

Im Fokus dieses Buches soll die Herausarbeitung der für uns Krebspatientinnen förderlichen Aspekte der Arbeit bzw. einer individuell sinnstiftenden Tätigkeit liegen. Einschlägige Literatur zu den negativen Folgen der Arbeit gibt es in unüberschaubarer Auswahl.

In unserer heutigen ökonomisierten Welt bedeutet der Job nicht nur eine finanzielle Lebensgrundlage, sondern er vermittelt auch Wertschätzung, soziale Kontakte, das Gefühl des Gebrauchtwerdens.[3] Die berufliche Tätigkeit ist ein Teil von Ihnen und mir, die die Lebensqualität zentral beeinflusst.[4]

4.1 Befürwortung einer Berufstätigkeit aus der Perspektive der Erwerbslosigkeit/ Arbeitslosigkeit

Arbeit stellt nicht nur für mich einen Teil meiner Persönlichkeit dar, über die ich mich definiere. Bereits Lewin (1920)[5] postulierte die Bedeutung der Arbeit für den Menschen des 20. Jahrhunderts als Quelle der größten Erfolgserlebnisse, aber auch Hauptursache von Stress- und Frusterleben im Alltag.[6]

Bereits 1933 veröffentlichten Jahoda, Lazarsfeld und Zeisel die erste empirische Studie, die sich mit dem Einfluss der Arbeitslosigkeit auf die Psyche und die gesamte Lebensqualität von Menschen auseinandersetzt.[7] Marienthal – eine Gemeinde in der Nähe von Wien – gab in einer Textilfabrik tausenden von Mitarbeitern über Generationen hinweg eine Lebensgrundlage. Soziale Einrichtungen, beispielsweise eine Kinderbetreuung, aber auch Vereinsgründungen für die Freizeitgestaltung etablierten sich durch die prosperierende Textilproduktion. Im Zuge der Weltwirtschaftskrise 1929 erlebte diese Fabrik den wirtschaftlichen Niedergang, die Mehrzahl der Mitarbeiter verlor ihre Anstellung.[8] Infolge dessen veränderte sich das soziale Miteinander in Marienthal radikal. Den nunmehr arbeitslosen Einwohnern fehlte es an einer zielgerichteten Handlungsausrichtung in ihrem Tagesablauf. Eine Antriebslosigkeit

---

1   Freud 1930, S. 24–25, 54–55; Jahoda 1983, S. 100–101

2   Jahoda 1983, S. 101

3   Jahoda 1983, S. 49

4   Jahoda 1983, S. 15–17; Fanton et al. 2010, S. 51

5   Lewin 1920, S. 11–13

6   Lewin 1920, S. 14–15, 24–29; Schallberger u. Pfister 2001, S. 183–184

7   Jahoda 1983, S. VI; Jost 2009, S. 2

8   1979 wurde die Fabrik endgültig geschlossen. Vgl. Jost 2009, S. 8; Müller 2008, S. 221–226; Jahoda 1983, S. 213–226

breitete sich in allen Lebenslagen aus.[9] Zu vergleichbaren Ergebnissen kamen auch Zawadski und Lazarsfeld (1935), die 57 polnische Männer nach dem Verlust des Arbeitsplatzes begleiteten und die Auswirkungen auf das soziale Umfeld dokumentierten.[10]

Den zahlreichen Studien und Theorien (beispielsweise nach Keynes, Smith, Taylor)[11] zur Erwerbslosenforschung[12] stehen nur wenige Untersuchungen zur Berufstätigkeit und deren Fehlen gegenüber.[13] Jahoda (1983)[14] entwickelte die Theorie der latenten Konsequenzen der Funktion der Arbeit auf der individuellen Ebene:

1. Langfristige Strukturierung des Alltags
2. Aktive Einbindung in ein soziales Umfeld
3. Kollektive Zweck- und Sinnstruktur
4. Status- und Identitätszuweisung
5. Zwang zur regelmäßigen Tätigkeit (Aktivierung)
6. Chance auf die Kontrolle der eigenen Lebensumstände[15]

Eine berufliche Tätigkeit gibt Ihrem Alltag Struktur, soziale Kontakte, das Gefühl des Gebrauchtwerdens.[16] Sie können Ihre Fähigkeiten und Fertigkeiten einbringen, erhalten ein Feedback, eine Belohnung (beispielsweise in Form des Einkommens, eines Kundenlächelns, eines Lobes), wachsen an den Herausforderungen, entwickeln Ihre Persönlichkeit weiter.[17] Der Job ist ein Teil Ihrer Persönlichkeit.[18] Neben der finanziellen Absicherung erfahren Sie Ablenkung von Ihrer Erkrankung und dem psychologischen Gedankenkarussell.[19] Jahoda betont den positiven Einfluss einer Erwerbstätigkeit auf die psychische Gesundheit, die mit der sozialen Teilhabe am Erwerbsleben in engem Kontext steht und durch eine wie auch immer geartete Beschäftigungslosigkeit verlorengehen kann.[20]

Auch wenn Sie sich im Alltag über den Job und seine Rahmenbedingungen häufig beschweren, beispielsweise das frühe Aufstehen, die nervigen Kollegen, der uneinsichtige Vorgesetzte, lange Anfahrtswege etc., bemerken Sie erst mit dem plötzlichen Wegfall durch die Beschäftigungslosigkeit, wie sehr Ihnen das tägliche „Einerlei" fehlt. Bei Arbeitslosen zeigt sich dies in psychischen Erkrankungen, allgemeiner Unzufriedenheit etc.[21]

---

9   Jost 2009, S. 2; Jahoda 1983, S. 45–47

10   Zawadski u. Lazarsfeld 1935, S. 241–242

11   Vanek 1963, S. 111–122; Meister u. Meister 2011, S. 260–264; Smith 2005

12   Beispielsweise Hollederer 2011; Rodriguez et al. 1997; Hagedorn et al. 2013

13   Jahoda 1983, S. 21

14   Jahoda 1983, S. 45–55

15   Spektrum Akademischer Verlag 2000, S. 418

16   Jahoda 1983, S. 45–46, 70; Zawadski u. Lazarsfeld 1935, S. 249–250

17   Korn o.J., S. 23; Jahoda 1983, S. 70

18   Jahoda 1983, S. 70

19   Hoving et al. 2009, S. 8; Moran et al. 2011, S. 2; Mehnert u. Koch 2012, S. 412

20   Spektrum Akademischer Verlag 2000, S. 418; Schlothfeldt 1999, S. 24

21   Schallberger 2000, S. 15; Jahoda 1983, S. 70–71

Ähnlich empfinde ich meine Situation der unfreiwilligen beruflichen Untätigkeit. Natürlich schwingen die Besonderheiten der Krebserkrankung mit. Ich stelle mir selbst die Frage: Wie will ich meine begrenzte Lebensarbeitszeit verbringen? Mein Luxusproblem ist die Zeit, die ich habe, darüber nachzudenken. Doch was sagt die Forschung hierzu?

In unserer Gesellschaft bedeutet eine Erwerbstätigkeit nicht nur das Verdienen des Lebensunterhaltes, sondern ebenfalls (soziale)[22] Anerkennung und Selbstachtung durch die Gehaltsabrechnung zum Monatsende.[23] Sie können durch eine sinnvolle Freizeitbeschäftigung zwar Ihrer Langenweile entgegentreten und soziale Kontakte knüpfen, eine gesellschaftliche (auch unbewusste) Ausgrenzung aber nicht vermeiden.[24]

In unserem kulturellen Gedächtnis tief verankert ist die moralische Verpflichtung zur entgeltlichen Erwerbstätigkeit, sofern wir dazu in der Lage sind.[25] Bisher konnte die Wissenschaft auch noch nicht belegen, dass wir keine Erwerbstätigkeit benötigen.[26] Die Krux für Sie als Krebspatientin ist – neben einer geeigneten Tätigkeit – ein für Sie gesundes Arbeitszeitmaß zu finden. Sie und mich verunsichert das täglich schwankende körperliche und geistige Leistungsniveau als Folge der Krebsbehandlung. Ihnen mangelt es an Vertrauen ob Ihrer längerfristigen Belastbarkeit.

Die Bedeutung einer beruflichen Tätigkeit für die Lebensqualität (ehemaliger) Krebspatienten rückte erst in den letzten Jahren in den Fokus der wissenschaftlichen Forschungsarbeit.[27] Nichtsdestoweniger konnten die vorliegenden Studien einen positiven Einfluss auf die Lebensqualität belegen.[28]

Die Balance zwischen Arbeit und Freizeit wurde unter anderem von Csikszentmihalyi, Rheinberg und Schallberger untersucht, um nur einige Forscher zu nennen.

Schallberger kommt im Rahmen der bisher größten[29] Studie zur Arbeitszufriedenheit („Paradoxon der Arbeit") zu dem Ergebnis, dass die Arbeit die Quelle unserer größten Befriedigung, aber auch unseres größten Frust- und Stresserlebens ist.[30] Im Rahmen des Tagesablaufs nimmt unser Beruf den größten Zeitrahmen in Anspruch, in der Regel mehr als unsere Familie, Freizeit, Haushalt. Gleichzeitig fordert der

---

22 Schlothfeldt 2001, S. 712–713

23 Peteet 2000, S. 201; Schlothfeldt 1999, S. 68

24 Schlothfeldt 2001, S. 711

25 Schlothfeldt 2001, S. 715

26 Schlothfeldt 2001, S. 715

27 Hoving et al. 2009, S. 2

28 Beispielsweise Mehnert 2011, S. 127; Tamminga et al. 2012, S. 148; Park u. Shubair 2013, S. 7; Ganz et al. 2002, S. 44

29 Schallberger 2000, S. 8

30 Schallberger 2000, S. 64

Job sehr viel stärker als die Freizeit, auch wenn unsere Kompetenzen im beruflichen und privaten Bereich in gleichem Maße beansprucht werden können. Letztendlich stellt aber der Job den zentralen Schauplatz für ein positives Flow-Erleben dar, in dem wir idealerweise im positiven Sinne an unsere Grenzen geführt werden. Auf diesem schmalen Grad führen Stress und Druck im Job unter Umständen zu einer negativen Aktivierung. Auch die Freizeit empfinden wir durchaus als positiv. Ein Zuviel lässt uns jedoch Langeweile und Unlust verspüren, weil uns der Kick, beispielsweise durch Druck und Stress oder das Ziel, auf Dauer fehlt. Schallberger (2000) bezeichnet diesen Effekt als eine gewisse „Schalheit der Freizeit" bzw. dem „Paradoxon der Freizeit".[31] Wir benötigen also auch in der Freizeit eine Form der positiven Aktivierung. Die Freizeitindustrie greift dies beispielsweise durch Erlebnisparks oder Paint-Ball-Spiele auf.[32] Ich suche meinen Freizeitkick im Laufen.

Dies lässt sich auch an einem anderen Beispiel verdeutlichen: Fernsehkonsum in der Freizeit vermittelt uns unmittelbar ein Glücksgefühl im Sinne von Abschalten, Ruhe, Entspannung (geringe negative Aktivierung).[33] Mit der Zeit empfinden wir jedoch Lustlosigkeit und Langeweile (geringe positive Aktivierung), checken unsere E-Mails, naschen etwas, zappen durch die Programme. Konträr hierzu steht eine Verhandlungssituation im Beruf, beispielsweise ein Verkaufsgespräch. In der aktuellen Situation empfinden wir das Gespräch spannend und herausfordernd (hohe positive Aktivierung), fühlen uns aber auch gestresst und angespannt (hohe negative Aktivierung).[34]

Unsere berufliche Tätigkeit bringt unsere Emotionen am stärksten in Wallung. Das Ausmaß, in dem wir eine positive bzw. negative Aktivierung erleben, wird in der Psychologie auch als Valenz bezeichnet. Schallberger (2000) führte diesen Aspekt für die Analyse der positiven und negativen Aktivierung der Untersuchungen zum Arbeitserleben im Rahmen seines entwickelten PANAVA-Schemas (Positive-Aktivierung-Negative-Aktivierung-Valenz-Schema) ein.[35] Durch die Arbeit erleben wir in uns eine Ambivalenz: Die Arbeit erzeugt eine positive Aktivierung (Begeisterung, Energie, hohe Motivation), die wir uns mit einer Portion negativer Aktivierung (Stress, Druck, Anspannung, Ärger) erkaufen. Im aktuellen Moment fühlen wir uns auch schlecht (negative Valenz). Wir fühlen uns unwohl. Versuchen wir dagegen, die negativen Momente (negative Aktivierung) zu meiden, uns einen Wohlfühlraum (positive Valenz) zu schaffen, bezahlen wir dafür mit einer geringeren positiven Aktivierung. Kurzfristig fühlen wir uns entspannt, „entstresst". Dieser Effekt kehrt sich im Zeitverlauf aber um, das heißt, uns wird langweilig,

---

31 Schallberger 2000, S. 65–66

32 Schallberger 2000, S. 65

33 Schallberger 2000, S. 53

34 Schallberger 2000, S. 53–54

35 Schallberger 2000, S. 17. Vgl. auch Schallberger u. Pfister 2001, S. 184 sowie Rheinberg et al. 2007, S. 108

wir sind lustlos, wenig motiviert, antriebslos, müde. Hierin spiegelt sich das „Paradoxon der Arbeit" wider. Sind wir im Job, wollen wir Freizeit. Hingegen im Urlaub, am Wochenende etc. sehnen wir uns ab einem bestimmten Zeitpunkt wieder nach einer sinnvollen Beschäftigung.[36]

So fühlen wir uns in der Freizeit, beispielsweise beim gemeinsamen Grillen mit Freunden auf der Terrasse, beim Spiel mit den Kindern, beim Joggen, beim Kinobesuch etc., im Moment zwar glücklich. Hätten wir jeden Tag zur freien Verfügung, sinkt unsere Zufriedenheit merklich ab, da uns die Herausforderung, das sprichwörtliche „Salz in der Suppe", fehlt. Diese Würze wiederum verschafft uns die berufliche Tätigkeit bzw. eine für uns als gleichwertig empfundene Beschäftigung, um langfristig zufrieden und glücklich zu sein. Die Psychologie bezeichnet diesen Zustand als habituelles Wohlbefinden. Kurzfristig erfüllt uns die Abwesenheit von Stress und Druck (negative Aktivierung) mit Zufriedenheit, langfristig benötigen wir aber auch diese Aspekte, um emotional Unterschiede und damit Glück und Zufriedenheit erleben zu können.[37] Ich konnte für mich herausarbeiten, dass Freizeit wieder ein knappes Gut für mich werden soll.

Die Arbeitslosenforschung belegt, dass diejenigen Erwerbslosen, die für sich sinnstiftende Aufgaben im Rahmen ihrer unfreiwilligen „Freizeit" ausübten, ähnlich positive Effekte wie Berufstätige erlebten. Damit empfanden diese ihre Situation als erträglich.[38] Aber auch ehemalige deutsche Brustkrebspatientinnen gaben in einer Befragung von Noers et al. (2013) an, dass sie sich alternativ zum Job anderen für sie sinnstiftenden Aufgaben zuwandten.[39]

4.2   Arbeitszufriedenheit versus Glück

Die Erwerbstätigkeit dient im ökonomischen Verständnis der Produktion von Gütern und Dienstleistungen, mithin der Gewinnmaximierung. Die in ▶ Abschn. 4.1 erläuterten zusätzlichen Funktionen der Berufstätigkeit aus der individuellen Perspektive stiften Ihnen nur einen Zusatznutzen, sofern Sie tatsächlich eine Beschäftigung erfahren dürfen. Diesen individuell empfundenen Zusatznutzen nehmen Sie im Berufsalltag meist nicht wahr, sondern setzen diesen voraus. Erst mit dem Wegfall der Arbeitsroutine durch Ihre Erkrankung erfahren Sie diesen Verlust. Ärgern Sie sich im Berufsalltag über Ihren Kollegen oder die Überstunden, urteilen Sie über die Qualität innerhalb Ihres Jobs. Ein durch Ihre Krebserkrankung erzwungener Wegfall des Berufsalltags resultiert in einem – wenn auch nur zeitlich befristeten – Wegfall Ihres Arbeitsumfeldes.[40] Ein Rahmen geht verloren.

---

36   Schallberger 2000, S. 54

37   Schallberger 2000, S. 41–46 sowie Rheinberg et al. 2007, S. 112–113

38   Schallberger 2000, S. 69

39   Noeres et al. 2013, S. 1905

40   Jahoda 1983, S. 70–71

Glück erleben wir eher als eine Momentaufnahme. Hingegen insgesamt mit dem Leben zufrieden zu sein, ist langfristige und nachhaltige Arbeit – ebenso im Beruf. Unser habituelles allgemeines Wohlbefinden steht in direktem Kontext zur positiven Aktivierung durch den Job und einer geringen negativen Aktivierung in der Freizeit.[41]

Zahlreiche Studien belegen, dass vor allem die Menschen insgesamt mit ihrem Leben zufrieden sind, die in ihrem Job gefordert werden (positive Aktivierung in der beruflichen Tätigkeit), hingegen nur wenig Freizeitstress erleben (negative Aktivierung in der freien Zeit).[42]

Nach Csikszentmihalyi stellt sich ein Flow in der Berufstätigkeit vor allem dann ein, wenn wir optimal entsprechend unserer Fähigkeiten gefordert werden,[43] idealerweise eine realistische Zielvorgabe erhalten. Doch auch ohne ein konkretes Ziel kann uns der Arbeitsverlauf per se ausfüllen im Verständnis eines intrinsisch motivierten autotelischen Erlebens.[44] Dies erfahren beispielsweise Tischler, die ein Möbelstück restaurieren. Selbst Routinetätigkeiten,[45] die uns über mehrere Jahre vertraut sind, steigern unsere erlebte Arbeitszufriedenheit. Wir schätzen unsere Arbeitsqualität dann höher ein, wenn wir unsere individuell erworbenen Erfahrungen verstärkt einbringen können, gegebenenfalls sogar der „Spezialist"[46] auf einem Gebiet bei unserem Arbeitgeber sind. In dieser Situation empfinden wir keinen Stress (geringe negative Aktivierung), aber auch keine Langeweile. Wir werden auf angenehmen Level gefordert (hohe positive Aktivierung). Unsere Souveränität bei dieser Alltagsaufgabe resultiert aus unserer fachlichen Kompetenz.[47] Sie verfügen über den Einfluss, Ihre Routinetätigkeiten zu modifizieren, für Sie selbst gehaltvoller zu gestalten.[48] Allerdings hängt dies von Ihrem Job und letztendlich von Ihrer eigenen Persönlichkeit ab.[49]

4.3　Die Sozialfunktion des Jobs

Wie in den bisherigen Ausführungen erläutert, hat eine regelmäßige, für Sie sinnstiftende Tätigkeit ebenso eine soziale Funktion.[50] Maguire et al. (1983) zeigten, dass ehemalige britische Brustkrebspatientinnen,

---

41　Schallberger 2000, S. 69

42　Schallberger 2000, S. 69–70; Csikszentmihalyi u. LeFevre 1989, S. 819; Moran et al. 2011, S. 10

43　Vgl. hierzu auch Watson u. Tellegen 1985, S. 220

44　Schallberger 2000, S. 54–57; Csikszentmihalyi 2010, S. 30

45　Vgl. beispielsweise Rheinberg 2004, S. 36; Csikszentmihalyi u. LeFevre 1989, S. 818

46　Rheinberg u. Manig 2003, S. 9

47　Schallberger 2000, S. 59–60

48　Csikszentmihalyi u. LeFevre 1989, S. 818

49　Rheinberg 2004, S. 36

50　Spigel u. Winer 2002, S. 123; Zawadski u. Lazarsfeld 1935, S. 239–240; Jahoda 1983, S. 70

die eine zielgerichtete Reha-Maßnahme erhielten, häufiger in den Beruf zurückkehrten und auch in ihrer Freizeit aktiver waren. Hingegen eine zuvor berufstätige von Brustkrebs betroffene Kontrollgruppe erhielt keine spezielle mehrmonatige Betreuung durch fachlich ausgebildete Krankenschwestern und kehrte seltener in den Job zurück.[51] Das Fachpersonal unterstützte nicht nur in der Klinik, sondern begleitete die Patientinnen ebenfalls zu Hause, im Alltag, führte Gespräche, gab Anleitungen für die berufliche Tätigkeit etc.[52] Somit kann ein positiver Einfluss der Berufstätigkeit auf die soziale Freizeitgestaltung postuliert werden.

Darüber hinaus gibt der Arbeitsalltag Ihnen eine Struktur, lässt Sie an (Team-) Zielen teilhaben, sichert Ihnen soziale Anerkennung zu.[53] Über Ihren privaten Kreis hinaus interagieren Sie im Berufsalltag mit den Kollegen, dem Bäckerverkäufer, der Poststelle. Sie sind ein Individuum, aber kein abgekoppelter Planet.[54]

Eine frühe westdeutsche Studie von Heimann, Röhring und Stadie (1980) an langzeitarbeitslosen Frauen offenbarte deren mangelnde Zeitstruktur, begrenzten Freundeskreis und die labile emotionale Gefühlslage. Interessanterweise wollte über die Hälfte der Studienteilnehmerinnen aufgrund der gefühlten sozialen Isolation und der Interaktion mit anderen Menschen wieder arbeiten gehen. Diese zeigten eine aktive Freizeitgestaltung, beispielsweise in Vereinen. Die andere Hälfte verbrachte die freie Zeit eher passiv, beispielsweise mit Fernsehen.[55]

Unter anderem. Holzner et al. (2001)[56], Montazeri et al. (2008)[57], Ganz et al. (2001)[58], Schou et al. (2005)[59] belegen die gefühlte soziale Isolation von Krebspatienten – nach einer erfolgreichen Behandlung. Dabei steht die soziale Ausgrenzung im Zusammenhang mit einer Frühverrentung bzw. dem Ausschluss vom Arbeitsmarkt.[60] Durch eine Berufstätigkeit werden Sie aus dieser sozialen Isolation herausgerissen, sodass auch aus dieser Perspektive für Sie ein Anreiz entsteht, wieder zu arbeiten.[61]

Ehemalige Brustkrebspatientinnen – die bereits vor ihrer Erkrankung in Teilzeit arbeiteten – kehrten ein Jahr nach der Behandlung in ihre Berufstätigkeit zurück, wobei weniger finanzielle Aspekte oder

---

51 Maguire et al. 1983, S. 319

52 Maguire et al. 1983, S. 320–324

53 Jahoda 1983, S. 70; Peteet 2000, S. 201

54 Jahoda 1983, S. 48–50

55 Heinemann et al. 1980 zitiert nach Heinemann 1982, S. 93–101

56 Holzner et al. 2001, S. 117

57 Montazeri et al. 2008, S. 5

58 Ganz et al. 2002, S. 42–44

59 Schou et al. 2005, S. 1819

60 Damkjaer et al. 2011, S. 281

61 Noeres et al. 2013, S. 1902

die Karriere eine Rolle spielten. Vielmehr gaben die Befragten Arbeitsfreude und Ablenkung als Gründe an.[62]

Böttcher et al. (2012) befragten 32 Krebspatienten im Alter zwischen 30 und 65 Jahren (durchschnittliches Lebensalter 48,5 Jahre) in Deutschland zu deren Erwartungen an die Rückkehr zum Arbeitsplatz. Obwohl mit dem Wiedereinstieg in den Beruf Bedenken verbunden waren, freute sich die Mehrzahl der Befragten auf den Kontakt mit den Kollegen und die Rückkehr zum sozialen Miteinander im Alltag.[63] Zu ähnlichen Ergebnissen kommen ebenfalls Fantoni et al. (2010), die 379 Krebspatientinnen in Frankreich interviewten.[64]

4.4 Intrinsische Motivation: Was „verführt" uns zum Arbeiten?

Befragte Krebspatienten im erwerbsfähigen Alter äußerten explizit den Wunsch, wieder in den Beruf zurückzukehren, um sich ein Stück alter neuer Normalität zurückzuholen.[65] Amir et al. (2008) interviewten 41 ehemalige Krebspatienten, die unter anderem explizit die empfundene Langeweile als Grund für den Wiedereinstieg in den Beruf angaben.[66] Lillehorn et al. (2013) zeigten eindrucksvoll, wie sich 56 schwedische Brustkrebspatientinnen selbst motivierten, in den Beruf zurückzukehren. 28 der Befragten fühlten sich um ihre Alltagsroutine und Tagesstruktur beraubt, den ihnen der Job gab. Für die Teilnehmerinnen plätscherte das Leben nur noch dahin. Sie wollten so schnell als möglich wieder in die Berufstätigkeit zurückkehren, empfanden die krankheitsbedingte Freizeit als Last. Weiterhin suchten 15 Probandinnen nach einer beruflichen Neuorientierung, die sie mit einer höheren Sinnhaftigkeit verbanden. Hingegen 17 Teilnehmerinnen hatten den „Geschmack des Jobs verloren".[67] Lillehorn et al. verwiesen auf die noch unzureichende interdisziplinäre Betreuung in psychoonkologischer und biomedizinischer Hinsicht, um eine Berufstätigkeit nach der Krebserkrankung zu ermöglichen.[68] Anja Mehnert analysierte in einem Überblicksartikel 64 internationale Studien, die sich mit der Berufstätigkeit Krebsüberlebender auseinandersetzten. Durchschnittlich nehmen nach Mehnert (2011) 63,5 % der Krebspatienten ihre Berufstätigkeit wieder auf,[69] wobei die Rückkehrraten im internationalen Vergleich

---

62 Noeres et al. 2013, S. 1908; Noeres 2013, S. 15

63 Böttcher et al. 2012, S. 34–35

64 Fanton et al. 2010, S. 57

65 Short et al. 2005, S. 1296; Ferrell et al. 1997, S. 20–21; Main et al. 2005, S. 997, 1002

66 Amir et al. 2008, S. 193

67 Lillehorn et al. 2013, S. 271–272

68 Lillehorn et al. 2013, S. 272–273

69 Mehnert 2011, S. 122

schwanken.[70] So kehrten beispielsweise in Studien für Frankreich oder die Niederlande ca. 80 % der Krebspatienten wieder in einen Beruf zurück.[71] In einer schwedischen Gruppe nahmen insgesamt 77 % der ehemaligen Brustkrebspatientinnen innerhalb von 12 Monaten wieder eine Arbeitstätigkeit in Voll- oder Teilzeit auf.[72] Hingegen in einer kanadischen Studie blieb der überwiegende Teil der betroffenen Krebspatienten, durch eine Rente abgesichert, eher zu Hause.[73] Im Rahmen einer Befragung schwedischer Brustkrebspatientinnen entschlossen sich 59 % für eine Rückkehr in den Beruf, 41 % blieben krankgeschrieben.[74] Peteet (2000) belegte in einem frühen Literaturüberblick den Einfluss der Krebsart auf den Wiedereinstieg in den Beruf. Die Rückkehrraten lagen bei 95 % von Hodenkrebspatienten, 70–80 % für Kopf- und Hals-Nasen-Ohren-Krebs sowie 27 % für Lungenkrebspatienten. Peteet zeichnet damit ein sehr differenziertes Bild.[75] Im Rahmen eines Überblicksartikels zu 12 einschlägigen internationalen Studien von Taskila und Lindbohm (2007) kehrten zwischen 41 % und 84 % der Krebspatienten wieder in den Beruf zurück.[76] Gleichfalls zeigten Islam et al. (2014) in einem Literaturüberblick auf Basis von 26 Studien auf, dass die Rückkehrraten zwischen 43 % und 93 % differieren.[77]

Selbstverständlich variieren die sozialen Sicherungssysteme im internationalen Vergleich.[78] Während in Deutschland beispielsweise der Arbeitgeber nur 6 Wochen innerhalb von 3 Jahren das Arbeitsentgelt für dieselbe Erkrankung weiterhin zahlt (§ 3 Abs. 1 EntgFG[79]), erhalten in den Niederlanden erkrankte Mitarbeiter ein Jahr lang ihr volles Arbeitsentgelt, im zweiten Jahr noch 70 % durch ihren Arbeitgeber.[80] Hingegen in den USA fallen Betroffene ohne private Absicherung häufig durch das Versorgungsnetz.[81] Allerdings schützt der „Americans with Disability Act" Betroffene in Unternehmen mit mehr als 15 Mitarbeitern. Weiterhin finanziert der „Federal Rehabilitation Act" beispielsweise Rehabilitationsmaßnahmen für Menschen mit Behinderung. Der „Family and Leave Act" ermöglicht ehemaligen Krebspatienten bis zu 12 Wochen eine unbezahlte Freistellung vom Job zu

---

70 Spelten et al. 2002, S. 126–128; Drolet et al. 2005, S. 8307; Cavanna et al. 2011, S. 287; Miller et al. 2015, S. 3; Ganz et al. 2002, S. 42–45

71 Fanton et al. 2010, S. 52; Roelen et al. 2011, S. 239

72 Lillehorn et al. 2013, S. 272

73 Drolet et al. 2005, S. 8307

74 Johnsson et al. 2009, S. 96

75 Peteet 2000, S. 200

76 Taskila u. Lindbohm 2007, S. 448

77 Islam et al. 2014, S. 1

78 Islam et al. 2014, S. 11; Bloch u. Prins 2002, S. 5–6

79 Entgeltfortzahlungsgesetz, 1994/2015

80 Roelen et al. 2011, S. 238

81 Islam et al. 2014, S. 11; Bloch u. Prins 2002, S. 9, 13; Ahn et al. 2009, S. 613; Hassett et al. 2009, S. 2780

erhalten. Unternehmen mit mehr als 50 Mitarbeitern sind an die Regelungen des „Family and Leave Act" gebunden.[82]

Doch warum wollen Sie und ich uns diesen „Wahnsinn" wieder antun? Wann gibt uns dieser „Wahnsinn" wieder etwas zurück?

Zahlreiche Studien belegen, dass Menschen auch dann arbeiten wollen, wenn sie finanziell abgesichert sind.[83] Pfarr, Maier und Lehmann (2015) untersuchten 68.280 Rentner aus der regelmäßig in Deutschland durchgeführten sozioökonomischen Befragung (sogenanntes sozioökonomisches Panel)[84] durch das Deutsche Institut für Wirtschaftsforschung e.V. im Zeitraum von 1995–2012, von denen im Jahresdurchschnitt 4,7 % erwerbstätig waren. Allerdings stieg[85] ihr Anteil im Untersuchungszeitraum kontinuierlich an. Ziel der Studie war die Analyse der Gründe für eine Erwerbstätigkeit im Rentenalter.[86] Obwohl monetäre Aspekte eine bedeutende Rolle spielten, gaben die Rentner vornehmlich individuelle Gründe an: Der soziale Kontakt sowie das Aussöhnen mit dem Lebensabschnitt des Rentnerdaseins durch eine entgeltliche Tätigkeit motivierte vor allem Rentner mit einem überdurchschnittlichen Bildungsabschluss sowie einem gesicherten finanziellen Ruhestand.[87] Einen entscheidenden Einflussfaktor hat dabei ebenfalls die Gesundheit.[88] In der Studie von Pfarr et al. (2015) arbeiteten im Jahr 2012 durchschnittlich 40 % der befragten Männer und Frauen, die ihren Gesundheitszustand als gut oder befriedigend einschätzten.[89]

Selbstverständlich fließen für Krebspatienten die monetären Aspekte in die Entscheidung für die Jobrückkehr ein.[90]

Bei Ihnen und mir als Krebspatientinnen kann dieser Faktor die Arbeitskraft hinsichtlich Qualität und Quantität determinieren, die Motivation zu einer Erwerbstätigkeit per se aber nicht ausschließen. Hier müssen Sie Ihr individuelles Maß finden.

Die individuelle Begeisterung für die Arbeit hängt bei vielen Krebspatienten insbesondere von der Art der Tätigkeit ab. Handelt es sich eher um wiederkehrende manuelle Verrichtungen, sinkt der Anreiz bei vielen Befragten. Hingegen eine als Herausforderung empfundene, abwechslungsreiche Tätigkeit, in der sich die Patienten aktiv einbringen

---

82 Hoffman 2005, S. 274–277

83 Jahoda 1983, S. 67

84 Seit 1984 werden regelmäßig deutsche Haushalte zur Teilnahme an einer sozioökonomischen Befragung angeschrieben und in diesem Panel erfasst. Vgl. Pfarr et al. 2015, S. 28

85 Pfarr et al. 2015, S. 64

86 Pfarr et al. 2015, S. 28–34

87 Pfarr et al. 2015, S. 63–64

88 Pfarr et al. 2015, S. 52–53

89 Pfarr et al. 2015, S. 53

90 Lauzier et al. 2008, S. 328–329; Johnsson et al. 2009, S. 319; Bradley et al. 2005, S. 139

können, motiviert viele Betroffene wieder zur Arbeit.[91] Sie als Mensch können sich selbst verwirklichen.[92] Trotzdem ist noch immer zu wenig erforscht, was Krebspatienten zur Arbeit verleitet respektive motiviert.[93]

Csikszentmihalyi definiert Flow als ein mit Freude verbundenes Aufgehen in einer Tätigkeit, die uns sowohl beansprucht bzw. herausfordert, die wir aber auch kontrollieren können.[94] Ausführlicher hierzu ► Kap. 3 ► Abschn. 3.2„Flow-Erleben gegen die Angst".

Der Job wird **dann** für uns von Krebs Betroffene zum Belastungsfaktor, wenn wir das geforderte Leistungsniveau nicht erbringen können. Wir erleben negativen Stress.[95]

Der Flow-Zustand wird in der jüngeren Forschung mittlerweile kritischer gesehen. So zeigten Probanden im Flow-Zustand einen erhöhten Kortisonspiegel (im Speichel) sowie eine mentale Angespanntheit (Indikator: niedrigere Herzratenvariabilität).[96] So führt ein durch Sie als positiv empfundener Stress unter Umständen zu negativen körperlichen Reaktionen. Umso wichtiger ist es für Sie, nicht ständig „unter Strom" zu stehen. Gönnen Sie sich ebenfalls in derartigen „Rauschzuständen" eine Pause.

Ziel ist deshalb eine Balance zwischen Belastung und Entlastung, zwischen fordernden und unterfordernden Tätigkeiten.[97] Sie benötigen – wie jeder andere Mensch, jede Maschine, jedes Lebewesen – Pausen und Möglichkeiten der Regeneration. Ich spüre dies sehr deutlich bei geistig anspruchsvollen Tätigkeiten. Nach ca. 90 Minuten benötige ich eine Unterbrechung. Gönnen Sie sich keinen Ausgleich durch unterschiedlich fordernde Tätigkeiten, wird Ihr Immunsystem durch einen dauerhaft erhöhten Kortisonspiegel angegriffen.[98] Das heißt, sie sollten nicht ständig nach einem Flow-Zustand streben, da Sie sich damit ebenfalls körperlichem und geistigem Stress aussetzen. Die individuelle[99] Balance ist entscheidend.[100] Ihr Körper kann nicht zwischen als positiv oder negativ empfundenen extremen Emotionen unterscheiden.[101] Befindet sich Ihr Körper dauerhaft in einer

---

91 Fanton et al. 2010, S. 56; Bradley et al. 2005, S. 139; Schlothfeldt 1999, S. 33–34

92 Schlothfeldt 1999, S. 33

93 Johnsson et al. 2010, S. 318

94 Csikszentmihalyi 2010, S. 206–215

95 Schallberger 2000, S. 64. Um diesem negativen Stress entgegenzuwirken, hält die Fach- und Ratgeberliteratur eine Vielzahl an Maßnahmen bereit. Beispielsweise gehören hierzu Entspannungstechniken wie Yoga, Qigong, Meditation, Sport im Allgemeinen, Akupunktur, Massagen, Gesprächsgruppen etc.

96 Keller u. Landhäußer 2011, S. 216

97 Keller u. Landhäußer 2011, S. 217

98 Denson et al. 2009, S. 823; Robles et al. 2005, S. 111

99 Denson et al. 2009, S. 847

100 Keller u. Landhäußer 2011, S. 219

101 Denson et al. 2009, S. 848

ausgleichenden Alarmbereitschaft, produziert er Kortisol und schwächt dauerhaft Ihr Immunsystem.[102]

Brauchen Sie wirklich einen Job bzw. eine Sie erfüllende Tätigkeit? Hierüber debattierten bereits die alten Griechen. Unter der damaligen griechischen Bevölkerung galten Politik und Philosophie als angesehene Tätigkeiten. Arbeiten zur Sicherung des Lebensunterhaltes wurden als minderwertig angesehen und waren beispielsweise den Frauen oder Sklaven auferlegt.[103] In unserer entwickelten Industriegesellschaft wird eine berufliche Tätigkeit als ein Teil von uns Menschen begriffen, der uns in jeder Hinsicht prägt.[104] Zu den weiteren Ausführungen verweise ich auf ▶ Abschn. 4.1.

Die Motivationsforschung unterscheidet zwischen der intrinsischen – ein aus unserem Selbst[105] heraus forciertes Verbringen unserer Lebenszeit – sowie der extrinsischen Motivation.[106] Bei der letztgenannten erhalten wir beispielsweise aus unserem Umfeld Impulse für eine Handlung. Unsere Tätigkeit kann sich dabei auf ein angestrebtes Ziel ausrichten, beispielsweise die Erfüllung einer Arbeitsaufgabe, um dafür eine Belohnung zu erhalten. Im Kontrast dazu gehen wir im Verständnis der intrinsischen Motivation bereits in unserem Tun selbst auf, das Ergebnis ist eher sekundär. Wir handeln autonom und selbstbestimmt.[107] Idealerweise wollen wir unsere momentane Tätigkeit möglichst lange genießen. Dies ist unser Ziel im Verständnis des Erlebens des Tätigkeitsverlaufs und sekundär in einem festen Ende bzw. Ziel.[108]

Im Kontext eines Jobs kann dies beispielsweise im Verkauf von Backwaren in einer Konditorei bestehen. Bereits mit dem Aufschließen der Tür begrüßen Sie die ersten Stammkunden. Sie tauschen sich mit diesen über den Alltag, die neuesten Nachrichten aus, während Sie die Backwaren in Tüten verpacken. Sie erleben aber auch die Herausforderung, schwierige Kunden zu einem Lächeln zu bringen. Selbstverständlich wollen Sie etwas verkaufen, da der Umsatz Ihren Arbeitsplatz sichert. Doch das Beraten der Kunden, die beispielsweise nach Inhaltsstoffen von Backwaren fragen, lässt Sie Ihre fachliche Kompetenz positiv erleben. Natürlich gehören zum Arbeitsalltag in Stoßzeiten lange Kundenschlangen, beispielsweise in der Mittagszeit. Ihr Magen meldet sich. Sie könnten eine Pause vertragen … Trotzdem wollen Sie keinen anderen Beruf ausüben. Wenn Sie so in Ihrem Arbeitsalltag aufgehen, motiviert Sie bereits Ihre Tätigkeit selbst

---

102 Denson et al. 2009, S. 825–827

103 Aßländer 2005, S. 6

104 Oschmianski 2010; Aßländer 2005, S. 25

105 Deci u. Ryan 1980, S. 40–43

106 Vgl. zu den unterschiedlichen Definitionen von Motivation beispielsweise Rheinberg 2004, S. 4–8; Csikszentmihalyi u. LeFevre 1989, S. 816; Van Damme et al. 2008, S. 2; Viane et al. 2004, S. 285

107 Deci u. Ryan 1980, S. 42

108 Rheinberg 2004, S. 3

und nicht nur die Gehaltszahlung zum Monatsende. Im geschilderten Beispiel handeln Sie selbstbestimmt und können Ihre Kompetenz im Arbeitsalltag erleben. Deci und Ryan (1980) definierten diese Aspekte der Selbstbestimmung und des Kompetenzerlebens als zentrale Aspekte der intrinsischen Motivation.[109] Verbunden mit einer wie auch immer verstandenen gewissen Motivation ist ebenfalls Ihr Interesse an einer Tätigkeit bzw. die Bereitschaft, sich neues Wissen anzueignen (Lernenwollen im Verständnis einer intrinsischen Motivation aus Ihrem eigenen Interesse heraus).[110] So beraten Sie beispielsweise Ihre Kunden täglich noch kompetenter über die negativen Folgen von Zusatzstoffen in Backwaren, die in den von Ihnen angebotenen Waren gerade nicht vorhanden sind.[111] Gleichzeitig demonstrieren Sie Ihrem Umfeld, Ihren Kollegen und Ihren Kunden Ihr – gegebenenfalls neu erlerntes[112] – Fachwissen und Können.[113] Damit erleben Sie Selbstbestätigung, fühlen einen „Rausch" im Verständnis einer extrinsischen Motivation.

Mir ist natürlich bewusst, wie idealisiert ich diesen Arbeitsalltag beschreibe, den ich nur aus Kundensicht wahrnehme. Allerdings empfinde ich ein ebensolches Erlebnis im „Jonglieren" mit Zahlen, die für mich harte Faktoren darstellen. So suche ich im Controlling nach dem fehlenden Cent-Betrag bis die Ergebnisse 100 %ig stimmen. Oder ich arbeitete im Rahmen meiner Promotionsarbeit in der Nacht und am Wochenende, um meine aufgestellten Thesen/Untersuchungsfragen auf Basis statistischer Auswertungen fundiert belegen bzw. widerlegen zu können. Dabei bereitete mir sowohl das Recherchieren (die Handlung) als auch die Bestätigung/Widerlegung meiner These (das Ergebnis) sowie der Abschluss meiner Promotionsarbeit (die Folge) Freude.

Letztendlich ist es für Sie selbst völlig unerheblich, wie Sie Ihre Motivation klassifizieren.[114] Entscheidender sind die Gründe, die Sie für sich erkennen, um einer sinnvollen Beschäftigung nachzugehen.

Ob für Sie wirklich eine Tätigkeit gegen Entgelt erfüllend erscheint oder eher die ehrenamtliche Beschäftigung, können Sie nur für sich selbst herausfinden.

So richtet die Forschung den Blickwinkel immer mehr auf Sie als Betroffene und will herausfinden, was Sie – trotz Ihrer Erkrankung – zum Arbeiten motiviert.[115]

---

109 Deci u. Ryan 1980, S. 42–43

110 Rheinberg 2004, S. 16; Peteet 2000, S. 201

111 Sansone u. Smith 2000, S. 342–346

112 Butler 2000, S. 168–169

113 Heckhausen 1974, S. 87–106

114 Diese Meinung vertritt beispielsweise auch Rheinberg 2004, S. 17.

115 Amir u. Brocky 2009, S. 373–374; Fanton et al. 2010, S. 55; Hoffman 2005, S. 272

4.5 Gesundheitsfördernde Aspekte einer intrinsisch motivierten Tätigkeit

Eine berufliche Tätigkeit wirkt sich nicht nur positiv auf Ihre gesamte Lebensqualität,[116] sondern auch auf Ihre Gesundheit[117] nach einer Krebsbehandlung aus.[118] Der Job trägt zur Verarbeitung der Krebserkrankung bei.[119] Nathanson (1980) zeigte einen positiven Einfluss zwischen der Erwerbstätigkeit von Frauen und ihrem Gesundheitszustand im Vergleich zu Hausfrauen. Für ihre Studie untersuchte Nathanson 12.797 Gesundheitsdaten US-amerikanischer Frauen 1974 aus der wöchentlichen „Health Interview Survey" der USA, ergänzt um Gesundheitsdaten des „National Center for Health Statistics". 40 % der Frauen standen in einem Beschäftigungsverhältnis.[120] Insgesamt waren die in einer Erwerbstätigkeit stehenden Damen gesünder im Vergleich zu den Hausfrauen. Insbesondere übernimmt der Job eine Pufferfunktion. Er stärkt das Selbstwertgefühl und funktioniert als soziale Unterstützung, sodass Stress im privaten Umfeld oder aus Ihnen selbst heraus abgemildert wird. Dieser Schutzschild kann Ihr Immunsystem stärken und damit Ihren Gesundheitszustand positiv beeinflussen.[121] Zu ähnlichen Ergebnissen kommen Dorbitz und Michel (2010), die die Einstellung deutscher Arbeitnehmer zwischen dem 55. und 65. Lebensjahr zu einer Weiterbeschäftigung im Rentenalter untersuchten. Motivierend für eine Berufstätigkeit im Alter sprachen die Ansichten, fitter zu bleiben, nicht zu Hause zu sitzen, aber auch Wissen und Erfahrungen weitergeben zu können. Umgekehrt sind die Unternehmen und die Gesellschaft als Ganzes an einer längerfristigen Beschäftigung interessiert.[122] Dafür sprechen neben der Finanzierbarkeit der Rentner aufgrund der demographischen Entwicklung das Wissen und der Erfahrungsschatz.[123]

Weiterhin betonen Clark und Landis (1989) die Bedeutung des Jobs als Mittel zur Rückkehr in die Normalität und Ablenkung von der Erkrankung. Somit leistet die Berufstätigkeit einen positiven Beitrag für den Genesungsprozess.[124]

Anderson und Armstead (1995) arbeiten in ihrem Literaturüberblick die Bedeutung einer Beibehaltung/Wiederaufnahme der beruflichen Tätigkeit für die mentale und physische Gesundheit heraus.[125] Die

---

116 Main et al. 2005, S. 1002; Islam et al. 2014, S. 1

117 Schlothfeldt 1999, S. 25

118 Bouknight et al. 2006, S. 348–350; Kagawa-Singer 1993, S. 300–302; Van der Wouden et al. 1992, S. 1087–1088

119 Noeres 2013, S. 10

120 Nathanson 1980, S. 463

121 Nathanson 1980, S. 470

122 Verbeek u. Spelten 2007, S. 382

123 Dorbritz u. Micheel 2010, S. 4–7

124 Clark u. Landis 1989, S. 186

125 Anderson u. Armstead 1995, S. 213

Autoren belegen einen direkten Zusammenhang zwischen der Gesundheit und der beruflichen Stellung. Je höher Ihre Position/Ihr Ansehen im Job ist, desto besser ist Ihr gesundheitlicher Zustand. Beziehungsweise aufgrund Ihres sozioökonomischen Status (Bildung, berufliche Stellung, Einkommen, Wohnumfelde etc.) können Sie selbst bei angeschlagener Gesundheit durch Ihre Krebserkrankung physisch und mental von einer beruflichen Tätigkeit profitieren.[126]

Der Beruf ist ein zentraler Faktor für Ihren Gesundheitszustand, der aber im gegenseitigen Austausch mit anderen Faktoren, beispielsweise dem Stressempfinden, Ihrem Wohnort etc., steht. Die ◘ Tab. 4.1 verdeutlicht diese Interdependenz.

Die Rückkehr in Ihre Berufstätigkeit fundamentiert Ihr soziales Wiedereinsteigen in den normalen Alltag und unterstützt Ihre Lebensqualität wie auch Van der Wouden et al. (1992)[127] oder Kagawa-Singer (1993)[128] bereits in älteren Studien betonen. Ebenfalls Peteet aus Sicht

◘ **Tab. 4.1** Mögliche Verbindung zwischen dem soziökonomischen Status und dem Gesundheitszustand. (Aus: Anderson u. Armstead 1995, S. 215; mit freundlicher Genehmigung)

Soziodemographische Faktoren	Sozioökonomischer Status	Soziales, Umwelt, medizinische Versorgung	Psychologische und verhaltensorientierte Faktoren	Physis	Wirkung auf
Alter Ethnische Zugehörigkeit Geschlecht Wohnort	Bildung Einkommen Beruf Vermögenssituation der Familie Wahrgenommener sozioökonomischer Status Wirtschaftliche Flexibilität Sozioökonomischer Status in der Kindheit Materielles Eigentum Bruttoinlandsprodukt/ nationales Handelsvolumen Einkommensverteilung des Landes, in dem man lebt	Wohnortsituation Arbeitsumfeld Soziale Unterstützung Sozialer und beruflicher Status Zugang zu medizinischer Versorgung	Psychologischer Druck Persönlichkeitsmerkmale Gesundheitsunterstützendes Verhalten Gesundheitsgefährdendes Verhalten	Herz-Kreislauf-System Immunsystem Muskelkorsett Hormonhaushalt Größe Gewicht	Gesundheit und Krankheit

126 Anderson u. Armstead 1995, S. 214

127 Van der Wouden et al. 1992, S. 1087

128 Kagawa-Singer 1993, S. 302–303

eines behandelnden Psychoonkologen betonte bereits in 2000 die herausragende Bedeutung einer beruflichen Tätigkeit für die Lebensqualität von Krebspatienten.[129]

In einem Überblicksartikel analysierten Hoving et al. (2009) den Erfolg von Rehabilitationsmaßnahmen auf einen Wiedereinstieg in den Beruf. Lediglich 4 von 5219 Studien im Kontext einer Brustkrebserkrankung setzten sich ausführlich mit der Wiederaufnahme einer Berufstätigkeit nach einer Krebserkrankung auseinander. Durchschnittlich 75–85 % der Teilnehmer einer Rehabilitationsmaßnahme kehrten danach in eine Arbeitstätigkeit zurück.[130] Die Autoren postulieren einen positiven Effekt einer zielgerichteten Reha-Maßnahme, die sich unterstützend auf den Wiedereinstieg in den Beruf auswirkte. Parallel dazu aktivierten die so motivierten Patientinnen verstärkter ihre sozialen Kontakte, gelangten leichter in einen neuen Alltag hinein, fühlten sich psychisch stabiler.[131] Über die erhöhte Sauerstoffaufnahmefähigkeit von 67–77 % konnte der positive Effekt im Alltag inklusive Job für diese Patienten gemessen werden. Das Gesamtpaket einer Jobrückkehr, individueller Betreuung und sozialem Alltag erzeugt positive Effekte für die Gesundheit.[132] Die Bedeutung eines individuellen Konzepts belegten auch die Ergebnisse der Studien von Nieuwenhuijsen et al. (2006) an 26 niederländischen Krebspatienten, die fast alle wieder eine Arbeit aufnahmen[133] sowie Korstjens et al. (2008), die 76 (bzw. 71) Teilnehmer eines individuellen Gesundheitsmanagementprogramms im Vergleich zu 62 Probanden ohne spezielle Rehabilitationsmaßnahme begleiteten.[134]

Die Wahrscheinlichkeit des Verlustes Ihres Arbeitsplatzes nach einer Krebserkrankung ist relativ hoch.[135] Allerdings offenbarte eine Metaanalyse von de Boer et al. (2009) über 26 einschlägige Artikel und 36 Studien zur Beschäftigungslage ehemaliger Krebspatienten im Zeitraum von 1966–2008, dass fast 70 % der Betroffenen nach der Erkrankung wieder arbeiten konnten.[136] Nichtsdestoweniger lag die Wahrscheinlichkeit einer Arbeitslosigkeit durchschnittlich um das 1,3-Fache höher gegenüber gesunden Vergleichspersonen.[137] Betroffene berichten von einer verminderten Lebensqualität, mangelnder Selbstachtung, verbunden mit finanziellen Auswirkungen.[138]

---

129 Peteet 2000, S. 200–205

130 Hoving et al. 2009, S. 1–3

131 Hoving et al. 2009, S. 7

132 Hoving et al. 2009, S. 7–8

133 Nieuwenhuijsen et al. 2006, S. 655

134 Korstjens et al. 2008, S. 427

135 Rick et al. 2012, S. 704; de Boer et al. 2009, S. 760; Peteet 2000, S. 204; Johnsson et al. 2010, S. 322

136 de Boer et al. 2009, S. 761

137 de Boer et al. 2009, S. 760

138 Lauzier et al. 2008, S. 324, 330; Miller et al. 2015, S. 3; Islam et al. 2014, S. 10–12

Sie als betroffene Patientin stellen eine wertvolle Ressource für Ihren Arbeitgeber aufgrund Ihres Know-hows dar, das Sie durch eine berufliche Tätigkeit – wie auch immer ausgestaltet – weitergeben können. So sprachen sich ein Großteil der von Dorbritz und Michael (2010) befragten 55- bis 65-Jährigen für flexible Arbeitsbedingungen aus. Interessanterweise spielte der Gesundheitszustand zwar eine entscheidende Rolle. Doch nicht alle Befragten, die sich gesundheitlich gut fühlten, wollten weiterhin arbeiten gehen (34 % der Befragten mit gutem Gesundheitszustand),[139] wie ebenfalls Gärtner (2010) im Rahmen einer detaillierteren Analyse des gleichen Datensatzes zeigen konnte.[140]

Die Motivationsforschung stimmt darin überein, dass es unterschiedliche Gründe bzw. Motive für Ihr Handeln gibt. Sie können aus Freude an der Tätigkeit bzw. dem Ergebnis aktiv werden; aber auch die Pflege von sozialen Beziehungen oder die Überweisung Ihres Gehalts zu Monatsende kann Sie zum arbeiten „motivieren".[141]

Allerdings bestätigten zahlreiche Studien, dass sich Menschen dann zufriedener fühlen, wenn Sie von der Tätigkeit, der Sie nachgehen, innerlich überzeugt sind. Für uns als Krebspatienten relevant sind die gesundheitsfördernden Effekte dieser autotelischen Beschäftigung, die nachweislich positive Effekte für unsere Psyche und unser allgemeines Wohlbefinden entfalten.[142] Hingegen spielen externe monetäre Faktoren nur eine untergeordnete Rolle. Äußerliche Anreize können Sie sogar stärker unter Stress setzen und sich negativ auf Ihre Gesundheit auswirken, beispielsweise falls Sie arbeiten gehen **müssen**, um die nächsten Miete zu zahlen.[143] Zwischen den idealisierten Erkenntnissen und Empfehlungen der Forschung und Ihrer (auch meiner) Lebensrealität zeigen sich an diesem Beispiel deutliche Lücken auf. Allerdings indizieren die wissenschaftlichen Erkenntnisse eine deutliche Tendenzaussage für Sie als Betroffene.

Mit dem Wiedereinstieg in eine berufliche Tätigkeit kehrt nicht nur die Normalität in Ihren Alltag zurück, sondern Sie setzen für sich (und ggf. für Ihre Umwelt) ein Zeichen: Sie schlossen die Erkrankung für sich ab. Der Krebs bildet nicht mehr Ihren Lebensmittelpunkt.[144] Die Bedeutung der psychischen Kampfkomponente im Sinne der Entwicklung einer Bewältigungsstrategie betonen auch Tschuschke et al. (2001).[145]

---

139 Wer sich noch fit fühlte, wollte lieber seinen Ruhestand genießen bzw. mehr Zeit mit der Familie verbringen können (Dorbritz u. Micheel 2010, S. 5–6).

140 Gärtner 2010, S. 9–10

141 Rheinberg 2004, S. 14–15

142 Ryan u. Deci 2000, S. 48

143 Ryan u. Deci 2000, S. 48

144 Johnsson et al. 2010, S. 321–322; Peteet 2000, S. 202; Kagawa-Singer 1993, S. 301–302

145 Tschuschke et al. 2001, S. 280, 282

4.6   Paradoxon der Leistungsmotivation

Unsere Krebserkrankung lässt uns über unsere gesamte Lebenssituation, insbesondere über unsere berufliche Situation nachdenken. Dies kann dazu führen, dass wir uns neu beruflich orientieren oder unsere Arbeitszeit reduzieren möchten, weil wir bestimmte Lebensaspekte stärker betonen wollen. Wir können aber auch zufrieden mit unserem Job sein und wollen gerne in diesen zurückkehren. Die Unzufriedenheit bemächtigt sich vor allem dann unseres Denkprozesses, wenn wir bisherige berufliche Erfolge in Frage stellen, uns diese nichts mehr geben. Wir fühlen innerlich keinen Stolz mehr auf unsere Arbeit. Wir hetzen nur noch von einem Erfolgserlebnis zum nächsten, ohne den Erfolg auszukosten.

Ich selbst erlebte diesen Prozess mit dem Rezidiv. Ich stellte mir vor, meine bisherigen beruflichen Herausforderungen bis an mein berufliches „Lebensende" ausführen zu müssen. Dies gab mir nichts mehr. Ich sah in diesen Momenten nur noch ein hektisches Abarbeiten im Verständnis einer notwendigen Pflichterfüllung. Ich stand nicht mehr hinter meiner Arbeit, konnte nicht mit Freude von dieser berichten. So entschied ich mich, eine Modifikation anzugehen. Ausführlicher ▶ Kap. 8 ▶ Abschn. 8.2 „Schreiben: Traumerfüllung, Zwischenstation oder was?"

Einer der führenden Wissenschaftler im Bereich der modernen Motivationsforschung zur Ablenkung von (chronischen) Schmerzen und Belastungen ist Christopher Eccleston.[146] In seinen Studien konnte er belegen, dass mit einer zunehmenden Herausforderung bzw. Aufgabenschwierigkeit auch unsere Motivation steigt, ein bestimmtes Ziel zu erreichen.[147] Dabei greifen wir auf erfolgreiche Ereignisse der Vergangenheit zurück, die unser Gedächtnis abspeicherte. Erstaunlich dabei, je überraschender wir den Ausgang einer Herausforderung für uns erlebten, desto tiefer verankerte sich die Erinnerung an das Erlebte sowie die damit verbundenen Gefühle in unserem Gedächtnis. Gleichzeitig werden Sie von belastenden Emotionen und Schmerzen abgelenkt.[148]

So gaben in einer schwedischen Studie alle 16 befragten Brustkrebspatientinnen einstimmig an, wieder in den Arbeitsmarkt zurückkehren zu wollen bzw. dort zu bleiben.[149]

---

146 Vgl. im Internet: http://www.bath.ac.uk/health/staff/christopher-eccleston/, Stand: 27.11.201. (University of Barth 2015)

147 Verhoeven et al. 2011, S. 868–872; Van Damme et al. 2008, S. 2–3; Viane et al. 2004, S. 285–287

148 Eccleston u. Crombez 1999, S. 363; Law 1991, S. 173–178; Wainwright et al. 2013, S. 504–505. Einen umfassenden Überblick zu den Studien erhalten Sie unter: http://www.bath.ac.uk/health/staff/christopher-eccleston/, Stand: 27.11.2015.

149 Johnsson et al. 2010, S. 322

Detaillierter äußerten sich Probanden einer Studie von Mehnert und Koch (2013). Die Befragten kehrten dann bevorzugt in den Job zurück, wenn Sie sich mental gefordert fühlten, Selbstwirksamkeit erlebten. Dies gilt vornehmlich für gut ausgebildete Betroffene in anspruchsvolleren Arbeitsaufgaben.[150]

Trotzdem ist bisher noch immer unzureichend erforscht, wie sich betroffene Krebspatienten zu einer Jobrückkehr stellen. Insbesondere deren persönliche Motive bleiben für die Allgemeinheit, damit auch für Sie und mich weitestgehend verborgen.[151]

So äußerten sich in einer Befragung von Drolet et al. (2005) 42 % kanadischer ehemaliger Brustkrebspatienten 3 Jahre nach der Rückkehr in die Berufstätigkeit, dass sie die Arbeit weit weniger bedeutend einschätzen im Vergleich zum Zeitpunkt des Wiedereinstiegs. Demgegenüber empfanden lediglich 26 % der Gesunden der Vergleichsgruppe ebenso. Obwohl statistisch nicht signifikant, entschlossen sich diese befragten Brustkrebspatientinnen mit einer höheren Wahrscheinlichkeit zum Jobausstieg.[152] Umgekehrt bedeuten die 42 %, dass gut die Hälfte der wieder Berufstätigen mit ihrem Job weiterhin zufrieden ist.

Wie in jedem anderen Kontext ebenfalls zu beobachten, kann für Sie nach einer gewissen Zeit der Euphorie die Ernüchterung einsetzen.[153]

4.7   Fazit: Die schönen Seiten des Jobs – eine Frage der Perspektive bzw. Einstellungsänderung

Der Job kann uns erfüllen und herausfordern, demgegenüber ebenfalls langweilen und demotivieren. Unsere Einstellung zu unserer Tätigkeit ist entscheidend.[154] Empfinden wir unseren Beruf überwiegend als befriedigend, leisten wir qualitativ ein besseres Arbeitsergebnis und arbeiten effektiver. Mit einem zufriedenen Arbeitsalltag genießen wir unsere freie Zeit intensiver. Sofern es uns gelingt eine beinahe autoelische Arbeitsfreude zu empfinden, die aus unserem Selbst heraus und damit intrinsisch motiviert ist, kann uns der Job Glücksmomente und Selbstbestätigung bereiten,[155] von denen wir als Krebspatienten zehren können. Bereits ein anderer Blick auf unseren Job kann unsere Lebenszufriedenheit erhöhen. Ja, Sie dürfen Freude an Ihrem Job empfinden

---

150 Mehnert u. Koch 2013, S. 82

151 Johnsson et al. 2010, S. 318

152 Drolet et al. 2005, S. 8307

153 Amir u. Brocky 2009, S. 376–377; Kagawa-Singer 1993, S. 301–303; Van der Wouden et al. 1992, S. 1088

154 Csikszentmihalyi u. LeFevre 1989, S. 821

155 Csikszentmihalyi u. LeFevre 1989, S. 821 und Schallberger u. Pfister 2001, S. 177

und – entgegen den gesellschaftlichen Konventionen – dürfen Sie nicht nur über die Arbeit meckern, Sie können sie auch loben.[156]

Aus Unternehmenssicht stellen Sie noch immer eine wertvolle Ressource aufgrund Ihres Wissens und Ihrer Erfahrungen dar. Durch eine flexible Gestaltung der Rahmenbedingungen im Beruf kann beiden Seiten Rechnung getragen werden.[157]

---

156 Csikszentmihalyi u. LeFevre 1989, S. 820–821

157 Dorbritz u. Micheel 2010, S. 6–7; Mehnert et al. 2012, S. 509

5

Langzeitfolgen einer Krebserkrankung – Wie ein Job dabei helfen kann, diese zu beherrschen

... und nicht von diesen beherrscht zu werden

© Springer-Verlag GmbH Deutschland 2018
S. Otto, *Arbeiten trotz Krebserkrankung*,
https://doi.org/10.1007/978-3-662-54883-7_5

Die langfristigen Auswirkungen einer Krebserkrankung umfassen vor allem:[1]

- Fatigue
- Rezidiv
- Andere Krebserkrankungen
- Kinderlosigkeit
- Taubheitsgefühle
- Depressionen
- Gelenkschmerzen
- Verkürzte Lebenserwartung
- Weniger Gehalt/Einkommen
    - Kürzere tägliche Arbeitszeit
    - Verkürzte Lebensarbeitszeit
    - Reduzierte Belastbarkeit
    - Karriereknick
    - Ungleichbehandlung Männer/Frauen
    - Mobbing
    - Diskriminierung am Arbeitsplatz

Mit Abschluss der Akutbehandlung versuchen Sie als Krebspatientin wieder in den normalen Alltag zurückzufinden.[2] Neben den körperlichen Einschränkungen drängen nun vor allem psychische Probleme verstärkter in Ihr Bewusstsein.[3] Insbesondere die Ängste vor der Rückkehr der Erkrankung, Ursachenforschung nach der Schuld, Gedanken um den Arbeitsplatz, aber auch die berüchtigte Fatigue und die unerfüllbaren Träume, beispielsweise der Kinderwunsch, bemächtigen sich Ihnen.[4] Die deutsche Wissenschaftslandschaft erkannte mittlerweile den noch notwendigen Forschungsbedarf in diesem Bereich.[5] Im folgenden Kapitel werden deshalb die aktuellen Forschungsergebnisse um den potenziellen vorteilhaften Einfluss einer Sie ausfüllenden Tätigkeit, respektive die (Wieder-)Aufnahme der beruflichen Tätigkeit, vorgestellt.

Die ◘ Abb. 5.1 verdeutlicht, welche Faktoren Ihre Entscheidung für eine Rückkehr in den Beruf beeinflussen und in welchen Zwiespälten Sie sich befinden können.

---

1   Mehnert et al. 2012, S. 509

2   Miller et al. 2015, S. 2

3   Miller et al. 2015, S. 3; Armes et al. 2009, S. 6176–6177

4   Mullan 1985, S. 272; Nieuwenhuijsen et al. 2006, S. 652–654; Spelten et al. 2002, S. 125–130; Torp et al. 2012, S. 2152–2153

5   Vgl. beispielsweise Koch et al. o.J., S. 27; Mehnert et al. 2012, S. 513–514; Thies et al. 2008, S. 317

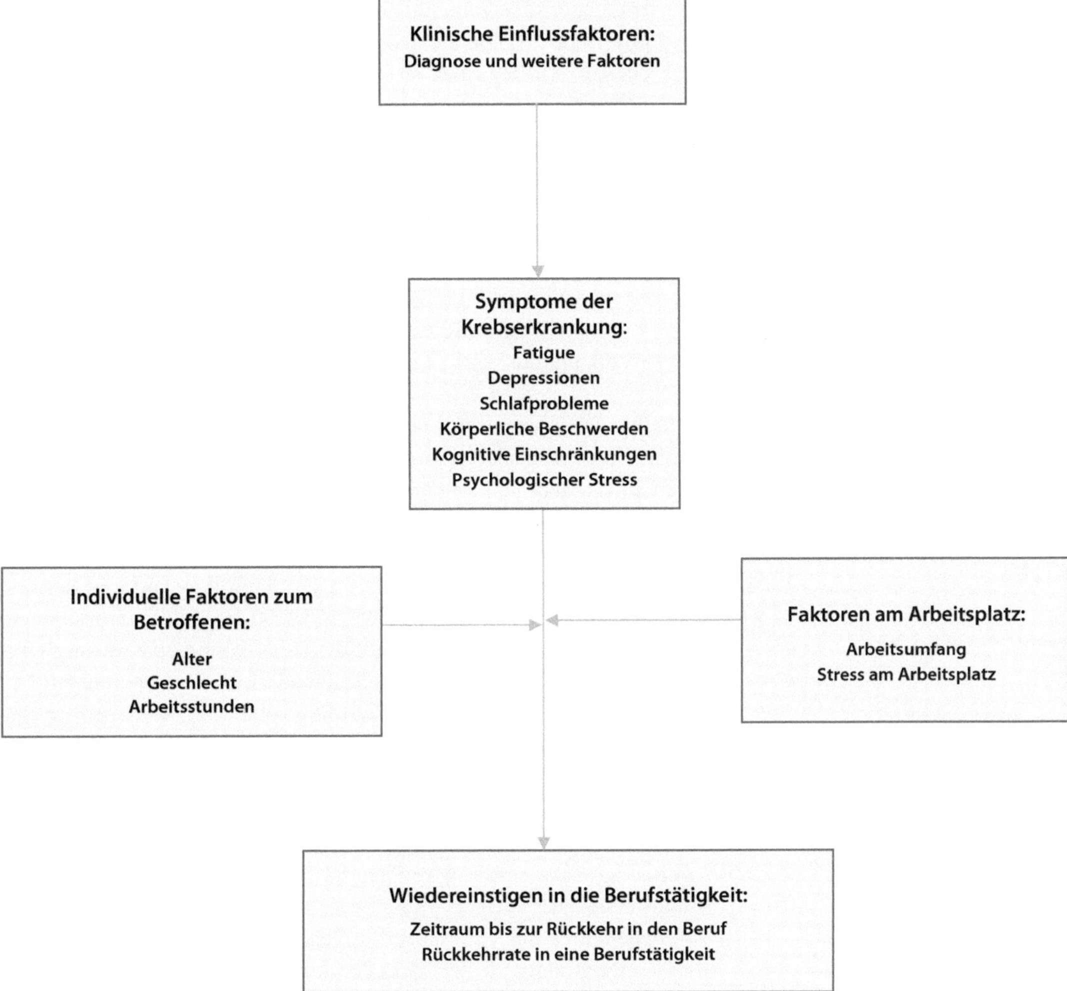

Abb. 5.1 Einflussfaktoren einer Krebserkrankung auf den Wiedereinstieg in den Beruf. (Modifiziert nach Spelten et al. 2003, S. 1563; mit freundlicher Genehmigung)

5.1   Dauerhaftes Überleben

Die Fachliteratur[6] unterscheidet 3 Zyklen („Seasons of Survival") einer Krebserkrankung:[7]
1. „Acute Survival" kennzeichnet die Phasen der Diagnose und Akutbehandlung.
2. „Extended Survival": Sie befinden sich in einer engmaschigen Kontrolle, um ein Rezidiv Ihrer Ersterkrankung frühzeitig zu

---

6   Miller et al. 2015, S. 1

7   Mullan 1985, S. 271–273

entdecken. Die Folgen Ihrer Akutbehandlung – psychische und physische Probleme – treten allmählich in den Vordergrund. Gleichzeitig beginnen Sie die ersten Schritte in den neuen „alten" Alltag.[8]

3. „Permanent Survival": Ihr Rezidivrisiko sinkt. Allerdings spüren Sie die Langzeitschäden Ihrer Erkrankung und Therapie. Hierzu gehören Knochenschäden, Herzerkrankungen, ein erhöhtes Risiko für frühzeitige Demenz, Konzentrationsprobleme, Fatigue etc. Zudem steigt das Risiko für eine andere Krebserkrankung, beispielsweise der Lunge, der Niere oder Leukämie, verursacht durch die Chemotherapien, Bestrahlungen und andere Medikamente.

Mit dem Übergang in eine rezidivfreie Überlebenszeit („Permanent Survival") von mehr als 5 Jahren, sinken Ihre Risiken, an Ihrer ursprünglichen Krebserkrankung wiederum zu erkranken. Allerdings steigen die Risiken für Langzeitfolgeerkrankungen, und die Gefahr für eine andere Krebserkrankung nimmt zu.[9] Curtis et al. (2006) analysierten die Informationen der „Surveilance, Epidemiology and End Results"-(SEER-)Datenbank zwischen 1973 und 2000. Im Abfragezeitpunkt enthielt die Datenbank 11 Millionen Personenjahre von Krebspatienten in den USA. Hiernach besteht für ehemalige Krebspatienten ein 14 % höheres Risiko gegenüber der Gesamtbevölkerung, wiederum an einer „neuen" Krebsform innerhalb von 25 Jahren nach der Erstdiagnose zu erkranken.[10]

Zudem lassen sich die oben genannten Phasen nicht immer exakt trennen, gehen häufig ineinander über.[11] Die Spuren einer überstandenen Krebsbehandlung prägen die Lebensbiographie von Ihnen als Betroffene nachhaltig. Insbesondere für uns Frauen mit Mammakarzinom bedeuten die Nachbehandlungen, Kontrolluntersuchungen sowie die Langzeitfolgen „neben" dem Berufsalltag, den Kindern, dem Partner, dem Haushalt etc. zusätzliche Stressfaktoren. Diese können sich – dies lässt sich nicht wegdiskutieren – auch negativ für Sie auswirken.[12] Gerade die positiven Aspekte einer Berufstätigkeit, die Gegenstand des vorliegenden Buches sein sollen, sind von Ihnen vor dem Hintergrund der Langzeitfolgen zu beurteilen. Denn die psychischen und physischen Spuren bleiben Ihnen.[13] Eine Verunsicherung ob Ihrer gegenwärtigen und zukünftigen Leistungsfähigkeit ist verständlich, wie unter anderem die Studien von Bürger (2001), Schott (1996), Weber (1998), Gebauer

---

8   Mullan 1985, S. 272

9   Miller et al. 2015, S. 4

10   Curtis et al. 2006, S. 2

11   Miller et al. 2015, S. 5; Mullan 1985, S. 271; Torp et al. 2012, S. 2155

12   Taskila et al. 2006, S. 434; Peteet 2000, S. 204; Drolet et al. 2005, S. 8309–8311

13   Rick et al. 2012, S. 703

(2007) sowie Bauer et al. (2009) für Deutschland an unterschiedlichen Krankheitsbildern (beispielsweise kardiologische Erkrankungen, chronisches Rückenleiden) verdeutlichen.[14]

Das „US National Cancer SEER"-Programm unterscheidet 3 Kategorien zur Klassifizierung eines Mammakarzinoms: lokal, regional und metastasiert. In Abhängigkeit dieser Einteilung überleben 5 Jahre nach der Diagnose 92 % der Betroffenen eine lokale Erkrankung, 71 % ein regionales Mammakarzinom und 18 % mit Fernmetastasen.[15]

Durch neue Behandlungsformen in der Brustkrebstherapie verlängert sich die Lebenserwartung. Diese Chance wird aber erkauft durch zum Teil toxische (Langzeit-)Therapien, deren Spätfolgen noch nicht bekannt sind, eben weil diese Medikamente noch nicht über Jahrzehnte im Einsatz sind. Beispielsweise der Einsatz von Tamoxifen, Herceptin, aber auch die Auswirkungen einer Bestrahlung. Diese modifizierten Krebstherapien schränken die Lebensqualität der Betroffenen und damit deren Arbeitsfähigkeit ein.[16]

In den ▸ Abschn. 5.2 bis ▸ Abschn. 5.9 sollen insbesondere die langfristigen Nachwirkungen[17] Ihrer Krebserkrankung im Kontext zu einer Berufstätigkeit betrachtet werden, somit die Phasen 2 und 3 der oben geschilderten Abgrenzung.

5.2   Konzentrationsprobleme

In einer Studie von Munir et al. (2010) berichten 13 ehemalige britische Brustkrebspatientinnen sehr ausführlich über ihre wahrgenommenen kognitiven Probleme im Lebensalltag und Beruf. Die Probandinnen waren im Zeitpunkt der Diagnose (der Befragung) zwischen 32 (39) und 57 (60) Jahre alt. Alle interviewten Frauen erhielten eine Chemotherapie, die auch nach über einem Jahr nach Ende der Akutbehandlung ihre Konzentrationsfähigkeit weiterhin stark einschränkte.[18] Hingegen die Beeinträchtigungen von Folgebehandlungen, beispielsweise mit Tamoxifen, konnten die Teilnehmerinnen nicht bestätigen.[19] Die Probandinnen führen insbesondere an:[20]

- Langfristige Konzentrationsprobleme, Konfusion, Einschränkung des klaren und logischen Denkens; beispielsweise das von Frauen geschätzte „Multitasking" war nicht mehr möglich.

---

14   Bürger et al. 2001, S. 220–223; Weber et al. 1998, S. 180–183; Gebauer 2007, S. 218–223; Brauer et al. 2009, S. 804, 806; Schott 1996, S. 182–194

15   Satariano u. DeLorenze 1996, S. 237–238; SEER National Cancer Institute o.J., S. 133–139

16   Chopra u. Kamal 2012, S. 2; Montazeri 2008, S. 3–16

17   Noeres 2013, S. 15–16

18   Munir et al. 2010, S. 1365

19   Munir et al. 2010, S. 1366

20   Munir et al. 2010, S. 1365–1367

- Einschränkungen im Kurzzeitgedächtnis; beispielsweise erzählen die Betroffenen ihrem Partner mehrmals das gleiche Erlebnis.
- Probleme im Folgen von Gesprächen und Diskussionen; der „rote Argumentationsfaden" geht verloren.
- Frustration über die wahrgenommene eingeschränkte geistige Leistungsfähigkeit im Vergleich vor der Erkrankung.
- Geringeres Stresslevel im Umgang mit Problemen und der Priorisierung von Aufgaben.
- Gedächtnisprobleme verunsichern die Probandinnen in der Interaktion mit Kollegen und Partnern, in Gesprächen und Diskussionen.
- Die Rückkehr in den Beruf verstärkte die Unsicherheiten noch. Nach anfänglicher Euphorie beeinträchtigten die Konzentrationsprobleme die Arbeitsleistung sowohl in manuellen als auch geistig anspruchsvollen Berufsfeldern.
- Allerdings gewannen die Frauen, die positiven mentalen Zuspruch und Unterstützung durch das Arbeitsumfeld erhielten, Selbstsicherheit und Autonomie zurück. Eine Probandin wechselte den Arbeitgeber und konnte unvorbelastet in ihre Aufgaben starten. Perspektivisch verbesserte sich das Selbstvertrauen der vormaligen Patientinnen in deren Arbeitsleistung wieder.
- Einschränkungen erleben die Betroffenen in der Selbstorganisation von Informationen und dem Treffen von Entscheidungen im Arbeitsalltag.
- Lärm und andere Reizeinflüsse beeinträchtigen die Konzentrationsfähigkeit nachhaltig.
- Einige Probandinnen verschweigen ihre Probleme gegenüber dem Arbeitgeber aus Scham und Angst vor dem Verlust des Arbeitsplatzes.
- Die Befragten fühlten sich zu wenig informiert und vorbereitet auf diese Langzeitauswirkungen der Akutbehandlung.

Die kognitiven Probleme werden noch immer zu wenig berücksichtigt, den Betroffenen im Voraus nicht mitgeteilt und im Rahmen einer Rehabilitation noch nicht ausreichend therapiert.[21]

5.3   Frühverrentung und Aufgabe der Berufstätigkeit – warum?

Stewart et al. (2001) befragten 378 ehemalige Brustkrebspatientinnen mit einem Durchschnittsalter von 61 Jahren in Kanada. 41 % der Befragten waren 9 Jahre nach der Diagnose nicht mehr berufstätig. Ein Viertel der Teilnehmerinnen erlebten eine berufliche Veränderung in

---

21 Munir et al. 2010, S. 1367–1369

der Karriere. Die berufliche Neuausrichtung erfuhren 6 % als positiv. Immerhin 26 % der ehemaligen Patientinnen arbeiteten sogar ergebnisorientierter und zielfokussierter. Insgesamt berichteten 56 % der Frauen über eine berufliche Karriereveränderung durch die Krebserkrankung, von denen 12 % aus dem Beruf ausschieden.[22]

Die Langzeitfolgen einer Krebsbehandlung begleiten Sie für die Zukunft. Häufig damit verbunden ist eine Einschränkung Ihrer bisherigen Lebensqualität und Leistungsfähigkeit.[23] Jedoch muss diese Entwicklung nicht zwangsläufig eintreten, wie die Studien beispielsweise von Feuerstein et al. (2007)[24] für ehemalige Krebspatienten mit Gehirntumor, von Fantoni (2010) et al.[25] für Frankreich, von Johnson (2009) für Schweden[26] oder die Literaturauswertung von 10 einschlägigen internationalen Studien durch Mols et al. (2005)[27] belegen. Die Betroffenen arrangierten sich mit den langfristigen Einschränkungen der Erkrankung, beispielsweise Armschmerzen, Nervenschmerzen, depressive Phasen.[28] Allerdings schätzen vor allem die Teilnehmerinnen und Teilnehmer in der Literaturanalyse von Mols et al. (2005) ihre Lebensqualität als positiv ein, die keine Chemotherapie und weitere Behandlungen erhielten, zudem über ein sicheres finanzielles und soziales Umfeld verfügten.[29]

Überwiegende Einigkeit in den Studienergebnissen besteht zwischen den Langzeitfolgen einer chemotherapeutischen Behandlung und gegebenenfalls weiterer adjuvanter Therapien auf die langfristige Belastbarkeit. Derartige Behandlungen hinterlassen dauerhaft ihre Spuren in Ihrer und meiner Leistungsfähigkeit – auch im Beruf.[30] Dies lässt sich nicht wegdiskutieren. Johnsson et al. (2007) belegten für ein schwedisches Patientenkollektiv einen signifikant negativen Zusammenhang zwischen einer chemotherapeutischen und weiteren Behandlungen und der Nichtrückkehr in den Beruf. 23 von 35 nicht arbeitenden Brustkrebspatientinnen wurden mittels Chemotherapie, Tamoxifen und Zoladex behandelt.[31]

Johnson et al. (2009) belegen den negativen Zusammenhang zwischen einer chemotherapeutischen Behandlung und der Entfernung von Lymphknoten sowie hoher Jobanforderungen einerseits und einer Aufgabe der Berufstätigkeit andererseits.[32] Zu ähnlichen Ergebnissen

---

22 Stewart et al. 2001, S. 261–262

23 Feuerstein et al. 2007, S. 806; Bradley et al. 2002, S. 764

24 Feuerstein et al. 2007, S. 808

25 Fanton et al. 2010, S. 52

26 Johnsson et al. 2009, S. 96

27 Mols et al. 2005, S. 2615

28 Mols et al. 2005, S. 2616–2617

29 Mols et al. 2005, S. 2615–2617

30 Lauzier et al. 2008, S. 330

31 Johnsson et al. 2007, S. 93–94

32 Johnsson et al. 2009, S. 94–96

kommen ebenfalls Islam et al. (2014) in einer Metaanalyse verschiedener Krebsstudien.[33]

Demgegenüber zeigen einige wenige durch Islam et al. (2014) analysierte Studien, dass eine Chemotherapie nicht zwangsläufig einen negativen Einfluss auf Ihre Rückkehr in den Beruf haben muss.[34] Hassett et al. (2009) untersuchten die Daten von 3229 ehemaligen Brustkrebspatientinnen in den USA, die zwischen 1998 und 2002 behandelt wurden. Obwohl eine Chemotherapie einen negativen Einfluss auf die Berufstätigkeit respektive Berufsfähigkeit haben konnte, trat dies nicht in allen Fällen automatisch auf. Die negativen Folgen auf die Beschäftigungssituationen wirkten eher langfristig und nicht unmittelbar im Anschluss an den Abschluss der Akutbehandlung.[35]

In einer kanadischen Studie von Drolet et al. (2005) wurden 567 ehemalige Brustkrebspatientinnen begleitet. 320 wurden mit einer adjuvanten Chemotherapie behandelt, 30 Patientinnen erhielten eine neoadjuvante Chemotherapie, 467 therapierte eine Bestrahlung, 281 bekamen eine Hormontherapie. Die Autoren identifizierten 3 Jahre später keinen signifikant negativen Einfluss der Langzeitfolgen der Therapie auf eine Rückkehr in den Beruf. Allerdings waren 79 Patientinnen mit einem Rezidiv konfrontiert. Diese Diagnose bewirkte in den meisten Fällen eine Aufgabe der Berufstätigkeit.[36] Bouknight et al. (2006) werteten 416 bzw. 407 Interviewbögen ehemaliger US-amerikanischer Brustkrebspatientinnen 12 Monate bzw. 18 Monate nach der Akutbehandlung aus. 308 Patientinnen arbeiteten nach den 1,5 Jahren wieder. Die Autoren identifizierten keinen negativen signifikanten Zusammenhang zwischen einer chemotherapeutischen Behandlung und einer Wiederaufnahme der Erwerbstätigkeit. Allerdings schließen Bouknight et al. ebenfalls nicht weitere Faktoren aus, die Untersuchungen bedürfen. In ihrem Patientenkollektiv fanden sich überwiegend gut ausgebildete, jüngere Brustkrebspatientinnen mit höherem Einkommen, die privat krankenversichert waren (398 der Befragten). Somit verfügten die Betroffenen über günstigere Voraussetzungen für einen Wiedereinstieg in den Beruf. Die Autoren betonen deshalb, dass ihre Studie nicht repräsentativ ist und sich aus den Untersuchungen keine allgemeingültigen Aussagen ableiten lassen.[37]

Im Umkehrschluss bedeutet dies, stimmen die individuellen Rahmenbedingungen, kann für Sie ein Wiedereinstieg in den Beruf möglich sein. Hierzu ausführlicher im ▶ Kap. 6 „Rahmenbedingungen für eine Erwerbstätigkeit: Zwischen Krebs, Job (und Alltag)".

Allerdings beeinflussen negative Reaktionen des Arbeitsumfeldes, der Vorgesetzten, eine eventuelle soziale Ausgrenzung die Entscheidung

---

33   Islam et al. 2014, S. 10–11

34   Islam et al. 2014, S. 10

35   Hassett et al. 2009, S. 2778–2780

36   Drolet et al. 2005, S. 8307–8309

37   Bouknight et al. 2006, S. 347–350

für eine Aufgabe der Berufstätigkeit respektive den Antrag auf eine Erwerbsminderungsrente.[38]

Darüber hinaus kann das Sozialsystem einen protektiven Effekt entfalten (ebenfalls hierzu ▶ Kap. 2 ▶ Abschn. 2.4„ Protektionismus durch das soziale System"). Damkjaer et al. (2011) belegen für Dänemark einen „schützenden" Effekt des Sozialsystems und einschlägiger Beratungen, der durchaus willige Krebspatienten eher von einem Wiedereinstieg in den Beruf abhält.[39] Ebenfalls verweisen Fantoni et al. (2010) auf den protektiven Effekt des französischen Sozialsystems.[40] Auch Amir und Brocky (2009) zeigen diesen Effekt für die entwickelten Gesundheitssysteme wirtschaftlich gut situierter westlicher Länder auf, verweisen weiterhin auf die mangelnde Betrachtung der Langzeitauswirkungen einer überstandenen Krebstherapie im Berufsalltag.[41]

Eine Brustkrebserkrankung ist in Deutschland ein Hauptgrund, um aus einer Entgelttätigkeit herauszufallen.[42] Viele Krebspatienten kehren häufig nicht in eine Berufstätigkeit zurück, werden frühzeitig verrentet bzw. arbeiten in Teilzeit.[43] Weniger die aktuell durchlaufene Krebserkrankung mit ihren negativen Begleiterscheinungen, sondern eher vorhergehende Erkrankungen bzw. Komorbiditäten (Begleiterkrankungen) einschließlich einer Krebserkrankung in der Vergangenheit führen zu einer Jobaufgabe.[44] Darüber hinaus beeinflussen das Alter, das Tumorstadium, die Langzeitfolgen der Behandlung mit der Vereinbarkeit einer Berufstätigkeit respektive der Zugang zum Arbeitsmarkt eine (befristete) Verrentung.[45]

Mehnert und Koch (2012/2013) untersuchten die Ursachen zur Stellung eines Rentenantrages von Brustkrebspatientinnen in Deutschland.[46] Immerhin kehrten 76 % der 750 Befragten nach der Teilnahme an einer Rehabilitation innerhalb eines Jahres in eine Berufstätigkeit zurück.[47] Trotzdem berichten diese von physischen und psychologischen Einschränkungen durch ihre Krebserkrankung, die sich auf ihr Erleben des Joballtags negativ auswirken.[48] Letztendlich können auch diese Erfahrungen zu der Stellung eines Rentenantrags beitragen.

---

38 Taskila et al. 2006, S. 432–433; Islam et al. 2014, S. 10–11; Roelen et al. 2011, S. 241

39 Damkjaer et al. 2011, S. 277

40 Fanton et al. 2010, S. 56

41 Amir u. Brocky 2009, S. 377

42 Noeres et al. 2013, S. 1901

43 Noeres et al. 2013, S. 1901; Rick et al. 2012, S. 703; Mehnert et al. 2013, S. 2152–2153, 2156; Mewes et al. 2015, S. 4–9

44 Damkjaer et al. 2011, S. 277

45 Noeres et al. 2013, S. 1901; Mehnert u. Koch 2013, S. 81–83; Koch et al. 2015, S. 590–592

46 Mehnert u. Koch 2012, S. 412–413

47 Mehnert u. Koch 2013, S. 80

48 Koch u. Mehnert 2006, S. S72–S73; Mehnert u. Koch 2013, S. 81–84

Gleichzeitig gaben die von Mehnert und Koch (2006, 2012, 2013) befragten 750 Patientinnen ebenfalls an, dass sie eine befristete Verrentung lediglich als Zwischenstation ansehen. Ziel einer Rehabilitation respektive befristeten Verrentung sollte eine Rückkehr in die Erwerbstätigkeit darstellen.[49] Der Berufsalltag wird in den Kontext der bereits im ► Kap. 4 „Positive Aspekte einer Erwerbstätigkeit" angeführten bereichernden Aspekte gestellt.[50] Allerdings verweist auch diese Studie auf die Langzeitfolgen einer Krebsbehandlung, die das weitere (Berufs-) Leben unausweichlich beeinflussen werden.[51]

5.4   Betroffene werden immer jünger ...

Die Diagnose Krebs erhalten immer jüngere Patientinnen und Patienten.[52] Durch die medizinischen Fortschritte in der bildgebenden Diagnostik, spezielle Früherkennungsprogramme und die Sensibilisierung der breiten Gesellschaft für die Krebserkrankungen kann eine etwaige Tumorerkrankung früher erkannt werden.[53] Allerdings bedeutet eine frühe Diagnose, beispielsweise für Brustkrebs, häufig eine aggressivere Form der Erkrankung verbunden mit langwierigen Therapien, die die Lebensqualität nachhaltig mindern können. Leider ist eine Brustkrebsdiagnose in jungen Jahren (unter 35) meist mit einer geringeren Lebenserwartung verbunden.[54]

Tatsächlich existieren nur sehr wenige Studien, die sich speziell mit den Auswirkungen für junge Krebspatienten auseinandersetzen.[55] Gerade jüngere Betroffene – wie auch meine Person – sind meist nicht ausreichend versichert, um finanzielle Risiken abzufangen bzw. verfügen über unzureichende oder keine finanziellen Rücklagen.[56] Eine (unbefristete) Verrentung bzw. ein Ausscheiden aus dem Erwerbsleben durch Absicherung auf Sozialhilfeniveau ist meist keine wirkliche Option für das restliche Leben.[57]

Moran et al. (2011) analysierten die Antworten einer US-amerikanischen Umfrage (aus der „Penn State Cancer Survivor Survey") an Krebspatienten unabhängig vom Geschlecht im Alter von 28–54 Jahren. Die Betroffenen erhielten ihre Erstdiagnose zwischen 1997 und 1999.

---

49   Mehnert u. Koch 2013, S. 83

50   Mehnert u. Koch 2012, S. 412

51   Mehnert u. Koch 2012, S. 412

52   Hensel et al. 2002, S. 212–213; Molina et al. 2008, S. 828; Schultz et al. 2002, S. 220

53   Spelten et al. 2002, S. 129; Mehnert 2011, S. 110

54   Assi et al. 2013, S. S6; Yao et al. 2009, S. 388–389; Gabriel u. Domchek 2010, S. 6

55   Beispielsweise Moran et al. 2011, S. 2; Kjaer et al. 2013, S. 439; Mehnert 2011

56   Mehnert 2011, S. 110

57   Moran et al. 2011, S. 3; Spelten et al. 2002, S. 124; Payne, 2007, S. 442

Im Zeitraum von Oktober 2000 bis Dezember 2001 wurden die Patienten viermal interviewt. Im Gegensatz zu vielen anderen Studien wurden nicht nur Brustkrebspatientinnen berücksichtigt, sondern es waren alle Krebsarten vertreten (Ausnahme: Hautkrebs). Moran et al. werteten für ihre Studie Daten von 672 Krebspatienten aus. 110 Betroffene erhielten eine zweite Krebsdiagnose im Untersuchungszeitraum. Als Vergleich zogen die Autoren 4141 gesunde Personen heran, die im Rahmen der „Panel Study of Income Dynamics" (Längsschnittstudie zur Einkommensentwicklung) über mehrere Jahre befragt wurden und im Alter und den anderen Eigenschaften den Krebsprobanden entsprachen.[58]

Vergleichbar mit anderen Studienergebnissen[59] arbeiteten Krebspatienten nach der Diagnose in der Regel nicht bzw. mit einer geringeren Wahrscheinlichkeit in Vollzeit. Auch die durchschnittlichen Wochenarbeitsstunden lagen unter denen der gesunden Vergleichsgruppe aus der Längsschnittstudie zur Einkommensentwicklung. So arbeiteten weibliche Krebspatienten in der Regel 10 % pro Woche weniger, ehemalige männliche Krebspatienten 12 %. Mit einer erneuten Krebsdiagnose verstärkt sich dieser Effekt noch, wobei Männer hiervon in stärkerem Umfang als Frauen betroffen waren. So lag beispielsweise die durchschnittliche Beschäftigungsrate für Frauen mit 19–21 Prozentpunkten unter der gesunder Frauen aus der Vergleichsgruppe. Die wöchentliche Arbeitszeit lag mit 8–10 Stunden – und damit 26 % – unter der Kontrollgruppe. Folglich ergab sich im Vergleich zu einer Vollzeitbeschäftigung eine Reduktion um 16–23 Prozentpunkte. Die Beschäftigungsrate für Männer lag 28–30 Prozentpunkte unter der ihrer gesunden Vergleichspersonen, ebenfalls die Vollbeschäftigungsrate lag 25–28 Prozentpunkte hinter der der Gesunden zurück. Männliche Krebspatienten reduzierten ihre wöchentliche Arbeitszeit um 16–17 Stunden, mithin eine Reduktion von 38 Prozentpunkten. Zusammenfassend lässt sich festhalten, dass 2–6 Jahre nach der Diagnose die Auswirkungen für die jüngeren Betroffenen gravierend sind. Tendenziell entsprechen die Folgen der Krebserkrankung denen älterer Betroffener. Moran et al. schränken ihre Ergebnisse jedoch dahingehend ein, dass die Interviewten explizit nicht nach den Gründen der reduzierten Arbeitszeit gefragt wurden (beispielsweise Entlassung durch den Arbeitgeber, freiwillige Entscheidung, Mobbing am Arbeitsplatz, ungeeignete Arbeitsbedingungen).[60]

Jüngere Krebspatientinnen sind häufiger mit der Mehrfachbelastung aus Job, Familie, Haushalt und Erkrankung konfrontiert.[61] Diese Sondersituation wird noch immer zu wenig in der Rehabilitation und möglichen Wiedereingliederungsmaßnahmen in den Beruf berücksichtigt.[62]

58　Moran et al. 2011, S. 2–5

59　Beispielsweise Bradley et al. 2005; Kjaer et al. 2013; Stewart et al. 2001, S. 261

60　Moran et al. 2011, S. 7–22

61　Mehnert 2011, S. 110

62　Park u. Shubair 2013, S. 7

Je länger Betroffene aus dem Arbeitsprozess ausscheiden, desto unwahrscheinlicher wird eine Rückkehr. Blieben Patientinnen länger als 12 Monate krankgeschrieben, kehrten diese meist auch nach 3 Jahren nicht wieder in den Job zurück. Parallel dazu verfehlten eventuelle Rehabilitationsmaßnahmen die Wirkung bzw. wurden nicht mehr zielgerichtet eingesetzt, sondern nur noch zur Pflicht, um weiterhin Sozialleistungen zu erhalten.[63] Diese Entwicklung ist vor allem für jüngere Patientinnen fatal. Park und Shubair (2013) betonen, dass uneffektive Rehabilitationsmaßnahmen unnötigerweise noch länger vom Arbeitsplatz und damit dem Wiedereinstieg in den Arbeitsprozess abhalten.[64]

Kjaer et al. (2013) belegten für eine Analyse an 2436 dänischen Patienten mit Gehirntumoren, Tumoren im Hals-Nasen-Ohren-Bereich bzw. am Kehlkopf im erwerbsfähigen Alter – Durchschnittsalter 52 Jahre – den zentralen Einfluss sozioökonomischer Faktoren auf eine Erwerbstätigkeit nach der Akutbehandlung. In die Studie wurden nur als geheilt und damit grundsätzlich als arbeitsfähig eingestufte ehemalige Krebspatientinnen und Krebspatienten einbezogen. Waren diese bereits im Jahr vor der Diagnose arbeitslos, verfügten die Betroffenen über einen geringeren Bildungsabschluss, ein niedrigeres Einkommen bzw. arbeiteten eher manuell, waren diese Krebspatienten eher von Arbeitslosigkeit und damit sozialem Abstieg durch die Krebserkrankung betroffen im Vergleich zu gesunden Gleichaltrigen (Datenbasis: Dänisches Verwaltungsregister). Ein ähnliches Bild zeichnete sich für die ehemaligen Krebspatienten, die unmittelbar vor ihrer Diagnose in einem Arbeitsverhältnis standen. Insgesamt 510 Krebspatienten (21 %) wurden ein Jahr nach der Diagnose als arbeitslos geführt. Von diesen standen 358 (70 %) bereits vor der Erkrankung nicht in einer Beschäftigung. 55 bisher Berufstätige (3 % der bisher Berufstätigen) wurden verrentet, 74 Patienten (12 %) aus der Gruppe der bisher Arbeitslosen erhielt ebenfalls eine Rente. Hingegen beeinflusste weder der Tumorstatus noch die Art der Behandlung eine spätere Erwerbstätigkeit.[65]

Allerdings analysierte die Studie Daten aus den Jahren 1992 bis 2008, in der eine Chemotherapie noch nicht State of the Art und damit integrativer Bestandteil der Therapie war. Auch wurden nur die Patienten in die Analyse einbezogen, deren Erkrankung noch nicht weit fortgeschritten war. Nichtsdestoweniger zeichnet sich für jüngere Betroffene im erwerbsfähigen Alter die besondere Problematik ab, dass nicht die Krankheit, sondern die Rahmenbedingungen die berufliche Zukunft nachhaltig determinieren. Die Erkrankung verschlechtert noch die bereits ungünstigen Lebens- und Arbeitsverhältnisse.[66]

---

63   Park u. Shubair 2013, S. 5
64   Park u. Shubair 2013, S. 5
65   Kjaer et al. 2013, S. 432–437
66   Kjaer et al. 2013, S. 430–439

5.5   Fatigue – häufig unterschätzt

Bisher existiert keine einheitliche Definition der Fatigue (französisch für Müdigkeit).[67] In der deutschen Forschungsliteratur wird der Begriff im Sinne von Erschöpfung bzw. Ermüdung verwandt und diversen Krankheitsbildern zugeordnet.[68] Eines dieser Krankheitsbilder betrifft die Nebenwirkungen und Langzeitschädigungen durch eine Krebstherapie.[69] Zur schärferen Abgrenzung wird die Fatigue als Folgeerscheinung einer Krebstherapie ebenfalls als Asthenie (Körperschwäche bzw. Kraftlosigkeit) bezeichnet.[70] Wie entscheidend die Abgrenzung einer physisch durch die Krebserkrankung verursachten Fatigue und einer psychischen Depression ist, zeigt eine Metaanalyse von 33 Studien durch Satin et al. (2009). Eine Depression kann den Krankheitsverlauf, die Sterblichkeit als auch ein Wiederauftreten der Krebserkrankung beeinflussen. Erst mit einer korrekten Diagnose – Fatigue oder Depression – kann eine zielgerichtete Behandlung erfolgen.[71] Diese beeinflusst Ihr und mein Überleben gleichermaßen mit einer erfolgreichen Wiederaufnahme einer beruflichen Tätigkeit.

In der Forschungsliteratur und in der Krankheitsdefinition der WHO (World Health Organisation) durch die ICD-10 (International Statistical Classification of Diseases and Related Health Problems/Internationale statistische Klassifikation der Krankheiten und verwandter Gesundheitsprobleme) fand die Definition von Cella et al. (1998) maßgeblichen Einfluss. Die Autoren entwickelten folgende Kriterien für eine Fatigue durch eine Krebserkrankung:[72]

a. Sechs (oder mehr) der folgenden Symptome bestehen täglich bzw. fast täglich während einer zweiwöchigen Periode im vergangenen Monat, mindestens eines der Symptome ist deutliche Müdigkeit (= Symptom 1):
   1. Deutliche Müdigkeit, Energieverlust oder verstärktes Ruhebedürfnis, das in keinem Verhältnis zu aktuellen Veränderungen des Aktivitätsniveaus steht
   2. Beschwerden allgemeiner Schwäche oder schwerer Glieder
   3. Verminderte Fähigkeit zu Konzentration und Aufmerksamkeit
   4. Verringerte(s) Motivation oder Interesse an Alltagsaktivitäten
   5. Schlaflosigkeit oder vermehrter Schlaf
   6. Schlaf wird nicht als erholsam und regenerierend erlebt

---

67 Belle et al. 2005, S. 247; Cella et al. 2008, S. 1483–1484; Bower et al. 2006, S. 752; Minton u. Stone 2008, S. 5

68 WHO 2015, S. 286, 305, 309, 705

69 Bielitz 2012; Deutsches Krebsforschungszentrum – Krebsinformationsdienst 2012; Portenoy u. Itri 1999, S. 1

70 Portenoy u. Itri 1999, S. 1

71 Satin et al. 2009, S. 5349–5356; Gregory 2001, S. 1560; Spelten et al. 2003, S. 1565–1566

72 Cella et al. 1998, S. 374; Dr. Fischer Institut für Tumor-Fatigue-Forschung o.J.

7. Notwendigkeit starker Anstrengung, um Inaktivität zu überwinden
8. Deutliche emotionale Reaktion auf Fatigueproblematik (z. B. Traurigkeit, Frustration oder Reizbarkeit)
9. Durch Müdigkeit bedingte Schwierigkeiten, alltägliche Aufgaben zu erledigen
10. Probleme mit dem Kurzzeitgedächtnis
11. Mehrere Stunden anhaltendes Unwohlsein nach Anstrengung.

b. Die Symptome verursachen in klinisch bedeutsamer Weise Leiden oder Beeinträchtigungen in sozialen, beruflichen oder anderen wichtigen Funktionsbereichen.
c. Aus Anamnese, körperlichen Untersuchungen oder Laborbefunden geht hervor, dass die Symptome Konsequenzen einer Tumorerkrankung oder ihrer Behandlungen sind.
d. Die Symptome sind nicht primär Konsequenz einer komorbiden (begleitenden) psychiatrischen Störung.

Die Folgen der Krebsbehandlung beeinflussen unsere psychische und physische Leistungsfähigkeit, denn um durchschnittlich 10 Jahre lässt uns die Behandlung schneller altern.[73]

Das Fatiguesyndrom kennzeichnet eine der bedeutendsten Langzeitwirkung der Brustkrebstherapie.[74] Bis zu 99 % der Brustkrebspatientinnen verspüren Fatiguesymptome während ihrer Behandlung. Durchschnittlich 60 % berichteten konkret über Fatigue.[75] So fühlten sich 77 % von 379 befragten französischen Brustkrebspatientinnen durch die Fatigue in ihrem Joballtag eingeschränkt.[76] Von 72 niederländischen Patientinnen mit Mammakarzinom gaben 9 (13 %) Befragte Fatiguesymptome an. Allerdings verspürten 51 (71 %) Betroffene keine Begleiterscheinungen.[77] Die unterschiedlichen Ergebnisse lassen sich nicht nur auf das Forschungsdesign zurückführen, sondern drücken ebenfalls Ihre und meine individuell empfundene Situation aus.

In den letzten Jahren ging die Medizin zu einer brusterhaltenden Therapie für Mammakarzinompatientinnen über.[78] Zur Reduzierung des Rezidivrisikos und für eine Verlängerung der Lebenserwartung ist dieses Vorgehen in der Regel mit einer Strahlentherapie verbunden.

---

73 Schlüttler 2012; Reinertsen et al. 2010, S. 413; Hansen et al. 2008, S. 777; Bower et al. 2006, S. 755

74 Arndt et al. 2006, S. 2499; Meeske et al. 2007; Islam et al. 2014, S. 10; Bower et al. 2000, S. 741–742

75 Bower et al. 2000, S. 741, 746–748; Cella et al. 2008, S. 1483; Cella et al. 1998, S. 369–371; Portenoy u. Itri 1999, S. 1

76 Fanton et al. 2010, S. 51; Passik et al. 2002, S. 482; Minton u. Stone 2008, S. 11

77 Balak et al. 2008, S. 270

78 Prosnitz u. Marks 2005, S. 7391; Fisher et al. 2002, S. 1239–1240; Early Breast Cancer Trialists' Collaborative Group (EBCTCG) 2011, S. 1710, 1713–1715

Die Forschung beobachtete unter anderem in diesem Kontext eine Zunahme der Fatiguediagnosen.[79]

Allerdings kennt die Forschung ebenso durch Unterforderung und Langeweile hervorgerufene Zustände der Lethargie, Müdigkeit und allgemeinen Abgespanntheit.[80]

Gerade eine zeitlich limitierte Freizeit führt in vielen Subkulturen zu einer sinnstiftenden Freizeitgestaltung,[81] die gerade nicht im Fernsehen, Chillen und Langeweile resultiert. Häufig verbringen wir unsere Freizeit aber mit Tätigkeiten, die uns nicht wirklich erfüllen. Ist es wirklich so relevant, am nächsten Tag mit den Kollegen über die Vorabendsoap zu diskutieren? Wäre es nicht verblüffender für Ihr Umfeld, wenn Sie mit leuchtenden Augen von Ihrem ersten Halbmarathon berichten können? Hier erscheint mir ein erster Ansatzpunkt. Besinnen Sie sich bzw. finden Sie heraus, was Sie gerne konkret in Ihrer Freizeit erleben wollen, beispielsweise Ihre Englischkenntnisse für den nächsten Urlaub verbessern, ein Musikinstrument spielen, im Chor singen, einer Sportgemeinschaft beitreten, einen Blog schreiben.

Ich selbst ging es nach der Ersterkrankung mit 80 % Arbeitszeit, die ich innerhalb eines halben Jahres wieder auf 100 % erhöhte, sehr forsch an. Müdigkeit, Erschöpfung und Kopfschmerz ignorierte ich. Training bedeutete hin und wieder mal Muskelkater und Schmerzen, sagte ich mir. Nach der Rezidivbehandlung sank meine Konzentrationsfähigkeit auf zunächst durchschnittlich 2–3 Stunden ab. Manchmal bin ich länger belastbar, an anderen Tagen fühle ich mich bereits nach 2 Stunden psychisch und physisch ausgelaugt.

Ebenso verwiesen Roelen et al. (2011) auf die Fatigue als eines der Faktoren, denen sich Betroffene, die stark im Job beansprucht werden, nach der Behandlung ausgesetzt sehen. Viele entscheiden sich deshalb gegen einen Wiedereinstieg bzw. arbeiten nur noch in Teilzeit.[82]

Die Fatigue beeinflusst alle Lebensbereiche von Ihnen als Betroffene.[83] Pertl et al. (2014) befragten 73 ehemalige Krebspatienten unterschiedlicher Krebsarten, die mit einer diagnostizierten Fatigue leben lernten. 80 % der Probanden waren weiblich. Das Durchschnittsalter lag bei 51 Jahren, und die Akutbehandlung lag durchschnittlich 3 Jahre und 4 Monate zurück. Über die Probleme und Auswirkungen der Fatigue berichten die Betroffenen sehr offen wie folgt:[84]

- Keine oder mangelnde Vorwarnung seitens der Onkologen und anderer behandelnder Ärzte über diese Begleiterscheinung.[85]

---

79   Johnsson et al. 2009, S. 93; Irvine et al. 1998, S. 127–133; Jereczek-Fossa 2002, S. 322

80   Watson u. Tellegen 1985, S. 225

81   Massimini u. Delle Fave 2000, S. 28–29; Csikszentmihalyi u. LeFevre 1989, S. 817–821

82   Roelen et al. 2011, S. 241

83   Hansen et al. 2008, S. 780–782

84   Pertl et al. 2014, S. 146–157

85   Passik et al. 2002, S. 485

- Betroffene konnten die Bedeutung und Auswirkungen der Fatigue für ihr weiteres Leben nicht ausreichend abschätzen.
- Patienten erschrak die Fatigue. Sie fürchteten eine erneute Krebserkrankung.
- Probanden reagierten verunsichert, da ihnen die Mediziner Fatigue nicht genau definierten und die Ursachen der Fatigue erklären konnten.
- Partner, Familie, Freunde, das gesamte soziale Umfeld reagierten mit Unverständnis und mangelnder Unterstützung auf die Auswirkungen der Fatigue. Das „Phänomen" Fatigue ist für das Umfeld und den Betroffenen nicht wirklich greifbar.
- Ein Gefühl der Isolation und Hilflosigkeit erfasst die ehemaligen Krebspatienten.[86]

Für Ihr soziales Umfeld bedeutet das Überleben der Krebstherapie ein Ende der Krankheit. Sie als Betroffene konnten den Krebs besiegen, sind stark und zäh. Allerdings entwickeln Sie ein neues Körperbewusstsein und Selbstbild. Mit dem Ende der Akutbehandlung nehmen Sie sich und Ihren Körper sowie Ihren Geist anders wahr. Ordneten Sie die Fatiguesymptome während der Therapie noch als vorübergehende Begleiterscheinung für sich ein, rückt der Erschöpfungszustand mehr und mehr in Ihren neuen Alltag. Die Krankheit veränderte Sie. Ja, Sie dürfen sich glücklich schätzen, überlebt zu haben. Trotzdem sind Sie in Ihrem weiteren Leben eingeschränkt.[87]

Aus diagnostischer Sicht wird die Fatigue in einen Graubereich zwischen der Krebserkrankung und Ihrem Überleben eingeordnet. Ursachen, Symptome und Folgen sowie mögliche Behandlungsansätze sind noch nicht ausreichend erforscht und geklärt. Der Fatigue fehlt damit die Legitimation als „richtige" Krankheit.[88]

So prallen für Sie das mangelnde Verständnis aus Ihrem Umfeld, medizinische Lücken und die eigene Verunsicherung über die Langzeitauswirkungen der Fatigue unmittelbar zusammen.[89] Sie und ich können sehr wohl zwischen einer geistigen/körperlichen Erschöpfung nach einem auslaugenden Arbeitstag und der Fatigue unterscheiden. Ihr Umfeld nimmt dies als „normale" Erschöpfung wahr.[90] Mitunter trauen Sie sich als Betroffene nicht, über Ihre Fatigueprobleme zu reden. Sie fühlen sich nicht ernst genommen.[91] So kann Ihnen allerdings nicht geholfen werden.

Neben der Anerkennung als Krankheit fühlen sich Betroffene völlig hilflos der Fatigue ausgeliefert. Mangelnde Kontrolle über die

---

86 Sinding u. Gray 2005, S. 147–150

87 Pertl et al. 2014, S. 145–146; Mustian et al. 2007, S. 52

88 Pertl et al. 2014, S. 145–147, 152–153; Minton u. Stone 2008, S. 11

89 Pertl et al. 2014, S. 147–148; Mustian et al. 2007, S. 54

90 Pertl et al. 2014, S. 149

91 Pertl et al. 2014, S. 149

auftretenden Erschöpfungszustände versetzt Sie unter Umständen in Panik. Die Krebspatienten erleben, wie sich ihre Persönlichkeit, ihr eigenes Menschsein gravierend und nachhaltig verändert.[92] Beispielsweise benötigen Betroffene fortwährend Hilfe im Haushalt, können den Alltag nicht mehr aus eigener Kraft meistern.[93]

Zudem fühlen sich Patienten von ihren Ärzten nach dem Abschluss der Akutbehandlung nicht mehr ernst genommen. Gleichzeitig geben (ehemalige) Krebspatienten zu, dieses über Monate andauernde Sicherheitsnetz nach dem Abschluss der Therapie zu vermissen. Sie fühlen sich ohne Rückhalt im luftleeren Raum.[94]

Trotzdem sind Sie der Fatigue nicht völlig ausgeliefert. Den ersten Schritt bildet die korrekte Diagnosestellung. Dann finden integrative Ansätze Anwendung. Zu diesen gehören beispielsweise Yoga, Schlaftherapien, Meditation, Ausdauersport (Joggen, Aerobic), Gesprächsrunden, Ernährungsumstellungen etc.[95]

Bereits 1998 berichtete Mock von den Auswirkungen der Fatigue auf eine berufliche Tätigkeit. Die physische und mentale Leistungsfähigkeit der Betroffenen wird stärker eingeschränkt. Langes Sitzen, Stehen, aufrechtes Sitzen, lange Meetings, Interaktionen mit anderen Menschen, Kundenkontakt, wechselnde Aufgaben und Stresssituationen befeuern die Fatigueerschöpfung noch.[96] Bardwell und Ancoli-Israel (2008) kommen in einer übergreifenden Literaturstudie zu vergleichbaren Ergebnissen.[97] So sind Sie unter Umständen nicht mehr lange und intensiv im Beruf belastbar, wie Sie und Ihr Umfeld dies zuvor von sich kannten. Holzner et al. (1997) analysierten die Aussagen von 87 Brustkrebspatientinnen in unterschiedlichen Zeiträumen nach Therapieende. Fatigue, Schlafstörungen, Angst und depressive Phasen begleiteten die Betroffenen nicht nur unmittelbar während der Akutbehandlung, sondern auch nach über 5 Jahren.[98] Die mentalen Belastungen beeinflussen gravierend den weiteren Lebensverlauf (ehemaliger) Krebspatienten,[99] erinnern Sie immer wieder an diesen Teil Lebensgeschichte. Eine aktuelle Befragung durch Koch et al. (2014) von ehemaligen Brustkrebspatientinnen in Deutschland ergab insbesondere für die Frauen unter 54 Jahren eine signifikant negative Beeinträchtigung der Lebensqualität durch die Angst einer Rückkehr der Krebserkrankung. Von den 2671 Frauen waren 17 % jünger als 54 Jahre. 11 % stuften die Angst vor einem Rezidiv moderat bzw. 6 % für sich sehr hoch ein. Deren Aussagen korrelierten mit einer langfristig beeinträchtigen

---

92 Pertl et al. 2014, S. 150–151

93 Pertl et al. 2014, S. 150

94 Pertl et al. 2014, S. 151–152

95 Mustian et al. 2007, S. 54–62

96 Kennedy et al. 2007, S. 18, 24; Mock 1998, S. 431–433

97 Bardwell u. Ancoli-Israel 2008, S. 61–65

98 Holzner et al. 2001, S. 119

99 Holzner et al. 2001, S. 121

Lebensqualität und depressiven Phasen. Im Umkehrschluss stuften 82 % der ehemaligen Krebspatienten ihre Angst als gering ein, verspürten aber ebenfalls depressive Phasen.[100]

In den letzten Jahren kristallisierte sich immer mehr heraus, dass das konkrete Chemotherapieschema sowie weitere Behandlungen (Operationen, Bestrahlung, Antihormontherapie etc.) die Dauer der beruflichen Auszeit sowie die Wahrscheinlichkeit einer Jobrückkehr beeinflussen.[101] De Jong et al. (2002) konnten im Rahmen einer Literaturanalyse von 23 Studien zeigen, dass eine Mastektomie eher eine Fatigue hervorrufen kann als die Entfernung der Lymphknoten, wobei die Kombination mit einer Chemotherapie die Fatigue noch verstärkte. Die Fatiguesymptome treten dabei wellenförmig auf, verstärken sich nach dem Erhalt der Chemotherapie und schwächen sich wieder ab. Allerdings können die Einschränkungen durch die Fatigue nach dem Ende der Akutbehandlung erhalten bleiben. Die Studienlage zeigte aber ebenfalls, dass eine Krebsbehandlung, insbesondere eine Chemotherapie, nicht in jedem Fall zur Fatigue führen muss. Tendenziell sind Brustkrebspatientinnen unter anderem aufgrund der langen Behandlungsdauer auch nach der Chemotherapie mit weiteren Medikamenten stärker von einer Fatigue betroffen.[102]

Mittlerweile rückte die Fatigue in den Fokus der deutschen Forschung.[103] In 2006 finanzierten die Deutsche Rentenversicherung und das BMBF (Bundesministerium für Bildung und Forschung) eine umfassende Befragung an 1294 deutschen Tumorpatienten.[104] Theoretisch fundiert, klassifizierten Weis und Bartsch die Fatigue hinsichtlich deren Ausprägungsformen in 5 Kategorien auf Basis des Multidimensionalen Fatigue Inventory nach Smets et al. (1995)[105] ein:[106]

1. Allgemeine („general") Fatigue
2. Körperliche („physical") Fatigue
3. Reduzierte Aktivität („reduced activity")
4. Mentale („mental") Fatigue
5. Reduzierte Motivation („reduced motivation").

Sowohl während der Akutbehandlung[107] als auch 12 Monate nach deren Abschluss zeigen sich signifikante psychische, physische, soziale (Rollenfunktion) und emotionale Funktionsbeeinträchtigungen im Lebens- und Berufsalltag im Vergleich zu gesunden Menschen. Nichtsdestoweniger arrangieren sich die Studienteilnehmer im Zeitverlauf mit ihrer Situation, fühlen sich subjektiv besser im Gegensatz zum unmittelbaren

---

100   Koch et al. 2014, S. 549–552

101   De Jong et al. 2004, S. 901–904

102   De Jong et al. 2002, S. 292–295

103   Pottins et al. 2009, S. 274

104   Weis u. Bartsch 2006, S. 22

105   Smets et al. 1998, S. 319–324

106   Weis u. Bartsch 2006, S. 46–47

107   Weis u. Bartsch 2006, S. 41–44

Ende der Akutbehandlung.[108] Die tumorbedingte Fatigue ist – mit Ausnahme der reduzierten Motivation – stark ausgeprägt, beeinträchtigt die Lebensqualität zum Abschluss der Akuttherapie[109] und 6 Monate später noch erheblich.[110] Allerdings mindert eine wiederaufgenommene Berufstätigkeit die wahrgenommenen Langzeitschäden der Krebstherapie, verbessert die allgemeine Lebensqualität, stärkt das Rollenbild, die soziale und emotionale Funktionsfähigkeit, lässt insbesondere die Auswirkungen der Fatigue in den Hintergrund treten.[111]

Insgesamt erfahren ehemalige Krebspatienten noch 5 Jahre nach dem Ende der Akutbehandlung wesentliche Einschränkungen in ihrer Lebensqualität und Funktionsfähigkeit im Vergleich zur gesunden Bevölkerung.[112] Mehr als die Hälfte der Langzeitüberlebenden fühlten sich durch die Fatigue stark bis sehr stark (18,6 %) bzw. mäßig (39,8 %) im Alltag eingeschränkt.[113] So empfinden befragte deutsche Jobrückkehrer eine geringere Stressresistenz, Arbeitsprobleme werden wieder mit nach Hause genommen.[114]

Trotzdem verwiesen Spelten et al. (2002) bereits darauf, dass die Ursache-Wirkungs-Beziehung der Fatigue noch immer nicht trennscharf von anderen Faktoren getrennt werden kann.[115] Hier sucht die Forschung nach geeigneten messbaren Indikatoren zur Identifizierung der Fatigue, um letztendlich für Sie und mich „schonendere" Therapien entwickeln zu können.

Einen ersten Anhaltspunkt fanden Hornig et al. (2015) in einer aktuellen Studie bei der Untersuchung bestimmter Cytokine (Proteine), die für das Zellwachstum wichtig sind. Die von den Forschern identifizierten Proteine beeinflussen immunologische Reaktionen und Entzündungsprozesse in unseren Zellen. Für ihre Studie untersuchten Hornig et al. Probanden mit einem chronischen Erschöpfungssyndrom/chronischen Ermüdungssyndrom in den USA. 52 Betroffene befanden sich zum Studienzeitpunkt in einer frühen Diagnosephase (kleiner als 3 Jahre), 246 lebten bereits länger mit der Krankheit. Diesen insgesamt 298 Pateinten wurden 346 gesunde Probanden gegenübergestellt. Offenbar führen Vorerkrankungen dazu, dass diese Cytokine der 298 Patienten lernten, ständig in Alarmbereitschaft zu arbeiten. Dies erschöpft die Betroffenen stark, führt zu Konzentrationsproblemen, Müdigkeit, Muskelschmerzen, Gedächtnisproblemen, Schlafstörungen, Kopfschmerzen, einer Überempfindlichkeit der Lymphknoten.[116] So liegt die Vermutung

---

108 Weis u. Bartsch 2006, S. 76–77

109 Weis u. Bartsch 2006, S. 47–48

110 Weis u. Bartsch 2006, S. 78–79

111 Weis u. Bartsch 2006, S. 62–65, 97–99

112 Weis u. Bartsch 2006, S. 165–167

113 Weis u. Bartsch 2006, S. 169

114 Böttcher et al. 2012, S. 36

115 Spelten et al. 2002, S. 129–130

116 Hornig et al. 2015, S. 1–6

nahe, dass eine Krebserkrankung und anschließende Krebstherapie dazu führen können, das Immunsystem in ständige Kampfbereitschaft für den „Ernstfall" zu versetzen. Die Erkenntnisse von Hornig et al. können einen Ausgangspunkt für die Bekämpfung der Fatigue bilden.

5.6   Ablenkung von physischem (chronischem) Schmerz

Durch die verbesserten Behandlungsmöglichkeiten verlängert sich die Lebenserwartung. Die Diagnose Krebs entwickelte sich in den letzten Jahren von einem Todesurteil hin zu einer chronischen Erkrankung, mit deren Langzeitfolgen Sie und ich leben können.[117]

Körperliche Schmerzen durch Narben, Gelenkschmerzen, Kopfschmerzen, eingeschränkter Bewegungsfähigkeit, Kraftlosigkeit, Müdigkeit, Probleme in der Sexualität, Unfruchtbarkeit sind die häufigsten Symptome, die von Krebspatienten in Befragungen genannt werden.[118] Darüber hinaus beeinträchtigen Hautprobleme, bleibender Haarverlust und Wechseljahresbeschwerden die langfristige Lebensqualität insbesondere von Frauen.[119] So berichten in einer deutschen Studie 38 % der befragten 990 Brustkrebspatientinnen noch 5 Jahre nach der Behandlung von Einschränkungen und Schmerzen durch Lymphödeme.[120] Die gesamte körperliche und geistige Leistungsfähigkeit wird langfristig in Mitleidenschaft gezogen.[121]

Körperliche und seelische Beeinträchtigungen durch die Krebserkrankungen begleiten uns weiterhin im Alltag. Insbesondere bei schnell wechselnden Aufgaben (Multitasking), in denen unsere Konzentration stärker gefordert ist, können unsere Leistungsfähigkeit und damit das Arbeitsergebnis leiden. Zu diesem Ergebnis kommt die Studie von Calvio et al. (2010), die die kognitive Leistungsfähigkeit von 122 ehemaligen Brustkrebspatientinnen im Joballtag mit 113 gesunden Probandinnen verglich. Durchschnittlich lag die Akutbehandlung der ehemaligen Krebspatientinnen 3 Jahre zurück. Gegenüber der gesunden Vergleichsgruppe konnten Einschränkungen in der Konzentrationsfähigkeit respektive der Merkfähigkeit sowie bei Führungsaufgaben objektiv – beispielsweise durch das „Multidimensional Fatigue Symptom Intentory"[122] – gemessen werden, die das Arbeitsergebnis

---

117 Fanton et al. 2010, S. 49; Tschuschke 2006, S. VII-VIII; 279–280; Chopra u. Kamal 2012, S. 1

118 Vgl. beispielsweise Montazeri et al. 2008, S. 4–5; Hoving et al. 2009, S. 117; Böttcher et al. 2012, S. 35

119 Noeres 2013, S. 15–16; Montazeri et al. 2008, S. 5; Johnsson et al. 2007, S. 93–95

120 Engel et al. 2003, S. 49

121 Böttcher et al. 2012, S. 36

122 Smets et al. 1998, S. 319–324

belasteten. Insbesondere die Fatigue und der Stress im Job wirkten sich nachteilig auf die Gedächtnisleistung und die Managementarbeit bei den Brustkrebspatientinnen aus. Die Betroffenen nahmen diese Einschränkungen ebenfalls selbst wahr. Angst, Müdigkeit, depressive Phasen, Probleme mit der Aufmerksamkeit bekleideten die ehemaligen Brustkrebspatientinnen in ihrem (Job-)Alltag. Gleichzeitig bemühen sich die Betroffenen, ihre individuellen Langzeitschäden der Krebstherapie durch größere Anstrengungen im (Berufs-)Alltag auszugleichen.[123] Dies kann wiederum zu Druck, Stress, Überlastung und Müdigkeit führen.

Allerdings können wir Strategien entwickeln, die unseren körperlichen Schmerz in den Hintergrund drängen, um uns auf eine Arbeitsaufgabe zu fokussieren. Verhoeven et al. (2011) testen hierzu 91 Studenten in 2 Gruppen, die ihre Hände in Eiswasser (sogenannter Cold Pressor Test – CPT) legten. Die erste Gruppe wurde durch eine Aufgabe abgelenkt, die zweite Kontrollgruppe konnte sich ganz auf den Schmerz konzentrieren. Durch die Ablenkung reduzierte sich das Schmerzempfinden der ersten Gruppe. Gleichzeitig steigerte sich das Ergebnis aus der Ablenkungsaufgabe, wenn die Fähigkeit der Schmerzhemmung stärker ausgeprägt war. Hierin kann der Vorteil einer uns erfüllenden Arbeitstätigkeit liegen. Indem wir ganz in unserem Job aufgehen, lenken wir uns von unseren körperlichen (und seelischen?) Einschränkungen (und Ängsten) ab.[124]

Eine erfüllende (autotelische) Arbeitsaufgabe kann Sie von dem Gedankenkarussell der todbringenden Krebserkrankung sowie körperlichen Beeinträchtigungen, unerfüllbarem Kinderwunsch etc. ablenken. Damit können Sie Ihre Lebensqualität stärken. So belegen beispielsweise Ganz et al. (2002)[125], Noeres et al. (2013)[126] und Fantoni et al. (2010)[127], dass (ehemalige) Brustkrebspatientinnen über eine bessere Lebensqualität berichteten, die unter anderem über einen höheren Bildungsgrad, eine stabile Psyche, regelmäßige sportliche Aktivitäten und ein stabiles soziales Umfeld verfügten sowie einer beruflichen Tätigkeit nachgingen. Allerdings hatten eine Chemotherapie sowie weitere adjuvante Therapien insbesondere für jüngere berufstätige Krebspatientinnen eine nachhaltige Leistungsbeschränkung zur Folge.[128]

---

123 Calvio et al. 2010, S. 221–225

124 Verhoeven et al. 2011, S. 870–871

125 Ganz et al. 2002, S. 44–47

126 Noeres et al. 2013, S. 1901

127 Fanton et al. 2010, S. 52

128 Ganz et al. 2002, S. 43–46; Spigel u. Winer 2002, S. 123; Noeres et al. 2013, S. 1901

5.7   Ablenkung von psychischem Schmerz – Durchbrechen des Kopfkarussells

Je stärker Sie in einem sozialen Netz – trotz Erkrankung – eingebunden sind, desto mehr profitieren Ihre Lebensqualität und Ihre psychische Gesundheit.[129] Sie arrangieren sich mit den Komorbiditäten der Krebserkrankung. Durch die Krebsdiagnose ausgelöste Ängste und Depressionen verlagern sich in den Hintergrund.[130] Zu Ihrem sozialen Umfeld gehören neben einer professionellen medizinischen Behandlung Ihre Familie, Ihre Freunde, aber auch die Kollegen und damit der Beruf.[131]

Mehnert et al. (2010) befragten 511 Prostatakrebspatienten in Deutschland zu deren psychischen Belastungen und der Unterstützung aus dem Umfeld. Die Studienteilnehmer waren durchschnittlich 64 Jahre alt, und die Operation lag im Mittel 27 Monate zurück. Die Ergebnisse belegen, dass eine professionelle medizinische Betreuung und ein gefestigtes soziales Umfeld das allgemeine Befinden verbesserte, die ausgelösten Ängste und depressiven Phasen sowie die wahrgenommenen Komorbiditäten der Krebserkrankung in den Hintergrund drängten. Umgekehrt fühlten sich sozial isolierte Patienten psychisch labiler. Deren Lebensqualität wurde durch die Ängste und das sich drehende Kopfkarussell belastet. Die Studie verdeutlicht die positiven Effekte der weiteren Teilhabe am bisherigen Alltag für die mentale Gesundheit und die gesamte Lebensqualität.[132]

Koch et al. (2015) verweisen auf die Gefahren steigenden Alkoholkonsums durch die Krebserkrankung bei Patienten, die bereits vor der Diagnose nicht beschäftigt waren. Sie interviewten hierzu 55 Patienten mit einem Tumor im Hals-Nasen-Ohren-Bereich bzw. mit einem Gehirntumor. Insbesondere sind die Betroffenen stärker gefährdet, die bereits vor der Diagnosestellung einen überhöhten Alkoholgenuss aufwiesen. Von den 36 nicht beschäftigten Patienten mit Krebs im Gehirn bzw. Hals-Nasen-Ohren-Bereich gaben 13 weiterhin einen risikoreichen Alkoholkonsum nach der Krebstherapie an. Vor der Diagnosestellung tranken 20 Probanden übermäßig viel Alkohol. Demgegenüber verzichteten die 19 befragten Krebspatienten auf übermäßigen Alkoholgenuss, die vor der Diagnose in einem Arbeitsverhältnis standen. Immerhin 7 der letztgenannten Gruppe tranken vor der Diagnose zu viel Alkohol. Die Studie kann einen Zusammenhang zwischen der Lebensqualität, dem Alkoholkonsum, einer beruflichen Tätigkeit, den Folgen der Krebserkrankung und dem sozialen Umfeld aufzeigen, allerdings keine Kausalitäten ableiten.[133]

---

129   Meneses u. Benz 2010, S. 39, 44

130   Mehnert et al. 2010, S. 741–742; Roesch et al. 2005, S. 288

131   Knofs 2007, S. 73, 77

132   Mehnert et al. 2010, S. 739–743

133   Koch et al. 2015, S. 587–592

Nach dem Ende der Akutbehandlung (Phase 1) treten Ängste über die Rückkehr der Erkrankung, auch Todespanik, auf. Die Gefahr des sozialen Rückzugs und Depressionen[134] können die Folge sein.[135] Insbesondere bei einem Befall der Lymphknoten steigt das Rezidivrisiko, und Betroffene quälen sich mit Ängsten.[136] Beispielsweise wies Vin-Raviv (2013) bei 25 % der in eine Untersuchung einbezogenen Brustkrebspatientinnen eine posttraumatische Depression unmittelbar nach der Diagnosestellung nach, die mit fortschreitender Lebensdauer mit Krebs noch zunahm. U.a. bei jüngeren Betroffenen stiegen die Depressionen noch an.[137] Ebenfalls identifizierten Fanton et al. (2010) psychologische Probleme neben den Gegebenheiten am Arbeitsplatz als zentralen Hinderungsgrund für einen Wiedereinstieg in den Beruf nach einer überstandenen Brustkrebserkrankung.[138] Tamminga et al. (2010)[139], Bouknight et al. (2006)[140] sowie Johnsson et al. (2010)[141] zeigten in ihren Studien vergleichbare Schwierigkeiten und betonen die Probleme der sozialen Isolation aufgrund einer fehlenden beruflichen Tätigkeit.

Main et al. (2005) befragten 27 ehemalige US-amerikanische Krebspatienten zwischen 21 und 66 Jahren mit unterschiedlichen Krebsformen. Die Befragten gaben explizit eine Ablenkung von negativen, die Lebensqualität einschränkenden Gedanken als Begründung für einen Wiedereinstieg in den Beruf an.[142] In einer aktuellen Befragung deutscher Onkologiepatienten durch Böttcher et al. (2012) gaben 5 von insgesamt 32 Patienten die Erwartungshaltung des Durchbrechens des Gedankenkarussells durch die Jobrückkehr an.[143] Selbstverständlich ist die Bedeutung der Berufstätigkeit eng mit der kulturellen Bedeutung des Jobs und des sozialen Netzwerkes verbunden. So verweisen Ahn et al. (2009) auf diese zentralen Unterschiede in der Bedeutung einer Berufsausübung in den westlichen Industrieländern im Vergleich zu Asien, beispielsweise Korea. Trotzdem benötigen die von Ahn et al. befragten koreanischen Brustkrebspatientinnen eine soziale Anbindung, um von den psychischen Belastungen Ablenkung zu erfahren.[144]

Je länger die Überlebensrate nach einer Krebsbehandlung ist, desto unwahrscheinlicher wird ein Rezidiv. Allerdings steigen die Risiken

---

134 Miller et al. 2015, S. 2; Vin-Raviv 2013, S. 569; Cavanna et al. 2011, S. 287

135 Mullan 1985, S. 272

136 Johnsson et al. 2007, S. 93–94

137 Vin-Raviv 2013, S. 569–580

138 Fanton et al. 2010, S. 52

139 Tamminga et al. 2010, S. 639–640

140 Bouknight et al. 2006, S. 348

141 Johnsson et al. 2010, S. 319

142 Main et al. 2005, S. 994–1001

143 Böttcher et al. 2012, S. 35

144 Ahn et al. 2009, S. 611, 615

einer anderen Krebsform (Phase 3) als Folge der Erstbehandlung bzw. andere Erkrankungen an.[145]

Die Notwendigkeit einer langfristigen – über den „obligatorischen" 5-Jahres-Überlebenshorizont hinaus – notwendigen psychoonkologischen Betreuung zeigen Holzner et al. (2001) in einer Befragung von 87 ehemaligen Brustkrebspatientinnen auf.[146] Vornehmlich die soziale Isolation aufgrund einer Krebserkrankung belastet die Betroffenen nach einer erfolgreichen Therapie weiterhin.[147]

Der Job kann zur Ablenkung von belastenden Faktoren nach Abschluss der Akutbehandlung beitragen, die direkt mit der Erkrankung in Verbindung stehen.[148] McCracken (1998) befragte 160 Schmerzpatienten in den USA, die 36 Monate oder länger mit starken chronischen Schmerzen, beispielsweise des Rückens, der Hüften oder der Kniegelenke, ihren Berufsalltag meisterten. Psychische Belastungen, Ängste und Depressionen waren umso weniger stark ausgeprägt, je besser sich die Betroffenen mit ihren Schmerzen arrangierten. So waren die Studienteilnehmer erfolgreicher im Beruf. Die Belastungen traten in den Hintergrund.[149] Viane et al. (2003) arbeiteten in ihrer Befragung von 120 Schmerzpatienten aus unterschiedlichen Ländern heraus, dass der beste Umgang mit chronischen Lebenseinschränkungen das Führen eines normalen Alltagslebens ist. Insbesondere die ständige Suche und Hinterfragung nach Ursachen, Verlauf und Heilung belastet mehr die Psyche als dass es der Gesundheit zuträglich ist. Die Akzeptanz chronischer Schmerzen und das Leben mit diesen Einschränkungen stärken hingegen die mentale Gesundheit.[150]

Van Ryckeghem et al. (2013) testeten 32 gesunde Probanden. Diesen wurden abwechselnd Stromstöße auf die linke bzw. rechte Hand zugeführt. Unter diesem Schmerzempfinden galt es, bestimmte Aufgaben zu lösen. Je stärker die getesteten Personen durch die Aufgabe gefordert waren, desto mehr trat das Schmerzempfinden in den Hintergrund. Dabei wurden der jeweilige „Arbeitsauftrag" umso besser erfüllt, je eher die Versuchsteilnehmer sich auf voll auf die Tätigkeit konzentrieren konnten, selbst wenn die rechte Hand einen Stromstoß erhielt und gleichzeitig arbeiten musste. Entscheidend war die Forderung der Testpersonen, nicht aber deren Überforderung. Außerdem mussten diese aufgrund ihrer individuellen Kompetenzen grundsätzlich fähig sein, die Aufgabe zu lösen. Die eigene Kontrolle über die

---

145 Miller et al. 2015, S. 1

146 Holzner et al. 2001, S. 119, 121–122

147 Spigel u. Winer 2002, S. 123; Anderson u. Armstead 1995, S. 214; Böttcher et al. 2012, S. 35; Holzner et al. 2001, S. 121

148 Anderson u. Armstead 1995, S. 213–214; Amir et al. 2008, S. 193; Peteet 2000, S. 202

149 McCracken 1998, S. 24

150 Viane et al. 2004, S. 70

Verrichtung beeinflusste wesentlich den Arbeitserfolg.[151] Wie stark sich die Teilnehmer von den Stromstößen ablenken ließen, hing von der individuellen Schmerzempfindlichkeit und dem Angsterleben ab.[152] Grundsätzlich kann eine Ablenkung von körperlichen und seelischen Belastungen durch eine Sie erfüllende Berufstätigkeit gelingen. Ihre bisherigen Erfahrungen und Einstellungen beeinflussen allerdings den Erfolg.

Wiederum kann der Berufsalltag selbst bei den Betroffenen Stress und Unsicherheit ob der Erfüllung der an sie gestellten Anforderungen verursachen, wie eine Studie von Roelen et al. (2011) ergab. Gesundheitsdaten von 3357 niederländischen Brustkrebspatientinnen wurden dabei ausgewertet.[153] Vergleichbare Ergebnisse zeigte eine Auswertung von Interviews mit 23 ehemaligen schwedischen Brustkrebspatientinnen.[154] Wir definieren uns über eine für uns individuell sinnstiftende Tätigkeit. Eine Befragung unter 14 ehemaligen Knochenkrebspatienten in Schweden verdeutlicht, wie schwer es für die Betroffenen ist, eine für sie sinnvolle Beschäftigung nach der Akuttherapie zu finden. Knochenkrebs betrifft vorwiegend jüngere Menschen im Alter zwischen 16 und 35 Lebensjahren. Die durch die Erkrankung und Therapie verursachten dauerhaften körperlichen Behinderungen verändern die gesamte Persönlichkeit, mithin bleiben bestimmte (berufliche) Tätigkeiten zukünftig verschlossen. Den Betroffenen nimmt die Erkrankung zentrale identitätsstiftende Anker. So müssen sich diese Patienten neu definieren, einen neuen Alltag leben lernen, zu dem eine sinnstiftende Tätigkeit im weiteren Verständnis gehört. Dies schließt die Erfahrung eines neuen Körpergefühls ein. Leider funktioniert die Physis nicht immer, sodass ein Vertrauen in die körperliche und gegebenenfalls geistige Leistungsfähigkeit für die Betroffenen immer wieder erschüttert werden kann. Beispielsweise versagen ihnen die Beine. Dies führt zu psychischen Belastungen.[155]

Amir et al. (2008) interviewten 41 ehemalige Krebspatienten zu ihren Gründen für einen Wiedereinstieg in den Beruf. Immerhin stand der Arbeitsalltag an der dritten Stelle nach den Sorgen um die eigene Gesundheit und dem Wohlergehen der Familie. Neben finanziellen Erwägungen bedeutete der Wiedereinstieg in den Beruf vor allem eine Ablenkung von den Gedanken und Belastungen durch die Krebserkrankung. Der Job gab ein Stück Normalität, soziale Kontakte, Gebrauchtwerden, „Nach-Hause-kommen" zurück.[156]

---

151 Van Ryckeghem et al. 2013, S. 403–410

152 Van Ryckeghem et al. 2013, S. 409

153 Roelen et al. 2011, S. 237–241

154 Nilsson et al. 2011, S. 272

155 Parsons et al. 2008, S. 1828–1833

156 Amir et al. 2008, S. 192–193

5.8   Vorteile für die Gesellschaft: Umdenken bei allen Beteiligten

Durchschnittlich 2 Jahre fallen Brustkrebspatientinnen im internationalen Vergleich aus der Erwerbstätigkeit heraus, wobei der überwiegende Teil der Patientinnen bereits nach einem Jahr wieder in die Arbeitswelt eintritt.[157] Allerdings steigt der Anteil jüngerer Betroffener zwischen 25 und 34 Lebensjahren, die länger als 2 Jahre nicht erwerbstätig sind.[158] Jüngere Betroffene – wie auch ich (34 bei der Erstdiagnose) – sind häufig mit einer aggressiven Brustkrebsvariante (in meinem Fall „triple negative breast cancer")[159] verbunden mit einer Genmutation[160] und einem höheren Rezidivrisiko (in meinem Fall weniger als ein Jahr nach der Akutbehandlung) konfrontiert.[161] Die Lebenserwartung ist kürzer,[162] die Behandlung aggressiver. So wurden beispielsweise in einer Studie von Sukel et al. 2002 in den Niederlanden 83 % der Brustkrebspatientinnen mit einer Chemotherapie behandelt, die jünger als 35 Jahre waren.[163] Insbesondere eine aggressivere Behandlung junger Patientinnen bedingt eine längere Auszeit (Operation, Chemotherapie, Bestrahlung, endokrine Therapie, gegebenenfalls Brustwiederaufbau etc.).[164] Allein die Akutbehandlung dauert durchschnittlich ca. 7 Monate.[165]

Drolet et al. (2005) zeigten für eine kanadische Patientengruppe, dass 3 Jahre nach der Akutbehandlung überproportional viele Brustkrebspatientinnen – im Vergleich zu gesunden Gleichaltrigen – wieder aus dem Beruf ausstiegen, wobei nicht die Erstbehandlung durch eine Chemotherapie, sondern ein Rezidiv der Hauptgrund war.[166] Gleichfalls in einer US-amerikanischen Studie konnten Bouknight et al. (2006) zeigen, dass ein Rezidiv, ein schlechter Gesundheitszustand bereits vor der Krebsdiagnose oder zuvor erlebtes Mobbing eine Rückkehr in den Beruf weniger wahrscheinlich werden lassen.[167]

Nicht nur Sie als Betroffene empfinden eine Erwerbslosigkeit aufgrund Ihrer Erkrankung als Stigma, erleiden finanzielle und soziale

---

157 Roelen et al. 2009, S. 544; Damkjaer et al. 2011, S. 277; Miller et al. 2015, S. 3

158 Roelen et al. 2009, S. 544; Moran et al. 2011, S. 1; Nilsson et al. 2011, S. 267–268

159 Albain et al. 1994, S. 35; Rakha et al. 2007, S. 26; Dent et al. 2007, S. 4431–4432

160 Van de Vijver et al. 2002, S. 1999, 2003, 2008; Foulkes et al. 2003, S. 1482; Lakhani et al. 2002, S. 2310–2311

161 Bartelink et al. 2007, S. 3261–3262; Drolet et al. 2005, S. 8307; Rakha et al. 2007, S. 27–28

162 Chopra u. Kamal 2012, S. 7

163 Sukel et al. 2008, S. 1850

164 Roelen et al. 2009, S. 544

165 Roelen et al. 2009, S. 545; Mehnert u. Koch 2013, S. 76, 79; Ahn et al. 2009, S. 612

166 Drolet et al. 2005, S. 8307–8309

167 Bouknight et al. 2006, S. 348

Einbußen. Neben Ihrem Arbeitgeber erfährt die Gesellschaft einen sozioökonomisch ausgedrückten Wohlfahrtsverlust. Sie sind nicht mehr produktiv, bringen Ihre Erfahrungen nicht mehr aktiv ein, geben Ihr erworbenes Wissen und Ihre Lebenserfahrung nicht mehr weiter.[168] Ihr unschätzbares Know-how geht verloren.[169]

Umgekehrt verbesserte sich die medizinische Behandlung der Krebserkrankung in den entwickelten Industrieländern nachhaltig, mit ihr gleichfalls die Lebensqualität.[170] Die durchschnittliche Lebenserwartung stieg in den letzten beiden Jahrzehnten an.[171] Je früher Sie als Betroffene aus dem Arbeitsmarkt ausscheiden, desto länger belasten Sie damit aus ökonomischer Sicht das Krankheits- und Rentensystem.[172] Auch aus dieser Perspektive ist eine Wiederaufnahme Ihrer Berufstätigkeit wünschenswert. Ihre Toleranz auf Ihrer persönlichen Ebene ist gefragt. Sie tragen keine Schuld an Ihrer Erkrankung, sind aber trotzdem für sich und Ihre Gesundheit – ebenso nach der Akutbehandlung – verantwortlich. Dies bedeutet einerseits eine Modifizierung Ihres Lebensstils, unter Umständen andererseits eine Anpassung in den Einkommensvorstellungen.[173]

Durchschnittlich 16.213 US-Dollar kostet ein Krebsüberlebender zwischen 18 und 64 Jahren die Gesellschaft während der Akutkrankheitsphase. Die Folgekosten belaufen sich auf durchschnittlich 4417 US-Dollar pro Jahr, wie Guy et al. (2013) auf Basis der Analyse von 2341 (davon 348 Betroffene, deren Akutbehandlung weniger als ein Jahr zurücklag) Krebsüberlebenden im Vergleich zu 55.972 gesunden US-Amerikanern ermittelten. Fast 90 % der Kosten wurden durch die eigentliche medizinische Behandlung verursacht. Die Autoren analysierten hierfür die Daten zwischen 2008 und 2010 aus der „Medical Expenditure Survival"-Erhebung in den USA. Der Produktivitätsverlust durch Krankheitstage und Leistungseinschränkungen durch die Erkrankung belief sich für die Betroffenen, deren Krebsdiagnose weniger als ein Jahr zurücklag, auf 4694 US-Dollar, für Krebsüberlebende in der Folge auf 3593 US-Dollar im Vergleich zu 2040 US-Dollar bei Berufstätigen, die nicht aufgrund einer Krebsdiagnose ihrem Arbeitsplatz fernblieben. Unberücksichtigt blieben beispielsweise Kosten für die Pflege, Ausgaben für Krankenfahrten, nicht gemessene Kosten für die tatsächlich empfundenen Schmerzen und Beeinträchtigungen der Beteiligten.[174]

---

168 Verbeek u. Spelten 2007, S. 382; Moran et al. 2011, S. 2; Schultz et al. 2002, S. 220

169 Booz & Co. 2011, S. 7–8

170 de Boer et al. 2009, S. 760–761; Sukel et al. 2008, S. 1853; Talbäck et al. 2003, S. 639, 647; Böttcher et al. 2012, S. 32

171 Bloom et al. 2004, S. 147; Bradley et al. 2002, S. 757–758; Maunsell et al. 2004, S. 1813

172 Bradley et al. 2002, S. 758–759

173 Bradley et al. 2002, S. 758; Jeon 2014, S. 26; Zajacova et al. 2015, S. 4427–4430

174 Guy Jr. et al. 2013, S. 1–8

In eine ähnliche Richtung entwickelt sich die VICAN-Studie („VIe après le CANcer") von Bouhnik et al. (2015), die in 2015 fortgesetzt wurde. Erstmals in großem Umfang werden Daten in Frankreich zu den ökonomischen Gesamtauswirkungen, den Auswirkungen auf den Arbeitsmarkt, der Beeinflussung der Lebensqualität der Betroffenen, psychische, physische und soziale Auswirkungen auf der individuellen Ebene untersucht. Neben Telefoninterviews werden Gesundheitsdaten ausgewertet und Fragebögen versandt. Die Probanden, die ihre Krebsdiagnose zwischen Januar und Juni 2010 erhielten, wurden jeweils 2 Jahre nach Abschluss der Akutbehandlung und weitere 3 Jahre später (2015) befragt. Idealerweise verschiedene Daten sollen in diese groß angelegte Auswertung einbezogen werden, an der insgesamt 4349 Franzosen teilnehmen, von denen 3812 ehemalige Krebspatienten waren. Die Ergebnisse der Studie liegen zum aktuellen Zeitpunkt noch nicht vor.[175]

Für Kompromisse und Toleranz ist ein tieferes Verständnis des Einflusses einer Krebserkrankung auf Ihre Leistungsfähigkeit durch verschiedenste Stakeholder erforderlich. Dazu zählen neben Ihrem privaten Umfeld Ihr Arbeitgeber, die Krankenkassen, Sozialversicherungsträger, Arbeitsvermittler, aber auch die Gesellschaft insgesamt.

5.9   Rebound-Effekt

Holzner et al. (2001) beobachteten einen weiteren Effekt der Langzeitfolgen. Selbst wenn die empfundene Lebensqualität nach Abschluss der Akutbehandlung zunächst wieder ansteigt, empfanden 87 Brustkrebsüberlebende einer Studie in Innsbruck 5 Jahre und länger nach Abschluss der Akutbehandlung eine erneute Beeinträchtigung ihrer Lebensqualität. Laufende Nachsorgeuntersuchungen, Blutkontrollen, Lymphödeme, Konzentrationsprobleme etc. lassen Sie und mich nie wirklich mit der Erkrankung abschließen.[176] Sie bleibt ein fester Bestandteil unserer Lebensbiographie. Insbesondere die Befürchtungen eines erneuten Auftretens der Krebserkrankung lässt viele erstarren. Diese abnehmende Lebensqualität greift in alle Bereiche hinein, beispielsweise in die Arbeitsaufgaben, in die Freizeitgestaltung, in die Partnerschaft. Holzner et al. unterteilten in der Befragung die Teilnehmerinnen in 3 Gruppen. In der ersten Gruppe wurden Probandinnen zusammengefasst, deren Erstdiagnose 1–2 Jahre zuvor gestellt wurde. 2–5 Jahre nach Diagnosestellung umfasste die zweite Gruppe. Die dritte Gruppe überlebte bereits 5 Jahre und länger. Nach Abschluss der Behandlung erlebten die Probandinnen der ersten Gruppe die Auswirkungen der Therapie verstärkt. In der Phase zwischen 2 und unter 5 Jahren lernten die ehemaligen Patientinnen, sich mit den Auswirkungen zu arrangieren, ergriffen neue Pläne. Allerdings schlägt diese Stimmung 5 Jahre und länger wieder um. Ängste

---

175 Bouhnik et al. 2015, S. 1–8

176 Holzner et al. 2001, S. 122

vor dem erneuten Auftreten der Erkrankung, sexuelle Einschränkungen, Depressionen, Fatigue, Probleme mit Lymphödemen, soziale und berufliche Einschränkungen etablierten sich dauerhaft. Die Langzeitüberlebenden fühlen sich in ihrer Lebensqualität anhaltend eingeschränkt. Dieses Umschwenken wird als Reboud-Effekt bezeichnet.[177] Auch Dow et al. (1996) kommen in Interviews mit 294 ehemaligen Brustkrebspatientinnen zu vergleichbaren Ergebnissen.[178] In einer Befragung von Klee et al. (1997) an 1283 dänischen ehemaligen Krebspatientinnen berichten die Probandinnen von einer langfristigen Beeinträchtigung ihrer Lebensqualität, die zwischenzeitlich positive Ausschläge erlebte. Allerdings lassen sich „normale" Alterserscheinungen nicht immer von den Langzeitfolgen einer Krebstherapie trennen.[179] Auch Knobf (2007) weist darauf hin, dass die Lebensqualität von Brustkrebspatientinnen langfristigen Schwankungen unterlegen ist.[180]

Mit zunehmendem Lebensalter nehmen die Befürchtungen nicht unbedingt ab.[181] Aufgrund der langfristigen Nachwirkungen ist eine Berufstätigkeit zudem bis zum regulären Renteneintrittsalter für Betroffene meist nicht vollumfänglich umsetzbar.[182]

Im Zeitverlauf verändert sich die Bedeutung der Arbeit für ehemalige Krebspatienten. Sie finden eine neue Work-Life-Balance zwischen der entgeltlichen Erwerbstätigkeit und anderen für sie sinnstiftenden Tätigkeiten. So gaben 38 der 41 interviewten ehemaligen Krebspatienten in einer Studie von Amir et al. (2008) an, das Familienleben gegenüber dem Job stärker in den Vordergrund zu stellen. Interessanterweise lassen sich die Befragten von dem Joballtag nicht mehr zu sehr aus der Bahn werfen, sondern sehen einige Probleme im Berufsalltag durchaus entspannter. Gleichzeitig geben die Befragten an, dass der Jobstress sie in ihrer Konzentrationsfähigkeit stärker einschränkt.[183]

5.10 Fazit: Arbeit ist ein Teil von uns

Sie sind ein soziales Wesen. Ein fester Bestandteil dabei ist eine für Sie sinnstiftende Tätigkeit – idealerweise gegen Entgelt. Zahlreiche Studien der letzten Jahre belegen die positiven Effekte einer beruflichen Tätigkeit auf die Lebensqualität und Lebenserwartung von Krebspatienten.[184]

---

177 Holzner et al. 2001, S. 119–121

178 Dow et al. 1996, S. 268–271

179 Klee et al. 1997, S. 29–32

180 Knofs 2007, S. 72

181 Chopra u. Kamal 2012, S. 11; Perkins et al. 2007, S. 6–7; Sammarco 2003, S. 435–436

182 Gudbergsson et al. 2006, S. 1025

183 Amir et al. 2008, S. 193–194

184 Ganz et al. 2002, S. 42; Spigel u. Winer 2002, S. 124; Böttcher et al. 2012, S. 35–37

Unabhängig von der Nationalität kehren Brustkrebspatientinnen innerhalb von 2 Jahren wieder in eine Berufstätigkeit – wenn auch nicht immer in Vollzeit – zurück. Der überwiegende Teil der Betroffenen nimmt bereits nach durchschnittlich einem Jahr wieder eine Arbeit auf. Allerdings sind die Auswirkungen für junge Krebspatientinnen deutlich schwieriger und langwieriger. Diese Aspekte sollten von den sozialen Versorgungsträgern, beispielsweise den Krankenversicherungen, der Deutschen Rentenversicherung, den Arbeitsagenturen und Sozialämtern in dem bürokratischen Verwaltungsauftrag berücksichtigt werden. Das heißt, hier ist nicht nur der Gesetzgeber, sondern das Herangehen an die sich verändernden Erfordernisse der Lebens- und Arbeitsbedingungen durch alle im Prozess Involvierten gefragt.

Rahmenbedingungen für eine Erwerbstätigkeit: Zwischen Krebs, Job (und Alltag)

© Springer-Verlag GmbH Deutschland 2018
S. Otto, *Arbeiten trotz Krebserkrankung*,
https://doi.org/10.1007/978-3-662-54883-7_6

Die Zahl der Krebserkrankungen steigt an. Betroffene werden immer jünger, die Behandlungsmöglichkeiten und Überlebensraten verbessern sich parallel dazu kontinuierlich.[1] Der Arbeitsmarkt, Ihr Arbeitgeber und nicht nur Sie als Betroffene stehen vor der Herausforderung, Berufstätigkeit und die Krebserkrankung – ein „Danach" – zu verbinden.[2] So rückt die Vereinbarkeit von Krebserkrankung – als ein Bruch in der Erwerbsbiographie – und beruflicher Tätigkeit verstärkt in den Fokus aller Beteiligten. Sie entwickelt sich zu einer der Herausforderungen unserer Gesellschaft im 21. Jahrhundert.[3] Denn immer mehr „Survivors" wollen zurück in die Berufstätigkeit.[4]

Bereits in 2001 entwickelte die WHO in Genf einen Katalog für die Reintegration chronisch kranker und behinderter Menschen in den Sozialalltag und das Arbeitsleben (gemäß ICF).[5]

Im folgenden Kapitel sollen die Faktoren gewürdigt werden, die Krebspatienten aus ihrer Perspektive als entscheidend für einen Wiedereinstieg in den Beruf erachteten. Hierzu zählen vor allem die Unterstützung durch das Arbeitsumfeld, verbunden mit den jeweiligen Arbeitsbedingungen.[6] Diese individuelle Sichtweise untermauert die Glaubwürdigkeit der Empfehlungen und Ergebnisse für Betroffene – wie Sie und mich.

6.1   Einfluss der Arbeitsbedingungen

Eine Befragung von 379 französischen Brustkrebspatientinnen durch Fanton et al. (2010) ergab, dass weniger die physischen Einschränkungen, sondern eher die psychologischen und unternehmensorganisatorischen Limitierungen respektive arbeitgeberspezifischen Strukturen eine frühzeitige Rückkehr in den Beruf hinauszögerten.[7]

Je länger Ihr Fernbleiben aufgrund Ihrer Krebserkrankung von dem Job andauert, desto größer sind die Kosten für Sie als Arbeitnehmerin und für Ihren Arbeitgeber. Eine frühzeitige Rückkehr respektive die Verkürzung Ihres Fernbleibens haben nicht nur gesamtökonomische Auswirkungen, sondern beeinflussten direkt und indirekt die finanziellen Belastungen Ihres Arbeitsverhältnisses.[8]

Zahlreiche Studien untersuchten den Einfluss der Arbeitsbedingungen auf die Wahrscheinlichkeit einer Rückkehr in die berufliche

---

1   Bradley et al. 2002, S. 758; Böttcher et al. 2012, S. 32

2   Tamminga et al. 2010, S. 639; Crepaldi e, S. II-VI, 137–138

3   Tschuschke 2006, S. XII

4   Berry u. Catanzaro 1992, S. 41–43; Mehnert 2011, S. 110

5   WHO, 2001; ICF = International Classification of Functioning, Disability and Health

6   Johnsson et al. 2010, S. 322; Balak et al. 2008; Tiedtke u. Rijk 2012

7   Fanton et al. 2010, S. 52

8   Hoving et al. 2009, S. 2; Spelten et al. 2002, S. 124; Mewes et al. 2015, S. 7–9

Tätigkeit.[9] Die Unterstützung auf Seiten Ihres Arbeitgebers kann eine Rückkehr in den Berufsalltag begünstigen.[10] Eine explizite Befürwortung durch Ihren Vorgesetzten schafft dabei eine Willkommensatmosphäre für Sie,[11] die sich auf Ihre Kollegen sowie die Arbeitsabläufe auswirkt. Umgekehrt erschweren Ihnen negativ eingestellte Kollegen den Wiedereinstieg, wirken sich damit unter anderem nachteilig auf Ihren Genesungsprozess und die Stabilisierung Ihres Gesundheitszustandes aus.[12] So hindern eher die nicht unmittelbar mit der Krebserkrankung im Zusammenhang stehenden Faktoren, beispielsweise ein bereits vor der Erkrankung problembehaftetes Arbeitsumfeld, viele Krebspatienten an einem Wiedereinstieg in den Beruf.[13]

Zahlreiche Studien belegen den positiven Einfluss eines unterstützenden Arbeitsfeldes sowie weiterer Hilfestellungen auf Ihre mögliche berufliche Rückkehr.[14] Deutschland übernimmt in diesem Kontext international eine führende Rolle ein.[15] Sowohl die Möglichkeit, 78 Wochen Krankengeld zu erhalten, stationäre und ambulante Rehabilitationsmaßnahmen, als auch eine (befristete) Erwerbsminderungsrente sowie eine berufliche Wiedereingliederung begleiten Ihren Wiedereinstieg in das Erwerbsleben.[16]

Im Rahmen einer schwedischen Studie wurden 16 Brustkrebspatientinnen über mehrere Jahre begleitet und in offenen Interviewbögen befragt. Acht der Betroffenen kehrten bereits innerhalb eines Jahres wieder in Vollzeit in den Beruf zurück, weitere 3 entschieden sich nach 2 Jahren für einen Wiedereinstieg. Alle Jobrückkehrer betonten den zentralen Einfluss eines unterstützenden Arbeitsumfeldes, der Kollegen, des Vorgesetzten, der Arbeitsbedingungen (beispielsweise Teilzeit) sowie der Einrichtung des Arbeitsplatzes selbst.[17]

In diesem Kontext berichteten 87 % der durch Bouknight et al. (2006) befragten 416 Brustkrebspatientinnen einer US-amerikanischen Studie von Verständnis und Unterstützung ihrer Behandlung durch den Arbeitgeber. Der überwiegende Teil der Befragten (341 Patientinnen) kehrte innerhalb eines Jahres wieder in die gleiche Position zu ihrem

---

9 Vgl. beispielsweise Fanton et al. 2010; Damkjaer et al. 2011; Bouknight et al. 2006; Drolet et al. 2005

10 Taskila et al. 2006, S. 433

11 Pryce et al. 2007; Taskila et al. 2006, S. 430–432; Carlsen et al. 2013, S. 428; Tamminga et al. 2012, S. 150

12 Tamminga et al. 2012, S. 150; Fanton et al. 2010, S. 52; Johnsson et al. 2009, S. 93

13 Fanton et al. 2010, S. 49

14 Rick et al. 2012, S. 704; Taskila et al. 2006, S. 430–432; Nieuwenhuijsen et al. 2006, S. 653–655; Spelten et al. 2003, S. 1565–1567

15 Rick et al. 2012, S. 703–704; Crepaldi et al. 2008, S. IV, 17, 25, 29, 137–138; Hellbom et al. 2011, S. 183

16 Rick et al. 2012, S. 705–707; Hellbom et al. 2011, S. 183, 185; Crepaldi et al. 2008, S. 137–138

17 Johnsson et al. 2010, S. 318–322

Arbeitgeber zurück. Allerdings übten gut drei Viertel der Befragten eine leitende bzw. Bürotätigkeit aus. Lediglich 7 % fühlten sich nach dem Wiedereinstieg in den Beruf durch das Arbeitsumfeld diskriminiert.[18]

Mehrheitlich 20 von 32 befragten deutschen Krebspatienten erlebten eine positive Reaktion ihres Arbeitsumfeldes sowie eine frühzeitige Unterstützung ihres Vorgesetzten (in 7 Fällen) für einen Wiedereinstieg in den Beruf. Dabei ebbte die Unterstützung nach dem Wiedereinstieg nicht so schnell ab, wie teilweise im Voraus befürchtet.[19] In diesem Kontext wirkt ein regelmäßiger Kontakt (per E-Mail, telefonisch, persönlich) durch Sie als Patientin förderlich.[20] Das heißt, Sie können, dürfen, sollten die Initiative ergreifen.

Zum einen ist die Rückkehr in eine berufliche Tätigkeit umso wahrscheinlicher, wenn die Betroffenen vor der Erkrankung in Vollzeit arbeiteten.[21] Neben den positiven Begleiterscheinungen, die eine Tätigkeit für Sie mit sich bringen kann, beeinflussen selbstverständlich die finanzielle Situation, der familiäre Status sowie weitere Aspekte Ihre Entscheidung.[22]

Stimmen die Arbeitsbedingungen, kehren viele (ehemalige) Krebspatienten wieder in eine berufliche Tätigkeit zurück, obgleich die Teilzeitarbeit überwiegt.[23] Roelen et al. (2011) identifizierten den Trend zu einem Wiedereinstieg in Teilzeit für die Niederlande im Zeitraum von 2002–2008, indem die Studie zwischen 398 und 532 Brustkrebsfälle analysierte.[24]

Einen weiteren wichtigen Aspekt bildet die Ausgestaltung des Arbeitsplatzes selbst, beispielsweise ein eigenes Büro, Unterstützung durch technische Einrichtungen, Homeoffice etc.[25]

Umgekehrt begründeten viele (Brustkrebs-)Patientinnen die Entscheidung gegen eine berufliche Tätigkeit mit einem schlechten Arbeitsklima, Problemen mit den Kollegen oder Mobbing bereits vor der Erkrankung.[26] Aber auch die äußerlichen ästhetischen Veränderungen halten Brustkrebspatientinnen von einer Rückkehr ab.[27]

Eine aktuellere deutsche Studie aus 2012 von Ullrich et al. (2012) beschäftigte sich mit den geschlechtsspezifischen Unterschieden. Im Rahmen einer Literaturrecherche wurden 44 einschlägige englischsprachige Artikel aus den Jahren 2001–2011 analysiert. So erleiden ehemalige Krebspatienten nach der Berufsrückkehr Einkommenseinbußen,

---

18   Bouknight et al. 2006, S. 347

19   Böttcher et al. 2012, S. 34–36

20   Böttcher et al. 2012, S. 34

21   Noeres et al. 2013, S. 1907; Roelen et al. 2011, S. 239

22   Chopra u. Kamal 2012, S. 6–7

23   Mehnert 2011, S. 109–110

24   Roelen et al. 2011, S. 239–240

25   Bouknight et al. 2006, S. 348–351

26   Noeres et al. 2013, S. 1907

27   Johnsson et al. 2010, S. 317–318

verkürzen temporär ihre Arbeitszeiten und benötigen mehr Unterstützung durch das Arbeitsumfeld. Insbesondere letztgenannter Aspekt scheint einen zentralen Einfluss auf die dauerhafte Rückkehr in das Erwerbsleben durch die Betroffenen darzustellen. Allerdings zeigen sich Frauen häufiger robuster, teilweise leisten diese sogar mehr Arbeitszeit als vor der Erkrankung. Gleichzeitig offenbaren sich die weiblichen Patienten eher offen ihrem Umfeld, gewinnen dafür mehr Unterstützung. Frauen führen ihre unter Umständen verringerte Leistungsfähigkeit auf Ursachen zurück, die in ihnen selbst – durch die Krebstherapie – bedingt sind. Männer hingegen begründen Leistungsbeschränkungen eher mit mangelnder Unterstützung aus ihrem Umfeld. Gleichzeitig kommunizieren männliche Patienten weniger offen ihre Diagnose und Probleme im Berufsalltag. Dies wiederum kann zu mangelndem Verständnis und Unterstützung beitragen. Nichtsdestoweniger reduzieren sowohl Frauen als auch Männer zumindest temporär ihre Arbeitszeit. Im Zeitverlauf erhöhen diese jedoch wieder den Umfang und nähern sich damit vergleichbaren gesunden Berufstätigen an. Insgesamt belegen Ullrich et al. die Bedeutung eines ermutigenden Arbeitsumfeldes.[28]

Die Anforderungen der jeweiligen Berufstätigkeit identifizieren ebenfalls Johnsson et al. (2009) als einzigen Faktor, der die Rückkehr in den Beruf determiniert. Daneben betont die Studie, dass die belastenden Auswirkungen der Behandlung mit einer Chemotherapie und die Entfernung der Lymphknoten die Entscheidung für den Wiedereinstieg in den Beruf beeinflussen.[29]

6.1.1 Konkrete Handlungsempfehlungen für Vorgesetzte, Kollegen, Betriebsärzte

In einer qualitativen niederländischen Studie interviewten Tamminga et al. (2012) 12 ehemalige Brustkrebspatientinnen, die wieder berufstätig waren. Insbesondere ging es um Faktoren, die den Wiedereinstieg in den Beruf begünstigten beziehungsweise behinderten und welche Faktoren eine langfristige Berufstätigkeit ermöglichten, aber auch um Lösungsansätze.[30]

Folgende konkreten Handlungsempfehlungen leiten die Autoren aus den Studienergebnissen ab:[31]

a. Vorgesetzter:
   - Kontrolliertes Ausbremsen des Überengagements von Krebspatienten
   - Neuverteilung von Verantwortlichkeiten, gegebenenfalls dem Krebspatienten Verantwortung entziehen

---

28 Ullrich et al. 2012, S. 524, 529
29 Johnsson et al. 2009, S. 96
30 Tamminga et al. 2012, S. 144
31 Tamminga et al. 2012, S. 150

- Öffentliches Aussprechen von Vertrauen gegenüber dem Betroffenen
- Entwicklung gemeinsamer praktischer Strategien für den Arbeitsalltag mit dem Krebsbetroffenen

b. Kollegen und Untergebene:
- Aussprechen von Vertrauen
- Positives Feedback zu einer Arbeitsleistung des Betroffenen geben
- Zuspruch geben
- Atmosphäre einer Willkommenskultur, einer Art geschützten „Familie" schaffen

c. Betriebsärzte/behandelnde Ärzte:
- Übereifer steuern
- Entwicklung eines Wiedereingliederungsplans

Erwartungen Ihres Umfeldes an Ihre Arbeitsleistung sind im Voraus unrealistisch. Sie selbst merken erst im Arbeitsprozess, an welchen Stellen Sie Probleme haben. Sie werden Aufgabenbereiche ausmachen können, in denen Sie über Ihre Leistung selbst erstaunt sind. Wichtig ist, dass Sie selbst nicht mit zu hohen Erwartungen an Ihre Leistungsfähigkeit in den Beruf zurückkehren. Sie werden mit den Auswirkungen der Krankheit und Therapie konfrontiert. Dabei lernen Sie Stück für Stück, neue Grenzen zu akzeptieren und mit Ihrem Leben zurechtzukommen.[32]

Nach den ersten Wochen und Monaten des „Einlebens" nehmen Sie Kollegen unter Umständen wieder als voll belastbar wahr. Genau dies wünschen Sie sich. Andererseits spüren Sie in einigen Situationen, beispielsweise bei Arztterminen oder an Tagen, an denen es Ihnen nicht so gut geht, dass da „etwas" war. Dieses ambivalente Gefühl wird Sie begleiten. Hin und wieder müssen Sie Ihr berufliches Umfeld an Ihre Situation erinnern, da Sie in Zukunft immer wieder einmal Rücksichtnahme benötigen werden. Dies ist ein schwerer Prozess für Sie und Ihr Umfeld, an dem sich alle Beteiligten immer wieder aufreiben werden.[33]

6.1.2 Arbeiten während der Akutbehandlung

Selbst in der Akutbehandlungsphase kann es Krebspatienten möglich sein, weiterhin zu arbeiten. Dies trägt nicht nur zur Lebensqualität der Betroffenen, sondern auch der Allgemeinheit bei.[34] Flexiblere Arbeitszeitmodelle, verbunden mit der Unterstützung der Kollegen, sehen Betroffene als mögliche Ansatzpunkte, wobei die Fatigue in dieser Situation eine relevante Rolle spielt.[35] Während der Akutbehandlung häufen sich

---

32 Tamminga et al. 2012, S. 150–151

33 Tamminga et al. 2012, S. 151

34 Kjaer et al. 2013, S. 430

35 Pryce et al. 2007, S. 83; Mehnert et al. 2012, S. 509

die Arzttermine und Untersuchungen, die Patienten spüren die direkten Belastungen der Behandlung.[36] Hierfür sprechen die Ergebnisse von Nachreiner et al. (2007)[37] und Spelten et al. (2002)[38]. Allein eine Bestrahlung erfordert Ihre tägliche Anwesenheit über 6–8 Wochen – in Abhängigkeit des jeweiligen Behandlungsschemas.[39] Das heißt, die Brustkrebspatientinnen müssen vor oder nach ihrer täglichen Arbeit noch einmal Fahrtwege zur Bestrahlung in Kauf nehmen und dafür Zeit einplanen. Nicht nur, dass die Strahlentherapie die Betroffenen belastet, der Zeitdruck zusätzlich zum normalen Joballtag und Leben versetzt die Betroffenen weiter unter Stress.[40] Dies sollten die Arbeitgeber berücksichtigen.[41]

In einer Befragung von 328 britischen Krebspatienten zwischen 18 und 68 Jahren (Durchschnittsalter 50 Jahre) durch Pryce et al. (2007) arbeitete ein Teil der Betroffenen (30 %) während der Akutbehandlung weiterhin. Rahmenbedingungen dafür waren folgende Faktoren:

- Flexible Arbeitszeiten waren möglich.
- Die Kollegen wurden über die Diagnose informiert.
- Für die behandlungsbedingten Abwesenheiten war eine volle finanzielle Entschädigung sichergestellt.
- Insbesondere die Fatiguesymptome waren erträglich behandelbar bzw. zu „managen".[42]

Die angeführten Punkte beeinflussen unter anderem in der Folge eine frühzeitige vollständige Rückkehr an den Arbeitsplatz. An der Befragung nahmen überwiegend Facharbeiter und Berufstätige in Führungspositionen teil. 15 % der Befragten arbeiteten während der Akutbehandlung in Vollzeit, 19 % in Teilzeit und 3 % waren selbstständig. Im Verlauf der Akutbehandlung arbeiteten 97 Studienteilnehmer weiterhin (30 %). Nach Abschluss der Behandlung waren insgesamt 140 Teilnehmer wieder berufstätig (42,3 %). Hinsichtlich der Diagnose waren 45 verschiedene Krebsformen vertreten, wobei der Brustkrebs dominierte. Insgesamt beantworteten 77 % ehemalige Krebspatientinnen den Fragebogen. Weder das Geschlecht noch die Krebsformen beeinflussten die Aussagen der Studie.[43] Insgesamt verdeutlicht die Studie von Pryce et al. (2007), dass eine Berufsausübung während der Akutbehandlung in angepasster Form möglich ist. Neben dem Entgegenkommen des Arbeitgebers gilt es, die therapiebedingten Einschränkungen, insbesondere die Fatiguesymptome, besser behandeln zu können.[44]

---

36   Pryce et al. 2007, S. 88–89

37   Nachreiner et al. 2007, S. 292

38   Spelten et al. 2002, S. 128

39   Balak et al. 2008, S. 270

40   Kennedy et al. 2007, S. 19–24

41   Park u. Shubair 2013, S. 3

42   Pryce et al. 2007, S. 85–90

43   Pryce et al. 2007, S. 83–90

44   Pryce et al. 2007, S. 85–90

Allerdings betont die Studie ebenfalls, dass das Arbeiten während der Behandlung das Managen der Krankheit, der Begleiterscheinungen der Therapie und der Anforderungen des Jobs bedeutet. Für die Betroffenen erhöhen sich die physischen und psychischen Belastungen. Dies schlägt sich in einer stärker ausgeprägten Fatigue während der Akutbehandlung begleitend zum Job nieder und beeinflusst wiederum die gegenwärtige Gesundheit, die Kraftreserven und damit das langfristige Überleben. Allerdings empfindet jeder Studienteilnehmer die Situation individuell unterschiedlich. Trotzdem beeinflussen die Dauer und der Umfang der jeweiligen Therapie wesentlich das allgemeine Befinden und die Berufstätigkeit während der Akutbehandlung.[45]

Eine konkrete Zeitplanung ist aus den oben geschilderten Gründen deshalb sehr schwierig. Im Voraus ist nicht abzusehen, wie die Krebspatienten auf die Behandlungen, insbesondere die Chemotherapie, reagieren. Nichtsdestoweniger kann selbst eine nur begrenzte berufliche Tätigkeit den Betroffenen in der Akutbehandlung ein Stück Normalität erhalten.[46]

Balak et al. (2008) berichteten über 2 Brustkrebspatientinnen, die zwischen ihren Chemotherapiezyklen ihrer Arbeit nachgingen. Da die Daten aus dem niederländischen Register „Gesundheit am Arbeitsplatz" („occupational health register") stammen, sind keine weiteren Details bekannt. Zudem wurden lediglich 72 Betroffene in die Studie einbezogen. Die Autoren verweisen allerdings auf die Notwendigkeit einer genaueren Analyse der verschiedenen Chemotherapiekombinationen und weiterer Behandlungen auf deren Auswirkungen einer Rückkehr in den Beruf.[47]

Lauzier et al. (2008) interviewten 403 kanadische Brustkrebspatientinnen, von denen immerhin fast 10 % nicht länger als eine Woche ununterbrochen der Arbeit – auch während der Akutbehandlung – fern blieben. Umgekehrt fielen allerdings 90 % der Befragten durchschnittlich 7 Monate aus der Berufstätigkeit heraus, da neben der Operation sich noch Chemotherapie und Bestrahlung, gegebenenfalls weitere Therapien anschlossen.[48]

In einer spanischen Studie von Molina et al. (2008) arbeiteten 15 % der 347 Studienteilnehmer während ihrer Akutbehandlung. Weitere 3 % reduzierten ihre Arbeitszeit bzw. gestalteten die Arbeitszeiten flexibler.[49]

Wie wichtig eine Berufstätigkeit ist, indiziert das vermehrte Arbeiten von Krebspatienten während der Akutbehandlung.[50] Ihr Job ist ein wichtiger Bestandteil Ihres Lebens.[51]

---

45 Pryce et al. 2007, S. 90–91

46 Peteet 2000, S. 203–204

47 Balak et al. 2008, S. 270–271

48 Lauzier et al. 2008, S. 329

49 Molina et al. 2008, S. 828

50 Park u. Shubair 2013, S. 3

51 Hoyer et al. 2012, S. 2855

Ein Extrembeispiel stellt sicherlich ein Patientenbericht durch Peteet (2000) dar. Hier arbeitete ein Mann von seinem Krankenhausbett mittels Laptop weiter, konnte sich so von seiner Panik vor der Erkrankung ablenken. Gleichzeitig traten viel tiefer liegende persönliche Probleme in das Bewusstsein.[52] Trotzdem verweist der Psychoonkologe in seinen geschilderten Praxisfällen darauf, dass Krebspatienten durchaus Kraft und Zuversicht aus einer Berufstätigkeit – selbst mittels Laptop etc. – vom Krankenhaus aus ziehen können. Diese Tätigkeiten geben den Patienten einen Rahmen und eine Perspektive, für die es sich zu kämpfen lohnt. Können sie nicht mehr arbeiten, werden den Onkologiepatienten damit die Zuversicht und der Lebensmut genommen.[53]

Main et al. (2005) interviewten 27 Krebspatienten (unterschiedliche Diagnosen) in den USA, die im Zeitpunkt der Diagnosestellung zwischen 24 und 63 Jahre alt waren. Sechs der Befragten arbeiteten während der Akutbehandlung weiterhin. Sie vereinbarten vorübergehende Änderungen in ihren Arbeitsplänen, blieben auch ein paar Tage der Arbeit fern. Weitere 8 Betroffene reduzierten ihre Arbeitszeit, arbeiteten aber ohne Unterbrechung während der Akutbehandlung und bezogen parallel teilweise Krankengeld bzw. eine Rente. 12 weitere Patienten kehrten nach einer längeren Unterbrechung wieder in den Beruf zurück. Vier reduzierten ihre Arbeitszeit, 3 Befragte veränderten ihre Arbeitsinhalte respektive Verantwortungsbereiche, 5 Studienteilnehmern kehrten zu unveränderten Bedingungen in den Beruf zurück. Lediglich 2 der 27 ehemaligen Patienten stiegen dauerhaft aus der Berufstätigkeit aus. Obwohl die Studie aufgrund der geringen Anzahl von Teilnehmern nicht repräsentativ ist, zeigt sich doch im kleinen Fokus, wie individuell die Wege sein können und: Ein Arbeiten sogar während der Akutbehandlung kann möglich sein.[54]

Amir et al. (2008) interviewten eine Lehrerin in Teilzeit, bei der ein Lymphom diagnostiziert wurde. Sie kehrte bereits nach der Operation und vor dem Beginn der Chemotherapie in den Berufsalltag zurück, um einen anderen Fokus, eine andere Perspektive trotz der Erkrankung zu erhalten. Sie kehrte zu „ihren Kids" zurück.[55]

Ich selbst arbeitete ebenfalls während meiner Chemotherapien in der Regel von zu Hause aus über VPN-Verbindung (Virtual-Private-Network-Verbindung), stand per E-Mail und telefonisch in Kontakt mit den Kollegen. In der jeweils zweiten und dritten Woche nach der Chemogabe versuchte ich ebenfalls, einmal pro Woche in das Büro zu gehen. Allerdings war ich nur 1–1,5 Stunden pro Tag dazu in der Lage, mich zu konzentrieren und zu arbeiten. Ging es mir schlecht, hatte ich am Tag lange Untersuchungen und Behandlungen über mich ergehen lassen, klinkte ich mich völlig aus. Während der Bestrahlung übte ich die

---

52 Peteet 2000, S. 203

53 Peteet 2000, S. 203

54 Main et al. 2005, S. 994–995

55 Amir et al. 2008, S. 192–193

betriebliche Wiedereingliederung über das „Hamburger Modell" (siehe ausführlich ▶ Kap. 7 „Strukturierte Rückkehr nach dem Hamburger Modell"). Die sich anschließende einjährige Behandlung mit Herceptin vertrug ich relativ gut, legte mir die Termine in den Nachmittag und war in diesen Stunden „krank". Mit dem Rezidiv fiel ich natürlich durch die OP und die Krankenhausaufenthalte aus. Den ersten Chemozyklus der zweiten Therapie versuchte ich parallel zur Arbeit abzudecken. Doch ich überschätzte meine psychische und physische Leistungsfähigkeit, unterschätzte die Spuren der bisherigen Behandlungen auf mein Gehirn, meinen Körper. Die über mich hereinbrechenden zusätzlichen Arzttermine konnte ich nicht mehr mit der Arbeit verbinden. Ich brauchte Pausen, war platt. So zog ich die Notbremse.

Natürlich bin ich damit aus Sicht des Arbeitgebers und der Kollegen nicht eben zuverlässig einplanbar. Dies erfordert Kompromissbereitschaft von allen Beteiligten. Es gibt immer Tätigkeiten und Arbeiten, die nicht ad-hoc verrichtet werden müssen. Ja, Sie und ich als Betroffene sollten hier eine „Degradierung" akzeptieren, um ein Teil des Arbeitsalltags bleiben zu können.

Unser Gesundheitssystem sollte umdenken. Der bürokratische Aufwand für die Beantragung von Krankengeld, Erwerbsminderungsrente, Unterstützungen am Arbeitsplatz kostete mich unwahrscheinlich viel Kraft und Zeit, die mir für die Genesung fehlte. Und für den Job. Flexibilität und Vertrauen in mich als Betroffene stellten eine Fehlanzeige seitens der Sozialversicherungsträger dar. Was spricht beispielsweise aus Sicht einer Krankenkasse oder Rentenversicherung dagegen, an den Tagen als Versicherung einzuspringen, an denen Patienten nicht arbeiten können und an den anderen Tagen zahlt der Arbeitgeber? Und dies ohne unzählige Formulare, Überprüfungen, Gutachten und wochenlange Bearbeitungszeiten.

Ob ein Leistungsmissbrauch so wirklich verhindert wird, glaube ich persönlich nicht. Immerhin zeigen arbeitswillige Betroffene durchaus ihre Bereitschaft.[56]

So berichteten ebenfalls 23 schwedische Brustkrebspatientinnen vom mangelnden Informationsfluss der Sozialbehörden, einem unflexiblen Gesundheitssystem im Hinblick auf die Arbeitszeiten und einer respektlosen Behandlung durch die jeweiligen Sozialarbeiter und Sachbearbeiter.[57]

6.2   Das berufliche Umfeld

Gudbergsson et al. (2006) befragten 430 Krebsüberlebende in Norwegen zu deren Lebenssituation und verglichen die Antworten mit gesunden Probanden in ähnlicher Lebenssituation. Die ehemaligen Krebspatienten arbeiteten in gleichem Stundenumfang, waren allerdings häufiger

---

56   Hoyer et al. 2012, S. 2855

57   Nilsson et al. 2011, S. 271–272

alleinstehend oder ohne Kinder und verfügten über mehr Wohnfläche. Zumindest gut ausgebildete ehemalige Krebspatienten lebten mit einem adäquaten Einkommen gegenüber gesunden Vergleichspersonen. Allerdings kämpften die Krebsüberlebenden mit den Langzeitfolgen der Krebstherapie durch Folgeerkrankungen in stärkerem Umfang. Dies schränkte ihre körperliche und psychische Leistungsfähigkeit gegenüber gesunden Probanden nachweislich ein. Trotzdem ist die Teilhabe am regulären Arbeitsalltag für 84 % der ehemaligen Patienten normal.[58] Mit entsprechenden Modifizierungen der Rahmenbedingungen ist ein Arbeiten vormals an Krebs Erkrankter möglich. Allerdings verändert sich die subjektive Lebensqualität ehemaliger Krebspatienten im Zeitverlauf, insbesondere jüngere Betroffene leiden nachhaltig unter den Folgen einer Krebserkrankung in physischer und psychischer Hinsicht.[59]

6.2.1 Angst vor Ablehnung – offene Kommunikation

Eine offene Kommunikation, Kompromissbereitschaft und ein Aufeinanderzugehen von allen Seiten begünstigen einen frühzeitigen Wiedereinstieg in den Beruf, beispielsweise durch flexible Arbeitszeiten oder Homeoffice.[60] So kehrten in einer französischen Studie an Brustkrebspatientinnen vor allem die unter 50-jährigen gut ausgebildeten Betroffenen in den Beruf zurück, die eine entsprechende Unterstützung aus dem Arbeitsumfeld erhielten, sich nicht mit Lymphödemen, den Folgen einer Chemotherapie oder einer weiteren adjuvanten Behandlung konfrontiert sahen.[61]

Wie kulturunabhängig die Befürchtungen sind, legen beispielsweise Tan et al. (2012) für Malaysia dar. Sie befragten 60 Brustkrebspatientinnen, die unter anderem Angst, den Jobanforderungen nicht zu genügen, sowie ihre Befürchtungen zu potenziellen Umweltgefährdungen aus dem Berufsumfeld äußerten.[62] Zu ähnlichen Ergebnissen kamen Ahn et al. (2009), die die Daten von 1594 Brustkrebspatientinnen für Südkorea analysierten. Aufgrund der sehr aggressiven Behandlung konnten die betroffenen Frauen nur noch wenige Stunden arbeiten, erzielten geringere Einkommen, waren aber auch schlechter ausgebildet.[63]

Nilsson et al. (2011) befragten 23 schwedische Brustkrebspatientinnen. Eine offene Information und Kommunikation zwischen Betroffenen, Arbeitgeber, Kollegen, Krankenversicherungen und Sozialbehörden können den Wiedereinstieg erleichtern.[64]

---

58 Gudbergsson et al. 2006, S. 1023–1025

59 Chopra u. Kamal 2012, S. 12

60 Hoving et al. 2009, S. 8; Mehnert et al. 2012, S. 509

61 Fanton et al. 2010, S. 53–55

62 Tan et al. 2012, S. 5795

63 Ahn et al. 2009, S. 611, 615

64 Nilsson et al. 2011, S. 270–273

Demgegenüber interviewten Mak et al. (2014) 33 ehemalige Krebspatienten aus Singapur zu ihrer beruflichen Situation. Insgesamt zeigte sich ein sehr gemischtes Bild. Teilweise erhielten die Befragten wenig bis gar keine Unterstützung aus ihrem bisherigen beruflichen Umfeld. Einige wurde regelrecht aus dem Job gedrängt.[65] Bei Vorstellungsgesprächen wird in Singapur die gesundheitliche Situation und die bisherige Krankheitsgeschichte hinterfragt. Hier werden ehemalige Krebspatienten ebenfalls benachteiligt.[66] Auf der anderen Seite erhielten Betroffene fortlaufende Unterstützung von ihren Kollegen und dem Vorgesetzten. Die Befragung verdeutlichte die unsichere Situation für alle Beteiligten. Es fehlten klare Strukturen im Unternehmen, Unsicherheiten bezüglich finanzieller und sozialer Unterstützung durch außenstehende Leistungsträger, Unklarheiten ob der Belastbarkeit.[67] Eine erfahrener Mediator – vergleichbar einem Fallmanager in Deutschland – kann den gesamten Prozess begleiten und unterstützen.[68]

Maunsell et al. (2004) interviewten 646 ehemalige kanadische Brustkrebspatientinnen 3 Jahre nach ihrer Diagnosestellung. Die Studienteilnehmer standen wieder im Arbeitsleben und erlebten im Vergleich zu einer gesunden Vergleichsgruppe keine signifikanten Diskriminierungen aufgrund der Krebserkrankung in ihrem Arbeitsumfeld.[69]

6.2.2 Probleme mit Kollegen und Vorgesetzten – Wechsel des Umfeldes

Hauptgründe gegen eine Rückkehr in den Beruf im Rahmen einer schwedischen Studie an Brustkrebspatientinnen waren Überforderung durch die Tätigkeit und Probleme mit den Arbeitsbedingungen. 25 von 35 Brustkrebspatientinnen legten diese Gründe dar. Vier der 35 Brustkrebspatientinnen gaben als einzige Gründe offen zu, nicht wieder in das alte Arbeitsumfeld zurückkehren zu wollen, weil sie mit der Art der Tätigkeit und den Rahmenbedingungen nicht mehr zurechtkamen.[70] Auch Roelen et al. (2011) legen diese Argumente dar.[71] Ebenfalls Nachreiner et al. (2007) postulieren die Notwendigkeit der positiven Effekten einer sozialen und Unterstützung durch die Kollegen sowie das gesamte Arbeitsumfeld.[72] 17 der durch Lillehorn et al. (2013) befragten 56 schwedischen Brustkrebspatientinnen befürchteten ebenfalls

---

65 Mak et al. 2014, S. 272–274

66 Mak et al. 2014, S. 273

67 Mak et al. 2014, S. 275

68 Mak et al. 2014, S. 276–279

69 Maunsell et al. 2004, S. 1813

70 Johnsson et al. 2007, S. 92–94

71 Roelen et al. 2011, S. 241

72 Nachreiner et al. 2007, S. 292–293

eine mangelnde Unterstützung durch die (Job-)Umgebung und zögerten ebenso aus diesem Grund ihre Rückkehr in den Beruf hinaus.[73]

Darüber hinaus lassen Sie und mich die körperliche Selbstwahrnehmung, der Haarverlust, der Brustverlust, Narben unsicher im Auftreten werden. Die daraus resultierenden Ängste vor Ausgrenzung und Ablehnung beeinflussen ebenfalls die Entscheidung und das Timing für eine Rückkehr an den Arbeitsplatz.[74] So empfanden Brustkrebspatientinnen den durch die Chemotherapie bedingten Haarverlust gravierender als eine Mastektomie. Denn durch den Haarverlust wird die Diagnose offensichtlich, die Betroffenen angreifbarer.[75]

Um die Akzeptanz unter den Kollegen zu verbessern, schlagen Park und Shubair (2013) eine Art Mentoringprogramm vor, in dem ein externer Coach die Wiedereingliederung begleitet und für alle Beteiligten (Patient, Vorgesetzter, Kollegen) zur Verfügung steht.[76] So erfuhr ich während meiner ersten Wiedereingliederung eine Unterstützung durch ein externes Unternehmen, das meinem Vorgesetzten und mir beratend zur Seite stand. Es klärte rechtliche Fragen, kommunizierte mit dem Betriebsrat und mich behandelnde Ärzte. So fanden wir eine gemeinsame Basis für meinen Wiedereinstieg in den Beruf nach der Ersterkrankung.

Amir et al. (2007) zeigen, dass 8,3 % ehemaliger britischer Krebspatienten (73 % davon weiblich) den Arbeitsplatz wechselten.[77] Zu vergleichbaren Ergebnissen gelangen Fanton et al. (2009). In dieser Studie wechselten 15 % der Befragten den Arbeitsplatz.[78]

6.2.3　Überforderung durch Tätigkeit – Änderung der Aufgaben

Insbesondere bei manuellen Tätigkeiten spüren Krebspatientinnen ihre körperlichen Einschränkungen durch Lymphödeme, Narbenschmerzen etc. Dies hält die Betroffenen häufig von einem Wiedereinstieg ab.[79] Hier können eine gezielte Rehabilitation, Arbeitshilfen durch eine geeignete Einrichtung des Arbeitsplatzes oder eine Änderung der Arbeitsaufgaben Ansätze bilden. Dies setzt jedoch voraus, dass der Arbeitgeber an einem Wiedereinstieg von Ihnen als Krebspatientin interessiert ist. Es gibt in Deutschland zahlreiche Unterstützungen (siehe ausführlicher ▸ Kap. 7 „Strukturierte Rückkehr nach dem Hamburger Modell",

---

73　Lillehorn et al. 2013, S. 270–271

74　Maunsell et al. 1996, S. 2751–2753; Lemieux et al. 2008, S. 326; Tiedtke et al. 2010, S. 680–683

75　Lemieux et al. 2008, S. 326

76　Park u. Shubair 2013, S. 7

77　Amir et al. 2007, S. 133

78　Fanton et al. 2010, S. 51

79　Johnsson et al. 2007, S. 95; Nystedt et al. 2000, S. 962–967; McKay et al. 2013, S. 102

insbesondere ▶ Abschn. 7.4„Berufliche Neuorientierung"). Wollen alle Beteiligten, findet sich immer ein Weg.

Eine Überforderung durch die Ansprüche im Joballtag äußerten 28 von 102 befragten schwedischen Brustkrebspatientinnen als Grund für eine spätere Rückkehr bzw. dem Fernbleiben vom Berufsalltag.[80] Patienten mit anderen Diagnosen, beispielsweise kardiovaskulärer Erkrankungen, bestätigten die hohen Jobanforderungen als Hinderungsgrund für einen (gegebenenfalls frühzeitigeren) Wiedereinstieg in den Job.[81] Ein ähnliches Fazit ziehen Kennedy et al. (2007) in einer Befragung von 29 britischen Krebspatienten, die wieder in den Beruf zurückkehrten. Ein Teil fühlte sich den Anforderungen nicht gewachsen und kehrte sogar in die Krankschreibung zurück. Allerdings beeinflussen die innere Einstellung zur Bedeutung der Arbeit, die Art der Tätigkeit als auch die Langzeitfolgen der Krebsbehandlung die Einschätzung der individuellen Arbeitsbelastung.[82] Demgegenüber fanden Gudbergsson et al. (2007) keinen signifikanten negativen Einfluss intensiver Arbeitsanforderungen, der 417 ehemalige Krebspatienten von einer beruflichen Tätigkeit nach der Krebstherapie abhielt.[83] Allerdings änderten sich in einer Folgestudie von Gudbergsson et al. (2008) für 17 % (72 Teilnehmerinnen von insgesamt 431 Krebspatienten) der Befragten die Arbeitsaufgaben. Der überwiegende Teil der Studienteilnehmer (83 %) führte keine veränderten Rahmenbedingungen in ihrem Arbeitsverhältnis an. Die vornehmlich weiblichen Betroffenen mit veränderten Aufgaben klagten über massive Beeinträchtigungen in ihrem psychischen und physischen Lebensempfinden, arbeiten häufig in reduziertem Umfang weiter.[84] Trotzdem wählten diese 17 % den „beschwerlicheren" Weg einer Berufstätigkeit!

Ein gezieltes Gesundheitsmanagement am Arbeitsplatz, das Sie als Krebspatientin nach Ihrer Rückkehr weiterhin begleitet, kann Fehlentwicklungen rechtzeitig entgegenwirken. Darüber hinaus wird Ihr Vorgesetzter – sofern gewollt – durch das Gesundheitspersonal in Deutschland unterstützt und sensibilisiert in dem Aufgabenmanagement für Ihre Person.[85]

Die Arbeit fordert Sie nicht nur körperlich, sondern ebenso mental. Die von Van Hooff et al. (2008) durchgeführte Erhebung zu den Arbeitsbedingungen in den Niederlanden ergab, dass für mehr als die Hälfte der Befragten Leistungsdruck und Stress den Arbeitsalltag belasteten. 40 % der Befragten wünschten sich proaktive Maßnahmen, beispielsweise durch gezielte Änderungen der Rahmenbedingungen für die Arbeit, der

---

80   Johnsson et al. 2009, S. 95–96

81   Schnall et al. 1994, S. 383–384, 396, 405–406; Tiedtke et al. 2010, S. 680–681; Gimeno et al. 2005, S. 781–782

82   Kennedy et al. 2007, S. 21–24

83   Gudbergsson et al. 2007, S. 534

84   Gudbergsson et al. 2008a, S. 1163

85   Taskila et al. 2006, S. 434

besseren Vereinbarkeit zwischen Arbeit und Privatleben, einer Änderung der Arbeitsaufgaben.[86] Gut 3 % der Befragten berichteten über Arbeitsunfälle und Krankheitsfälle aufgrund von Stress. Diese Zwischenfälle waren umso wahrscheinlicher je eher die Probanden unter Dauerstress standen.[87]

Pryce et al. (2007) identifizieren drei zentrale Bereiche für Anpassungen und Änderungen in den Arbeitsaufgaben:[88]

- Modifikationen in den körperlichen Belastungen, beispielsweise durch technische Hilfsmittel
- Anpassungen an die Fähigkeiten durch eine Neuorganisation der Arbeit
- Flexibilisierung der Arbeitszeit und des Arbeitsortes, beispielsweise durch Homeoffice

Nachreiner et al. (2007) verweisen auf die Möglichkeit, arbeits- und konzentrationsintensive Aufgaben rechtzeitig zu planen. In eigener Verantwortung können Krebspatienten sich die Arbeitsatmosphäre schaffen, die sie benötigen. Dabei wird den Arztterminen, der Fatigue sowie anderen Aspekten Rechnung getragen.[89] Sie als Betroffene können selbstbestimmter handeln.

Eine zu beschützende Arbeitsatmosphäre kann auf Sie allerdings ebenso demotivierend wirken. Unter Umständen fühlen Sie sich vom operativen Arbeitsalltag ausgeschlossen. Amir et al. (2008) verweisen deshalb darauf, im engen Austausch mit Ihrem Vorgesetzten zu bleiben.[90] Die Situation ist für beide Seiten immer wieder zu adjustieren. Rufen Sie sich in Erinnerung, dass jede Beziehung Veränderungen unterliegt und immer wieder neu ausgehandelt werden muss, beispielsweise in der Partnerschaft, in der Freundschaft, in der Beziehung zu Ihren Kindern. Begreifen Sie die Veränderungen in Ihrem Arbeitsumfeld als Chance, aktiv selbst zu gestalten.

Franche et al. (2005) analysierten 10 Studien zu den Anpassungen der Arbeitsbedingungen nach einer Rückkehr in den Beruf. Bestenfalls führen die bekannten Maßnahmen (Arbeitszeitänderungen, technische Ausstattung des Arbeitsplatzes, medizinisch begleitete Wiedereingliederungsmaßnahmen etc.) zu einer Verkürzung der Krankschreibung. Allerdings sind die Anpassungen häufig nicht nachhaltig und verbessern nicht automatisch die Lebensqualität der Betroffenen.[91]

Braathen et al. (2007) zeigen, dass bereits Gerüchte über die positiven Veränderungen der Arbeitsbedingungen Langzeiterkrankte

---

86 Van Hooff et al. 2008, S. 16

87 Van Hooff et al. 2008, S. 15

88 Pryce et al. 2007, S. 84–85

89 Nachreiner et al. 2007, S. 292

90 Amir et al. 2008, S. 194–195

91 Franche et al. 2005, S. 620–626

(durchschnittlich länger als 12 Monate) zu einer Rückkehr in den Beruf bewegten.[92]

Csikszentmihalyi und LeFevre (1989) (▶ Kap. 4 ▶ Abschn. 4.4 „Intrinsische Motivation: Was „verführt" uns zum Arbeiten?" sowie ▶ Abschn. 4.5 „Gesundheitsfördernde Aspekte einer intrinsisch motivierten Tätigkeit") erläutern den positiven Effekt einer intrinsisch motivierten Arbeitsaufgabe. Können wir unsere Tätigkeit selbst steuern und werden durch diese herausgefordert, empfinden wir unseren Job nicht als Last. Überwiegen allerdings die Fremdsteuerung und unterfordert uns unsere Arbeit oder die Freizeitgestaltung, verbinden wir mit unserem (Arbeits-)Alltag negative Emotionen.[93] Dieser Effekt zeigte sich besonders deutlich, sofern Sie mit für Sie anspruchsvollen Arbeitsaufgaben betraut werden.[94] Andernfalls kehren sich die Effekte um: Sie langweilen sich in Ihrem Job, fühlen sich unterfordert, Ihr Immunsystem leidet und Sie fühlen sich allgemein unwohl.[95]

Schallberger (2000)[96] kommt zu dem Ergebnis, dass wir dann unsere berufliche Tätigkeit als langfristige Quelle positiver Selbstbestätigung empfinden, wenn uns unsere Arbeitsaufgaben fordern und wir unsere Kompetenzen selbstbestimmt einbringen können. Aus dem Gleichgewicht geraten wir, sobald uns eine Arbeitsaufgabe überfordert, weil uns die Kompetenzen (und gegebenenfalls die Zeit) fehlt, wir nicht selbstbestimmt agieren können. Diese Situationen führen zu Stress, Druck, lösen Angstgefühle im Hinblick auf einen Jobverlust aus, weil wir die Leistung nicht bringen können. Aber auch eine Unterforderung im Job kann zu Langerweile, Frust und damit negativer Aktivierung führen. Dies wirkt sich auf unsere gesamte Lebensqualität aus.[97]

Studien belegen das Erleben von Flow-Zuständen im Beruf.[98] Positiv wirken sich komplexe, außergewöhnliche Aufgaben aus, die mit dem Erlernen neuer Kenntnisse verbunden sind.[99] So vertrat ich kurzzeitig einen Mitarbeiter im Personalbereich und war mit der Neueinstellung eines Mitarbeiters konfrontiert, der ein relativ komplexes Profil bot. Da mein Arbeitgeber an den TVöD (Tarifvertrag für den öffentlichen Dienst) gebunden war, musste ich die Gesetzgebung studieren, interne Regelungen interpretieren sowie meine bisherigen Erfahrungen einbringen, um den neuen Kollegen einstellen zu können. Mir gelang

---

92   Braathen et al. 2007, S. 498

93   Csikszentmihalyi u. LeFevre 1989, S. 819–820

94   Csikszentmihalyi u. LeFevre 1989, S. 819

95   Csikszentmihalyi 2010, S. 191–192

96   Schallberger 2000

97   Schallberger 2000, S. 56, 60

98   Schallberger u. Pfister 2001, S. 176–187; Emerson 1998, S. 42; Semmer u. Schallberger 1996, S. 266

99   Triemer u. Rau 2001, S. 42–55; o.A. 2001, S. 14; Emerson 1998, S. 39, 41–42; Reid 2011, S. 52–54

es und ich kenne nun diverse Graubereiche des TVöD sehr gut. Diese Kenntnisse kann ich bei der Beratung von Kollegen sehr gut einbringen.

Intuitiv nachvollziehbar wirken bei einer herausfordernden Arbeitsaufgabe unterbrechende Telefonanrufe, kein Durchdringen der Thematik aufgrund von Zeitdruck oder ein schlechtes soziales Klima demotivierend.[100]

Yerxa (1998) betont den positiven Einfluss einer regulären, entgeltlichen Berufstätigkeit auf die Gesundheit und die Lebensqualität von Menschen trotz chronischer Erkrankungen.[101] Dies gilt für diejenigen Persönlichkeiten, die sie als zäh, unnahbar, widerstandsfähig („hardy") einschätzt:[102]

- Sie fühlen ein starkes Engagement und eine enge Selbstverpflichtung zu ihrem Umfeld, kennen ihren Lebenssinn und verfolgen ihre daraus abgeleiteten Ziele. Sie behalten den Überblick und agieren fokussiert im privaten und beruflichen Umfeld. Sie wissen, wer wann was zu tun hat.
- Sie kontrollieren die Situation. Stress wird als einkalkuliertes Risiko angenommen, behindert aber nicht die Fokussierung.
- Herausforderungen werden als dynamischer Aspekt des modernen Lebens angesehen und nicht als Bedrohung empfunden. Starke Persönlichkeiten wachsen daran und entwickeln sich weiter.

6.2.4 Erfolgsquellen für eine Jobrückkehr

Schenkt Ihnen Ihr Arbeitgeber das Vertrauen, Ihre Arbeitszeit und Ihre Arbeitsaufgaben selbst zu kontrollieren, kehren Sie frühzeitig und mit einer hohen Wahrscheinlichkeit in Ihren Beruf zurück. Dies belegt eine Untersuchung durch Greenwald et al. (1989), die allerdings keine Brustkrebspatientinnen berücksichtigt.[103] Aktuellere Studien, beispielsweise von Kennedy (2007)[104], Tiedtke et al. (2010)[105] oder Mak (2014)[106], bestätigen diese Schlussfolgerungen.

Häufig existieren Vorurteile und Befürchtungen gegenüber Krebspatienten bei Vorgesetzten und Kollegen. Hier ist teilweise noch Bildungsarbeit zu leisten.[107]

Neben der Bereitschaft des Arbeitgebers identifizierten Pryce et al. (2007) als wichtige Motivationsquelle eine Befürwortung Ihrer beruflichen Tätigkeit durch die Sie behandelnden Ärzte. Sofern Ihre Ärzte

100 Triemer u. Rau 2001, S. 42–55

101 Yerxa 1998, S. 412–415, 417

102 Kobasa 1979, S. 7–8

103 Greenwald et al. 1989, S. 1258

104 Kennedy et al. 2007, S. 17

105 Tiedtke et al. 2010, S. 677

106 Mak et al. 2014, S. 278–279

107 Mellette 1985, S. 372

gegenüber Ihrem Arbeitgeber eine positive Empfehlung für einen Wiedereinstieg aussprechen, reduziert sich dessen Unsicherheit.[108] Sie dürfen nicht außer Acht lassen, dass Ihre Situation auch für Ihren Vorgesetzten keine Routine darstellt.

Die Rahmenbedingungen sind die Schlüsselfaktoren für eine (frühzeitige) Rückkehr in die Berufstätigkeit. Zusammenfassend sind hervorzuheben:

- Art der Tätigkeit (geistig oder körperlich)[109]
- Flexibilität, beispielsweise der Arbeitszeiten und Arbeitsorte[110]
- Aktive Auseinandersetzung und Verarbeitung mit der Situation durch den Betroffenen[111]
- Auseinandersetzen mit dem Stress[112]
- Einrichtung des Arbeitsplatzes[113]
- Arbeitsaufgaben sollten sinnstiftend und individuell anspruchsvoll sein[114]
- Krankenversicherungssystem kann behindern[115]
- (Befristete) Verrentung kann die Jobrückkehr hinauszögern[116]
- Berücksichtigung der Langzeitfolgen der Krebsbehandlung bei der Personaleinsatzplanung und Zuordnung von Aufgaben[117]
- Gespräche mit dem Arbeitgeber zur konkreten Planung des Wiedereinstiegs[118]
- Fortwährende Kommunikation zwischen ehemaligem Krebspatienten, den jeweiligen Vorgesetzten und den Fallmanagern/ behandelnden Ärzten zur Modifizierung der Rahmenbedingungen an die individuelle Situation aller Beteiligten[119]
- Unterstützung durch die Kollegen[120]
- Unterstützung durch den Vorgesetzten[121]

Insbesondere die letzten beiden Faktoren stellen die positiven Haupterfolgsquellen für einen erfolgreichen Wiedereinstieg in den Beruf dar.[122]

---

108 Pryce et al. 2007, S. 88–90

109 Greenwald et al. 1989, S. 1255–1258

110 Johnsson et al. 2010, S. 320; Mehnert et al. 2012, S. 509

111 McKay et al. 2013, S. 101

112 Pryce et al. 2007, S. 90

113 Pryce et al. 2007, S. 90–91

114 Islam et al. 2014, S. 11–12

115 Mehnert et al. 2013, S. 2152

116 Main et al. 2005, S. 994–996

117 Park u. Shubair 2013, S. 2

118 Pryce et al. 2007, S. 90

119 McKay et al. 2013, S. 102

120 Pryce et al. 2007, S. 87–89; Nachreiner et al. 2007, S. 292–293

121 Nachreiner et al. 2007, S. 292–293

122 Islam et al. 2014, S. 11; Bouknight et al. 2006, S. 348

Darüber hinaus konnten Taskila et al. (2006) in einer Analyse von 640 wieder berufstätigen finnischen Krebspatienten (Brustkrebs, Leukämie, Prostatakrebs oder Hodenkrebs) im Alter zwischen 25 und 57 Jahren herausarbeiten, dass diese bereits eine große Unterstützung durch ihr Arbeitsumfeld (Kollegen und Vorgesetzte) erhielten, allerdings die soziale Begleitung insbesondere durch das sie betreuende medizinische Personal im beruflichen Kontext noch ausbaufähig war.[123] Gerade die betroffenen Onkologiepatienten mit einem geringeren Bildungsstand fühlten sich in sozialen Belangen häufig allein gelassen.[124] Somit beeinflusst das Ausbildungsniveau den weiteren gesundheitlichen Verlauf. Dieser Fakt wiederum beeinflusst die berufliche Zukunft von Ihnen als Krebspatientin.

Darüber hinaus machten Taskila et al. (2006) folgende gendervergleichende Beobachtung: Frauen erhielten grundsätzlich mehr Unterstützung im Arbeitsumfeld und vom medizinischen Personal im Vergleich zu Männern. Erhielten Patienten eine Chemotherapie, wurden diese von ihrem Umfeld mehr in Watte gepackt, erhielten bereitwilliger Hilfe. Umgekehrt benötigten Frauen (11–29 %) sowie Männer (21–39 %) bei manuellen Tätigkeiten eine größere Unterstützung durch das Arbeitsumfeld, die insbesondere im Kontext einer chemotherapeutischen Behandlung (44 % bei den Männern) deutlicher wurde. Bei den Frauen wurde kein signifikanter zusätzlicher Support bei praktischen Tätigkeiten erwünscht, wobei die Frauen weniger körperlich anstrengende Arbeiten ausführten. 29 % der Frauen erhofften sich durch ihren Vorgesetzten mehr praktische Unterstützung.[125]

Damit fordert Ihre Krebserkrankung nicht nur Sie als Betroffene, sondern ebenfalls Ihr Arbeitsumfeld sowie die gesamte Gesellschaft zum Umdenken und angepasstem Handeln auf.

6.3 Verhaltensorientierte Faktoren

Die durch die Krebserkrankung veränderte Lebensperspektive rückt zunehmend in den Fokus der Forschung und ist nicht nur auf der individuellen Ebene, sondern auch gesamtgesellschaftlich relevant. In der Literatur wird dieses Phänomen kritisch unter dem Aspekt der geringeren Wertschätzung der Arbeit durch die Krebsüberlebenden diskutiert. Eben jene entscheiden sich mit höherer Wahrscheinlichkeit gegen eine weitere Berufstätigkeit. 82 % der von Drolet et al. (2005) befragten Brustkrebspatientinnen mit einem Einkommen von weniger als 20.000 Kanadische Dollar pro Jahr gaben ihre eigene Entscheidung gegen die Berufstätigkeit an. Nicht der Arbeitgeber war der Grund für die Entscheidung.[126]

---

123   Taskila et al. 2006, S. 431–432

124   Taskila et al. 2006, S. 430–431

125   Taskila et al. 2006, S. 431–433

126   Drolet et al. 2005, S. 8309

Nieuwenhuijsen et al. statteten ehemalige Krebspatienten und deren Therapeuten mit gezielten Informationsbroschüren zu einem gesunden Weiterleben nach der Akutbehandlung aus. Parallel dazu wurde die regelmäßige Kommunikation zwischen den Patienten und deren behandelnden Ärzten forciert. Obwohl die Betroffenen und das medizinische Personal die Empfehlungen befolgten, Patienten davon profitierten, begünstigte dieses Verhalten nicht automatisch deren (frühzeitige) Rückkehr in den Beruf.[127]

Das erfüllte Weiterleben und Weiterarbeiten trotz einer lebensbedrohlichen chronischen Erkrankung kann Ihnen gelingen, indem Sie Ihre Einstellung zu Ihrer Krebserkrankung ändern und Ihre Lebensqualität neu für sich finden und definieren. Diese neue Wahrnehmung kann Ihre empfundene Lebensqualität verbessern. Allerdings arbeiten Sie täglich hart und schmerzhaft. Eine neue Sichtweise auf Ihr Leben trotz Krebs ist kein geradliniger Prozess, sondern durch Rückschläge und Umwege geprägt. Sprangers und Schwartz (2009) entwickelten hierzu ein theoretisches Modell, das 5 Faktoren als wesentlich identifiziert:[128]

1. Den Auslöser – die Krebsdiagnose
2. Das bisherige Leben, beispielsweise die Religiosität, eigene Erwartungen, Charaktereigenschaften
3. Der Mechanismus mit der Krebsdiagnose umzugehen, beispielsweise Vergleiche zu anderen anstellen, Veränderungen der Lebensziele
4. „Response Shift", das heißt eine Veränderung der Selbstwahrnehmung der eigenen Lebensqualität durch die Neudefinierung von Werten, Wahrnehmungen und der mit diesen selbst empfundenen Lebensqualität
5. Die neue erlebte Lebensqualität in körperlicher, geistiger und sozialer Hinsicht

Die Krebsdiagnose lässt Sie Ihre Werte, Vorstellungen und Lebensträume neu überdenken. Dabei beeinflussen Ihre bisherige Lebenserfahrung, Ihre Charaktereigenschaften, das soziale Umfeld Ihr Umgehenlernen mit der Erkrankung. Sie versuchen, sich neu zu finden und erleben eine andere Lebensqualität für sich. Dieser Kreislauf der Neudefinierung fand in Ihrer Vergangenheit bereits statt, beispielsweise mit dem Scheitern an einer Prüfung. Das lebenslange Lernen und Erfahren stellt Sie mit der Diagnose immer wieder vor neue Herausforderungen. Sprangers und Schwartz klassifizierten 3 Typen: Mary, Jane und Ann. Beispielsweise Mary fühlte sich vor der Krebsdiagnose als Herrscherin ihres Lebens. Mit der Erkrankung definierte Mary ihre Ziele neu. Durch die Erkrankung konnte sie im Job nicht mehr den bisherigen Einsatz zeigen. Sie akzeptierte für sich, dass die Erkrankung außerhalb ihres Kontrollbereichs liegt. Dafür engagierte sie sich intensiver in der Familie, im Freundeskreis und fand Erfüllung im sozialen Engagement. Sie nahm sich

---

127 Nieuwenhuijsen et al. 2006, S. 647–648

128 Sprangers u. Schwartz 1999, S. 1508–1510

andere Betroffene als Beispiel, die die Erkrankung erfolgreich überlebten. Durch diesen Aufwärtsvergleich gelang es Mary, ihre Lebensziele und Einstellungen für sich selbst stimmig zu definieren. Damit kann Mary eine neue Lebensqualität für sich erfahren. Jane als Gegenbeispiel will alle potenziellen Einflussfaktoren ihrer Erkrankung kontrollieren. Jane manövriert sich in einen negativen Teufelskreis aus Angst, Frustration und Hoffnungslosigkeit. Indem Jane nicht lernt, loszulassen, verschlechtert sich ihre empfundene Lebensqualität dramatisch. Ann als drittes Beispiel sieht die Erkrankung als nicht beeinflussbaren Faktor für sich an, findet in der Spiritualität Halt und neuen Lebenssinn für sich. Die 3 fiktiven Persönlichkeiten zeigen verschiedene Reaktionen auf die Erkrankung.[129] Ich selbst erlebte mich bereits in allen Rollen, bin mittlerweile aber mehr Mary und lerne die Erkrankung als nur wenig beeinflussbaren Faktor als Teil meines Lebens zu akzeptieren. Ich schaue nach vorn.

Indem Sie mit der Krebserkrankung umzugehen lern(t)en, reifen Sie als Persönlichkeit, werden stressresistenter, werten Ihre Bedürfnisse stärker und entwickeln meist eine höhere soziale Kompetenz. Damit stellen Sie für sich selbst, Ihr Umfeld, Ihre Kollegen und Ihren Arbeitgeber eine wertvolle Ressource dar. Sie fokussieren auf die relevanten Arbeitsaufgaben, bleiben am Ball und „verschwenden" weniger Lebensarbeitszeit. Unter Umständen reagieren Sie in Stresssituationen gelassener als das Arbeitsumfeld und bewahren einen kühlen Kopf, eben weil Sie bereits die Extremsituation der Krebserkrankung managten.[130]

Mit den gestiegenen Jobanforderungen werden kognitiv-behaviorale Komponenten während der (Akut-)Behandlung und in der Folge zentraler für eine Berufstätigkeit nach der Krebserkrankung.[131] So berichteten 20 % der von Amir et al. (2007) befragten Krebspatienten, dass eine Berücksichtigung kognitiver individueller Faktoren während der Rehabilitation nach der Wiederkehr in den Beruf die Motivation beeinflusste. Dies führte zu einer inhaltlichen Neuausrichtung der Arbeitsaufgaben und Karrierewege.[132]

Lillehorn et al. (2013) zeigten das Zusammenwirken biomedizinischer und psychologischer Faktoren für eine schwedische Gruppe von 56 Brustkrebspatientinnen auf. Krebs wird durch die Betroffenen nicht nur als rein körperliche Krankheit erlebt. Das gesamte Leben erzittert, Lebensziele, Träume, Pläne werden hinterfragt. Partnerschaften und Familien können zerbrechen. Der Krebserkrankte erlebt eine psychische Transformation: Angst, Tod, Isolation, Lebenssinn werden durch Sie und mich neu definiert. Diese Faktoren beeinflussen die Rückkehrraten in den Beruf fundamental.[133]

---

129 Sprangers u. Schwartz 1999, S. 1509–1510

130 Thornton 2002, S. 156–159

131 Levinthal u. Crouch 1997, S. 77–88; Sharpe et al. 2003, S. 437–439; Huibers et al. 2004, S. 244

132 Amir et al. 2007, S. 133–134

133 Lillehorn et al. 2013, S. 272

Tiedtke et al. (2012) befragte 22 Brustkrebspatientinnen in Belgien. Diese sorgten sich über eine mangelnde Akzeptanz ihrer Person und Arbeitsleistung nach einer Rückkehr.[134]

Wie die Bürokratie indirekt Einfluss auf die Krebsüberlebenden ausübt, zeigen Tiedtke et al. (2012) für Belgien/Flamen. Schnell wurden die Überlebenden in die Rolle des Patienten oder die Rolle des Schwerbehinderten gedrängt. Hier sind die jeweiligen Sachbearbeiter, Sozialberater etc. zum Umdenken angeregt.[135]

Wie bereits herausgestellt, begleitet die Fatigue als Langzeitfolge den überwiegenden Teil ehemaliger (Brust-)Krebspatienten. Als wirksames Instrument wurde die „Cognitive Behavior Therapy" (CBT = kognitive Verhaltenstherapie) etabliert. Die CBT fokussiert auf die eigene Wahrnehmung physischer und psychischer Verhaltensweisen und deren Veränderung.[136] Gliessen et al. (2006) zeigten in Ihrer Studie an 47 Krebspatienten, wie Betroffene von der Teilnahme an einer Therapie unmittelbar nach der Diagnosestellung und dem Behandlungsbeginn im Vergleich zu einer sechsmonatigen Wartefrist (44 Krebspatienten als Vergleichsgruppe) profitieren konnten. In der erstgenannten Untersuchungsgruppe ängstigten sich die Betroffenen weniger, fühlten sich nicht so sehr gestresst und erschöpft. Sie erspürten die Auswirkungen der Fatigue unter Anleitung und fühlten sich nicht hilflos der Erschöpfung ausgesetzt.[137] Perspektivisch kann die kognitive („erkennende") Verhaltenstherapie Ihre seelische Widerstandskraft, Ihre Resilienz stärken.[138] Dirksen et al. (2008) konnten kurzfristige positive Effekte bei Schlafstörungen, Depressionen, Fatigue, Ängsten und der Lebensqualität von 72 Brustkrebspatientinnen durch die CBT beobachten.[139] Darüber hinaus wirken sich gezielte sportliche Aktivitäten positiv auf Ihr allgemeines Wohlbefinden aus, stärken Ihr Selbstvertrauen und Ihre psychische Leistungsfähigkeit.[140]

Weiterhin beeinflusst der kulturelle Hintergrund den Umgang mit der Krebserkrankung. In einer telefonischen Befragung von 3 ethnischen Gruppen (China, Indien, Malaysia) ehemaliger Brustkrebspatientinnen identifizierten Tan et al. (2012) beispielsweise für chinesische Betroffene die finanzielle Unabhängigkeit als einen Haupttreiber für die Rückkehr in den Beruf. Malaysische Patientinnen gaben hingegen den sozialen Kontakt als zentrale Quelle für die Wiederaufnahme der Beschäftigung an. Für alle Betroffenen spielte die erlebte Langeweile einen weiteren entscheidenden Faktor.[141]

---

134 Tiedtke u. Rijk 2012, S. 5–6

135 Tiedtke et al. 2012, S. 249–250

136 Gielissen et al. 2006, S. 4883

137 Gielissen et al. 2006, S. 4885

138 Stiftung für Qualität und Wirtschaftlichkeit im Gesundheitswesen, rechtsfähige Stiftung des bürgerlichen Rechts 2013, S. 1

139 Dirksen u. Epstein 2008, S. 669–672

140 Speck et al. 2010, S. 421

141 Tan et al. 2012, S. 5792–5794

Letztendlich beeinflussen Ihre empfundene Lebensqualität als Ganzes – einschließlich einer eventuellen Berufstätigkeit – die persönliche Bereitschaft und Ihre innere Einstellung respektive Motivation fundamental Ihre Entscheidung für eine Wiederaufnahme Ihrer Arbeitstätigkeit.[142] Individuelle Motivationsfaktoren, beispielsweise Ihre subjektiv empfundene Skepsis gegenüber einer Rückkehr in den Beruf, wurden bisher in den einschlägigen Studien nur unzureichend berücksichtigt.[143]

Die empfundene Lebensqualität rückte in den letzten Jahren verstärkt in den Therapiefokus und bildet mittlerweile einen festen Bestandteil in der Krebstherapie. Neben psychoonkologischer Betreuung werden verstärkt komplementäre Behandlungen einbezogen, beispielsweise Yoga, PMR (progressive Muskelrelaxation), autogenes Training, Biofeedback, Hypnose, IKP (integrierte körperzentrierte Psychotherapie) oder Qigong zur Stressbewältigung und Verbesserung der körperlichen Funktionsfähigkeit.[144] Aus eigener Erfahrung kann ich berichten, dass diese Praktiken schnell zu erlernen sind. Sie benötigen kein spezielles Equipment und können die Übungen jederzeit und an jedem Ort – auch im Job – ausführen. In einem Literaturüberblick fasst Tschuschke (2006) die positiven Einflüsse auf ein gestärktes Immunsystem und eine geringere Rezidivrate[145] durch diese verhaltensorientierten Ansätze zusammen.[146]

Daneben unterstützt regelmäßige (Kranken-) Gymnastik, Aerobic, Laufen etc. Ihren Genesungsprozess und stärkt Ihre Psyche.[147] Durch zielgerichtete Übungen kann darüber hinaus Ihre körperliche Leistungsfähigkeit für den Beruf verbessert werden. Dies wiederum stärkt Ihre Selbstwahrnehmung, Ihre Leistungsfähigkeit und damit Ihre Arbeitsfähigkeit.[148] Letztendlich benötigen Sie ein individuell zugeschnittenes Reha-Programm, das Ihre sozialen, ökonomischen, physischen und psychischen Eigenschaften berücksichtigt und nicht mit Ihrer Rückkehr in den Beruf beendet ist.[149]

6.4 Kompromissbereitschaft für Ihre Lebens- und Arbeitsqualität

Die medizinischen Fortschritte führen zu einer steigenden Anzahl an Überlebenden, die durchaus in der Lage sein können, in ihrem Beruf zu verbleiben bzw. nach der Behandlung wieder in eine Erwerbstätigkeit

---

142 Islam et al. 2014, S. 10

143 Mehnert u. Koch 2013, S. 84

144 Redd et al. 2001, S. 811–820; Tschuschke 2006, S. 169

145 Lyles et al. 1982, S. 509–510; Davis 1986, S. 967–974

146 Tschuschke 2006, S. 171–172

147 Hwang et al. 2008, S. 446–448

148 Musanti 2012, S. 352; Bouknight et al. 2006, S. 347–348; Chan et al. 2008, S. 169

149 Steiner et al. 2004, S. 1709

zurückzukehren. Aus gesamtgesellschaftlicher Sicht, aus der Perspektive Ihres Arbeitgebers, insbesondere aber für Sie verbessert sich Ihre psychische und physische Lebensqualität.[150] Sie fühlen sich nicht mehr sozial isoliert, und Ihre Selbstwertschätzung kann profitieren. Mit der Wiederaufnahme einer Beschäftigung vermindern sich Ihre finanziellen Einbußen, aber auch gesamtgesellschaftliche Wohlfahrtsverluste.[151] Denn das soziale Netz aus Krankenversicherung, Rentenversicherung, Arbeitsagentur etc. fing Sie und mich auf. Es finanzierte unsere Behandlung und potenzielle Heilung. Allein hätten wir diese Kosten nicht stemmen können.

Kompromiss kann der gefürchtete „Karriereknick" sein. Ich selbst entschied mich nach dem Rezidiv auf den freiwilligen Verzicht meiner Führungsposition. Überwiegend reflektiere ich diesen Schritt für mich nicht als „Knick", sondern als bewusste Entscheidung für mein Leben, meine Gesundheit im Kontext einer Berufstätigkeit. Natürlich gibt es Phasen und Situationen, in denen ich der Meinung bin, die Krankheit nahm mir alles … auch den Job!. Diese Gedankengänge entstehen insbesondere dann, wenn ich in Kontakt mit alten Wegbegleitern trete, die teilweise die klassische steile Berufskarriere hinlegten. Ja, ich vergleiche dann, fühle mich minderwertig und unverschuldet abgestraft vom Leben. Meine Kommentare lauten dann beispielsweise: „Ich trat auf die Bremse und legte karrieretechnisch den Rückwärtsgang ein!" Ich denke, solche Momente gehören zu meiner Lebenserfahrung.

Die Neuadjustierung Ihrer beruflichen Position kann, aber muss kein Schritt für Sie sein. 51 (56 %) von 91 wieder berufstätiger Krebspatientinnen in den USA änderten innerhalb von 2 Jahren ihre berufliche Position. Häufig verbunden war dieser Schritt mit einer Reduzierung der Arbeitszeit aufgrund psychischer und physischer Langzeitfolgen der Krebserkrankung.[152] In einer Langzeitstudie über 9 Jahre wurden 378 ehemalige Brustkrebspatientinnen begleitet. Innerhalb dieses Zeitraumes gaben 25 % der Probandinnen eine Veränderung in ihrer beruflichen Laufbahn an. 12 % der Befragten fühlten sich nicht mehr in der Lage, die entsprechenden Karriereanforderungen zu erfüllen.[153] In der gleichen Studie gaben weitere 26 % der Befragten an, dass sie zielgerichteter arbeiteten, respektive ihre Arbeitszeit effizienter einsetzten. 6,5 % konnten sogar einen positiven Einfluss auf ihre berufliche Laufbahn verkünden.[154]

Trotzdem unterliegt Ihr Wohlbefinden langfristig immer wieder Schwankungen, die Ihre Leistungsfähigkeit und Ihre Gesundheit beeinflussen. Dessen sollten und müssen Sie sich und Ihr Umfeld – auch Ihr Arbeitgeber – bewusst sein.[155]

---

150   Spelten et al. 2002, S. 124–128

151   Park u. Shubair 2013, S. 1

152   Steiner et al. 2008, S. 143–145

153   Stewart et al. 2001, S. 261

154   Stewart et al. 2001, S. 261

155   Chopra u. Kamal 2012, S. 13

Ja, Sie müssen Kompromisse eingehen. Dies kann ein reduziertes Einkommen durch eine geringere Arbeitszeit zur Folge haben. Gegebenenfalls geben Sie Ihre bisherige Position auf. Nichtsdestoweniger zollt Ihnen Ihr Umfeld Anerkennung und Respekt, da Sie etwas geschafft haben, das sich die meisten nicht vorstellen konnten. Ich vergleiche dies immer mit einem Marathon. Wie viele Menschen in Ihrem beruflichen Umfeld liefen bereits diese Distanz? Ihr Durchhaltevermögen ließ Sie Kräfte mobilisieren, die Sie nun in anderen (beruflichen) Lebenssituationen gut einbringen können.

6.5 Wie ein Wiedereinstig gelingen kann

Die Rückkehr in die Berufstätigkeit kann als Wiederentdeckung und Selbstbestimmung der eigenen Identität angesehen werden.[156] Verbeck und Spelten (2007) entwickelten einen Plan, der die bereits angeführten Argumente noch einmal zusammenfasst und Ihnen als mögliche Anleitung dienen kann:[157]

1. Terminieren und entwickeln Sie mit dem Ihren Wiedereinstieg begleitenden Arzt, beispielsweise Hausarzt, Onkologe oder Betriebsarzt, einen Wiedereingliederungsplan.
2. Halten Sie Kontakt zu Ihrem Arbeitgeber, da Sie auf dessen Zugeständnisse im Arbeitsverhältnis angewiesen sind.
3. Halten Sie Kontakt zu Ihren Kollegen. Besuchen Sie die Kollegen, fragen Sie nach den aktuellen Entwicklungen in Ihrem Arbeitsumfeld. Kurz: Zeigen Sie aktives Interesse.
4. Unterzeichnen Sie einen Wiedereingliederungsplan mit Ihrem unmittelbaren Vorgesetzten und Betriebsarzt. Kommunizieren Sie den Plan auch Ihren Kollegen. Für alle Beteiligten schafft der Plan Transparenz und Verbindlichkeit.
5. Nehmen Sie Ihre Berufstätigkeit bereits wieder auf, bevor Sie vollständig therapiert sind. Beginnen Sie mit einem reduzierten Stundenumfang, um sich realistische Ziele zu setzen und Fehlschläge zu vermeiden.
6. Terminieren Sie Ihren Arbeitsbeginn, Ihren täglichen und wöchentlichen Arbeitsumfang sowie die Stufen, in denen Sie sich an Ihre zukünftige Arbeitszeit heranarbeiten wollen. Legen Sie ebenfalls das Datum Ihres vollen „neuen" Wiedereinstiegs fest.
7. Einen konkreten Zeitplan können nur Sie individuell und in Abhängigkeit Ihres gesundheitlichen Status mit Ihrem Arzt und Arbeitgeber entwickeln. Allgemeine Empfehlungen wären nicht seriös.

---

156 Steiner et al. 2004, S. 1704

157 Verbeek u. Spelten 2007, S. 393

8. Überprüfen Sie den Wiedereingliederungsplan nach Ihrem Arbeitsbeginn alle 2 Wochen mit Ihrem unmittelbaren Vorgesetzten. Passen Sie den Plan gegebenenfalls an.
9. Falls Sie unsicher sind, entwickeln Sie parallel einen zweiten Wiedereinstiegsplan mit reduziertem Stundenumfang. Das heißt, entwickeln Sie einen Plan B und ggf. auch einen Plan C.

Verbeck und Spelten geben beispielhaft für die Wiedereingliederung einer Krankenschwester an, dass diese nach 12 Wochen wieder mit zweimal 4 Stunden pro Woche in den Job einstieg.

Leider existieren keine relevanten Studien, die die praktischen Erfahrungen betroffener Krebspatienten über das „Wie?" einer erfolgreichen Rückkehr in die Berufstätigkeit konkret beschreiben. Eine detaillierte Analyse von misslungenen Wiedereinstiegen wurde bisher noch nicht intensiv erforscht und ausgewertet.[158]

Steiner et al. (2004) plädieren deshalb für eine detailliertere Analyse der Faktoren, die eine Jobrückkehr determinieren. Folgende Überlegungen können für Sie als Betroffene, Ihre Ärzte, Sozialbetreuer, Ihren Arbeitgeber wichtige Ansatzpunkte sein. In erster Linie geht es aber um Sie selbst:[159]

1. Arbeiten
    - Ja/nein
2. Arbeitsintensität
    - Stunden pro Woche
    - Flexible Anpassungen im Arbeitsplan
    - Dauerhafte Entscheidung für Vollzeit oder Teilzeit
3. Position im Beruf und Arbeitsinhalt
    - Wechsel des Arbeitgebers
    - Wechsel der Arbeitsaufgaben
    - Veränderungen in der Position
    - Anpassungen in den Pflichten und den Fähigkeiten
    - Anpassungen in der Arbeitsproduktivität
    - Veränderungen zur Steigerung Ihrer Arbeitszufriedenheit und der aller Beteiligten
    - Veränderungen in der Einstellung zur Bedeutung des Jobs für Sie
    - Veränderungen im Erwerbsminderungsstatus, Rehabilitationsplan, Wiedereingliederungsplan
    - Eruierung der Fähigkeiten und Möglichkeiten eines Arbeitswechsels nach der Krebserkrankung
4. Wirtschaftliche Situation
    - Veränderungen im Gehalt und anderen Einkunftsquellen, beispielsweise gesetzliche Rente, private oder berufsständische Renten
    - Veränderungen im Haushaltseinkommen/Einkommen des Partners

---

158 Steiner et al. 2004, S. 1709

159 Steiner et al. 2004, S. 1709

- Eruierung finanzieller Anreize für eine Rückkehr in den Beruf bzw. Hinderungsgründe, beispielsweise ein geringeres Einkommen im Vergleich zu einer Rente
- Berücksichtigung Höhe und Dauer des Krankengeldes
- Berücksichtigung Höhe und Dauer einer Rente oder anderer sozialer Absicherungen, beispielsweise Arbeitslosengeld, Sozialhilfe, Wohngeld etc.

6.6 Vorteile für den Arbeitgeber

Die Diagnose Krebs ist mitten in unserer Gesellschaft angekommen und kein Randproblem mehr. Auch Arbeitgeber müssen sich mit der Situation auseinandersetzen, Sie und mich als Arbeitskräfte – mit Besonderheiten – akzeptieren lernen.[160] Denn Sie und ich können trotz Krebserkrankung durchaus arbeiten.

Ein wichtiger Aspekt zu Beginn: Bisher existieren nur sehr wenige internationale Studien und faktisch keine Erhebungen im deutschen Raum, die die Erfahrungen von Arbeitgebern mit wieder berufstätigen Krebspatientinnen und Krebspatienten untersuchen.[161]

Vornehmlich viele ehemalige Brustkrebspatientinnen kehren in den beruflichen Alltag zurück. Neben den verschiedensten bereits erläuterten Ursachen wollen die Betroffenen wieder arbeiten. Die Jobrückkehr bedeutet einen fundamentalen Schritt weg vom Krankheitsalltag hin zur Jobroutine.[162] Diese bewusste Willensentscheidung für eine Arbeitsaufgabe lässt Sie und mich mit einer anderen Motivation den Joballtag angehen. Ich würde sogar behaupten, wir können effizienter arbeiten, eben weil wir uns der begrenzten Lebenszeit, der wir alle unterliegen, bewusster sind.

Trotz der hohen Rückkehrraten in den Beruf entscheidet sich die Mehrheit der Brustkrebspatientinnen für eine Teilzeitstelle im Vergleich zu Frauen ohne Vorerkrankungen.[163]

Obwohl die Studienergebnisse gemischt sind, belegen diese tendenziell keine starken Leistungsbeeinträchtigungen durch eine abgeschlossene Akutkrebsbehandlung.[164] Im Gegenteil, ehemalige Krebspatienten verfügen über eine ausgeprägte Resilienz und ein feines Gespür für das (Arbeits-) Umfeld sowie zwischenmenschliche Beziehungen.[165] Mehnert (2011) definiert die Arbeitsfähigkeit als „an individual's physical, psychological, and social resources for participation in any kind

---

160 Schultz et al. 2002, S. 220

161 Mehnert 2011, S. 127

162 Munir et al. 2010, S. 1366; Gudbergsson et al. 2006, S. 1025

163 Drolet et al. 2005, S. 8305; Balak et al. 2008, S. 270; Bradley et al. 2005, S. 153–154

164 So beispielsweise Torp et al. 2012, S. 2155; Bradley et al. 2002, S. 764

165 Costanzo et al. 2009, S. 6–8

of paid work or self-employment".[166] Gudbergsson et al. (2008) erweitern dieses Begriffsverständnis noch um „is dependend on the individual's mental and somatic health status as well as on his/her social skills … [and] is influenced by the level of education, the extent of the social network, socio-economic status, and by the status of the job market and its willingness to employ individuals with eventual reduced work ability".[167]

Bradley et al. (2002) zeigen für 156 US-amerikanische Brustkrebspatientinnen im Alter von 51–61 Jahren, dass rund 54 % der Betroffenen wieder arbeiten. In der gesunden Vergleichsgruppe (5818 Frauen im Alter von 51–61 Jahren) trifft dies auf 64 % der Frauen zu.[168] Interessanterweise arbeiten die ehemaligen Brustkrebspatientinnen durchschnittlich 3,39 Stunden pro Woche mehr gegenüber der Vergleichsgruppe, 3 Jahre nach der Diagnose waren es sogar 4 Stunden pro Woche. Unmittelbar nach der Behandlung waren die Brustkrebspatientinnen durchschnittlich ebenso lange an ihrem Arbeitsplatz wie die gesunden Studienteilnehmerinnen.[169] Dies bedeutet aber gerade nicht, dass die Betroffenen länger für ihre Arbeitsaufgaben benötigen würden. Denn die „Survivors" verdienten nach dem Wiedereinstieg auch mehr als die Vergleichsgruppe – ca. 13 % pro Stunde. Nach 3 Jahren betrug der Unterschied sogar durchschnittlich 15 % pro Stunde.[170] Damit zeigten die Überlebenden ebenfalls eine höhere Leistungsfähigkeit. Der gefürchtete Karriereknick blieb damit aus.

Allerdings heben sich die berufstätigen ehemaligen Brustkrebspatientinnen durch eine höhere Bildung, eine vorhandene Krankenversicherung, ein höheres Einkommen bereits vor der Diagnose ab. Diese Frauen zeigten bereits zuvor einen überdurchschnittlichen Arbeitseinsatz, der ihnen eventuell dabei half, die Erkrankung zu bewältigen.[171] Bradley et al. (2002) bezeichneten diese Frauen als besonders „robust".[172] Allerdings räumen die Wissenschaftler ebenfalls ein, dass sich die betroffenen Frauen eventuell zu einem höheren Arbeitseinsatz gezwungen sahen, um den Job, das Einkommensniveau und den Versicherungsschutz zu behalten.[173] Demgegenüber waren die Brustkrebspatientinnen benachteiligt, die wieder neu in den Arbeitsmarkt finden mussten. Deren Chancen waren deutlich schlechter.[174]

Bradley et al. (2002) konnten durch ihre Studie der Arbeitgeberseite zeigen, dass ehemalige Brustkrebspatientinnen motivierter,

---

166 Mehnert 2011, S. 124

167 Gudbergsson et al. 2008b, S. 159–160

168 Bradley et al. 2002, S. 764–765

169 Bradley et al. 2002, S. 768

170 Bradley et al. 2002, S. 768–769

171 Bradley et al. 2002, S. 774, 776

172 Bradley et al. 2002, S. 771

173 Bradley et al. 2002, S. 777

174 Bradley et al. 2002, S. 769

einsatzfreudiger und definitiv nicht weniger belastbar als ihre gesunden Kolleginnen waren und sind. Eher im Gegenteil: Ihre Leistung hob sich deutlich von den gesunden Frauen ab.

Gleichzeitig räumte die Studie mit einem weiteren Vorurteil auf: Brustkrebspatientinnen, die zuvor in Teilzeit arbeiteten, kehrten sehr wohl wieder in den Beruf zurück. Von den vor der Erkrankung in Vollzeit arbeitenden Frauen arbeiteten nach der Jobrückkehr nicht weniger in Vollzeit gegenüber der gesunden Vergleichsgruppe.[175]

Gleichfalls die Befürchtungen, Brustkrebspatientinnen ruhten sich auf einer vorhandenen finanziellen Absicherung aus, konnten Bradley et al. (2002) nicht bestätigen. Denn gerade die finanziell gut abgesicherten Brustkrebspatientinnen kehrten wieder in den Job zurück.[176] Zu vergleichbaren Ergebnissen kommen ebenfalls Ganz et al. (1996). Die Autoren zeigten, dass 65 % der 139 Brustkrebspatientinnen 2 bzw. 3 Jahre nach Abschluss der Akutbehandlung wieder arbeiteten bzw. karitativen Tätigkeiten nachgingen. Die wöchentliche Arbeitszeit lag bei 34,4 bzw. 33,2 Stunden. Dabei unterschied sich deren Leistungsfähigkeit nicht von ihrer Zeit vor der Krebsdiagnose.[177] Das heißt, Ihr (potenzieller) Arbeitgeber sowie Ihre Kollegen müssen nicht automatisch von einem Leistungseinbruch ausgehen. Sie dürfen Ihnen etwas zutrauen! Durch Ihre Erkrankung entwickeln Sie einen Kampfgeist (sogenannter „Fighting Spirit"), der Ihnen nicht nur ein besseres Überleben sichert, sondern Sie auch aktiv durch Ihren Berufsalltag begleiten kann.[178]

Satariano und DeLorenze (1996) bestätigen diese Erkenntnisse. 71 % (212 Studienteilnehmerinnen) von insgesamt 296 US-amerikanischen Brustkrebspatientinnen kehrten innerhalb von 3 Monaten nach der Diagnose an den Arbeitsplatz zurück. Allerdings waren unter den Jobrückkehrern 123 Betroffene mit lokalem Mammakarzinom, 81 mit einem regional begrenzten Tumor und 8 Betroffene mit Metastasen. Von den länger krankgeschriebenen Patientinnen hatten nur 8 Studienteilnehmerinnen Fernmetastasen. Die Autoren schlussfolgern einen nur geringen Einfluss der Brustkrebserkrankung auf die berufliche Situation der Betroffenen.[179] Allerdings dürfte die Therapie bei Fernmetastasen langwieriger und belastender als eine lokale Therapie ausfallen. So sind mehrere Faktoren für die Entscheidung der Wiederaufnahme der Berufstätigkeit entscheidend.

Gudbergsson et al. (2006) befragten 216 ehemalige Brustkrebspatientinnen sowie 49 Prostatakrebspatienten und 165 Hodenkrebspatienten, die nach Abschluss der Behandlung wieder berufstätig waren. Die norwegischen Studienteilnehmer arbeiteten in ähnlichem Stundenumfang wie die gesunden Vergleichsprobanden, zeigten eine

---

175 Bradley et al. 2002, S. 776–777

176 Bradley et al. 2002, S. 768

177 Ganz et al. 1996, S. 195

178 Tschuschke 2006, S. 97; Peteet 2000, S. 202; Heim 1988, S. 8–18

179 Satariano u. DeLorenze 1996, S. 237–240

vergleichbare Motivation, verfügten allerdings auch über eine bessere (Aus-) Bildung. Trotzdem schränkte die Erkrankung die durchschnittliche Leistungsfähigkeit der Betroffenen 2–6 Jahre nach der Diagnose messbar ein.[180]

De Boer et al. (2008) beobachteten eine Verbesserung der Arbeitsfähigkeit im Zeitverlauf von ehemaligen weiblichen Krebspatientinnen im Vergleich zu Männern.[181] Taskila et al. (2007) konnten keine geschlechtsspezifischen Unterschiede in der Arbeitsfähigkeit ehemaliger krebskranker Männer und Frauen feststellen. Die Autoren verglichen eine Gruppe von 591 ehemaligen Krebspatienten und Krebspatientinnen mit 757 gesunden Personen im Alter von 25–64 Jahren.[182] Auch Gudbergsson et al. (2008) zeigen keine geringere Einsatzbereitschaft für den Arbeitgeber von ehemaligen Krebspatienten (446 Probanden) im Vergleich zu gesunden Arbeitskräften (588 Studienteilnehmer), obwohl die Krebspatienten von Einschränkungen in der Lebensqualität in Folge der Krebserkrankung berichteten.[183]

Allerdings werden die Rückkehrraten und die durchschnittliche Arbeitszeit bei ehemaligen Brustkrebspatientinnen durch das Stadium – und damit der Behandlungsintensität – determiniert. So fanden Bradley et al. (2005) für eine US-amerikanische Patientengruppe keinen signifikanten Unterschied zu einer Berufstätigkeit für Betroffene mit einer Vorstufe (in situ). Hingegen beeinflusste ein lokaler Tumor bzw. eine fortgeschrittene Brustkrebskrebsdiagnose nachhaltig die Wahrscheinlichkeit eines Wiedereinstiegs in den Beruf und die gegebenenfalls zukünftig darstellbare Arbeitszeit.[184] Für die Arbeitgeber kann dies bedeuten, auf die Mitarbeiterkompetenz zurückgreifen zu können, allerdings in eingeschränkterem zeitlichen Umfang. Im Gegenzug können sich die Arbeitgeber motivierte Mitarbeiterinnen „sichern", aber auch finanzielle Unterstützungen, beispielsweise von der Deutschen Rentenversicherung Bund, für die Ausgestaltung der Arbeitsplätze erhalten.

Die Ergebnisse einer finnischen Studie von Taskila et al. (2007) unterstreichen die widersprüchlichen Ergebnisse der angeführten Studien und erörtern gleichzeitig mögliche Ursachen. 591 Krebspatienten im Alter zwischen 25 und 57 Jahren im frühen Stadium von Brustkrebs, Lymphom, Hoden- oder Prostatakrebs konnten nach ihrer Therapie wieder in den Berufsalltag zurückkehren. Ihre Leistungsfähigkeit unterschied sich grundsätzlich nicht von denen gesunder Arbeitnehmer der Studie. 26 % der ehemaligen Patienten berichteten von physischen Einschränkungen, 19 % belasteten psychische Probleme. Die Studie zeigte einen Zusammenhang zwischen einer Chemotherapie

---

180 Gudbergsson et al. 2006, S. 1023–1028

181 de Boer et al. 2008, S. 1344–1345

182 Taskila et al. 2007, S. 914–919

183 Gudbergsson et al. 2008b, S. 163–165

184 Bradley et al. 2005, S. 158

und Vorerkrankungen auf die gefühlte Leistungseinschränkung der Krebspatienten auf. Hingegen verspürten die sich in ihrem Berufsalltag wieder integrierten Krebspatienten, die sich stark mit ihrem Job identifizierten und ein unterstützendes und offenes Arbeitsumfeld erlebten, weniger Einschränkungen durch die Krebserkrankung.[185]

Nichtsdestoweniger stellen Sie als (ehemalige) Krebspatientin einen unkalkulierbaren Risikofaktor für Ihren Arbeitgeber dar. Ja, Ihre Erkrankung kann zurückkommen, Folgeerkrankungen, eine erhöhte Infektanfälligkeit, Schwankungen in der Belastbarkeit, lassen sich nicht abstreiten.[186]

Andererseits stellen Sie noch immer eine wichtige Ressource für Ihren Arbeitgeber dar.[187] Sie kämpften sich durch die Behandlung, blieben hartnäckig. Diese Fokussierung ist eine einzigartige Ressource, die Sie auf andere Lebensbereiche – wie den Beruf – übertragen können. Sie lernten wie niemand sonst, das knappe Gut (Lebens-) Zeit für sich zu optimieren und klar auf ein Ziel zu fokussieren. Diese einzigartigen Fähigkeiten stellen einen Wettbewerbsvorteil für Sie als Arbeitnehmerin und damit ebenso für Ihren Arbeitgeber dar. Demgegenüber verlieren in der Praxis viele Manager ihr eigentliches Ziel aus dem Blick, indem diese die Kräfte in Nebenkriegsschauplätzen ausleben. Damit werden finanzielle und zeitliche Kapazitäten verschwendet. Dies wird Ihnen nicht passieren. So kommen beispielsweise auch Stewart et al. (2001) zu dem Ergebnis, dass 26 % der befragten ehemaligen Brustkrebspatientinnen fokussierter ihre Arbeitsziele ansteuerten.[188]

Aufgrund der demographischen Entwicklung und dem Bedarf an gut ausgebildeten Fachkräften sind Sie für Ihren Arbeitgeber respektive den Arbeitsmarkt weiterhin eine wertvolle Quelle.[189] Sie verfügen über das Fachwissen in Ihrem Tätigkeitsbereich und stellten dies vor Ihrer Erkrankung Ihrem Arbeitgeber bereits zuverlässig zur Verfügung. Ihre „Probezeit" überstanden Sie. Ihr Arbeitgeber weiß, was er an Ihnen hat.

Ihre Krebserkrankung ist Bestandteil Ihres Lebenslaufes. Trotzdem haben Sie die gleichen Rechte und Pflichten wie jeder andere (gesunde) Arbeitnehmer. Analysieren Sie Ihr Arbeitsumfeld für sich selbst. Prüfen Sie bzw. lassen Sie prüfen: Ihren Arbeitsvertrag, ggf. vorhandene Gesamtbetriebsvereinbarungen, individuelle Vereinbarungen in Ihrem Unternehmen. Gibt es eventuell Kollegen, die individuelle Konzepte bereits leben, beispielsweise im Rahmen einer Kinderbetreuung, einer Weiterbildung, Pflege eines Angehörigen etc. Versuchen Sie hier einen Erfahrungsaustausch mit den Kollegen aufzubauen.

Seien wir ehrlich: Weder Sie noch ich wollen eine dauerhafte „Sonderrolle" einnehmen, die Erkrankung als Stigma empfinden. Wir wollen

---

185   Taskila et al. 2007, S. 917–919

186   Mullan 1985, S. 272

187   Verbeek u. Spelten 2007, S. 383–385

188   Stewart et al. 2001, S. 261

189   Harder u. Scott 2005, S. 23, 39, 115, 151, 179

gleichberechtigt im Rahmen unserer Möglichkeiten wahrgenommen und respektiert werden. Notwendige Kompromisse sind im praktischen Lebens- und Berufsalltag nun einmal nicht unumgänglich. Mit den modernen Kommunikationsmöglichkeiten und Flexibilität Ihrerseits können Sie beispielsweise einmal am Wochenende arbeiten – als Kompensation für einen Arzttermin in der Woche oder zur Unterstützung eines Kollegen, der gerade für eine Prüfung lernt. Ideen und Konzepte gibt es unendlich viele. Alle Beteiligten müssen verhandlungs- und kompromissbereit sein.

Nichtsdestoweniger sind Sie sich als Krebspatientin Ihrer Situation durchaus bewusst. Ihr Arbeitgeber und Ihr berufliches Umfeld investieren gegebenenfalls in die Neugestaltung Ihres Arbeitsplatzes – und dies kann dauerhaft sein. Sie entwickeln einen anderen Blick für Ihren Arbeitgeber und ein neues Zugehörigkeitsgefühl.[190] Letztgenannten Aspekt kann ich aus meiner persönlichen Perspektive bestätigen. Mit dem Wiedereintritt in den Job zeigen Sie Ihrem Arbeitgeber Ihren eigenen Glauben an Ihre Genesung.

6.7   Erfahrungen zum Jobeinstieg

Relativ früh wurde mit dem Beginn der Befragung von Krebspatienten begonnen, die wieder in den Beruf zurückkehrten.[191] Beispielsweise befragten Ehrmann-Feldman et al. (1987) 101 kanadische Krebspatienten, von denen fast 20 % eine Diskriminierung am Arbeitsplatz erlebten. Darüber hinaus berichteten die Betroffenen von Begleiterscheinungen wie Fatigue, häufigen Krankheitstagen, psychischen Problemen.[192] Die Auseinandersetzung mit veränderten Aufgaben, Arbeitsabläufen, ebenfalls Schwierigkeiten im Bewältigen bestimmter Tätigkeiten durch Lymphödeme setzen sich in aktuelle Studienberichten fort.[193]

Bereits 1998 zeichnete Kornblith in ihrem Literaturüberblick ein positives Bild über eine Berufstätigkeit nach der Krebserkrankung. Rund 75 % der ehemaligen Krebspatienten arbeiten wieder auf vergleichbarem Niveau vor der Krebsdiagnose. Kompromisse mit dem Arbeitgeber durch den Wechsel in körperlich leichtere Tätigkeiten oder einer Umgestaltung der Arbeitsabläufe zeigen beispielhaft das „Wie" auf. Allerdings führte die Krebstherapie mit den Folgeschäden auch dazu, dass rund 25 % der Studienteilnehmer langfristig nicht mehr in ihren Beruf zurückkehren konnten.[194]

Mittlerweile werden zielgerichtetere Therapien („target therapies") und Behandlungen eingesetzt, um die Überlebenszeit zu verlängern.

---

190   Dyck 2012, S. 8–13

191   Ehrmann-Feldman et al. 1987; Reynolds 1977; Mellette 1985; Vocational Insurance Committee 1977

192   Ehrmann-Feldman et al. 1987, S. 721–723

193   Böttcher et al. 2012, S. 36; Balak et al. 2008, S. 269; Islam et al. 2014, S. 3–11

194   Kornblith 1998, S. 223–256

Nebenwirkungen mildern medikamentöse und komplementäre Methoden ab, beispielsweise die Gabe von Dexamethason zur Erhöhung der weißen Blutkörperchen unmittelbar nach der Chemogabe oder durch Akupunktur. Durchschnittlich 89 % der Krebsüberlebenden im erwerbsfähigen Alter arbeiteten 2 Jahre nach der Diagnose wieder.[195] So kehrten in einer französischen Studie 82 % der 379 befragten Brustkrebspatientinnen innerhalb von 3 Jahren in eine Berufstätigkeit zurück.[196]

Obwohl viele Patienten ihren Wiedereinstieg durchaus mit gemischten Erwartungen entgegengehen, ziehen aktuelle Erfahrungsberichte für Deutschland eine überwiegend positive Bilanz.[197] Koch et al. (2015) arbeiteten in ihrer Studie vor allem die Bedeutung psychosozialer Faktoren heraus. Alkoholprobleme und Langzeitfolgen der Erkrankung, wie körperliche Einschränkungen durch eine Krebserkrankung im Kopf- und Hals-Nasen-Ohren-Bereich, führten in eine Arbeitslosigkeit bzw. frühzeitige Verrentung. Allerdings arbeiteten knapp 5 Jahre nach der Diagnosestellung ein Drittel der 55 Befragten wieder.[198] Weis et al. (2006) identifizieren neben den sozialmedizinischen Aspekten vor allem das Alter als zentrale Einflussfaktoren für einen Wiedereinstieg in den Beruf. Die Langzeitfolgen der Krebserkrankung spielen nur eine untergeordnete Rolle.[199] Vornehmlich jüngere Betroffene arbeiten allerdings in Teilzeit.[200]

Im Rahmen einer französischen Studie an 379 Brustkrebspatientinnen klagten 77 % über Fatigue, 41 % kämpften mit Konzentrationsproblemen, 38 % sahen ihre Leistungsfähigkeit beeinträchtigt, 17 % bzw. 20 % erhielten zu wenig Unterstützung von ihrem Arbeitgeber bzw. den Kollegen, 11 % fühlten sich ausgegrenzt.[201]

16 schwedische befragte Brustkrebspatientinnen, von denen 11 wieder in den Beruf zurückkehrten, gaben eine anhaltende eingeschränkte Leistungsfähigkeit im Vergleich zu der Vorerkrankungszeit an, obwohl sie Unterstützung durch ihr Arbeitsumfeld erhielten.[202]

Darauf, dass Diskriminierung und Mobbing nicht erst Phänomene der heutigen Arbeitswelt sind, verweist Peteet (2000).[203] Bereits mit Beginn der einschlägigen Forschung zu den Auswirkungen von Krebserkrankungen auf die Berufstätigkeit in den 1970er-Jahren belegen Studien eine potenzielle Ausgrenzung von Krebspatienten im Berufsalltag.[204]

---

195 Mehnert 2011, S. 122

196 Fanton et al. 2010, S. 57

197 Böttcher et al. 2012, S. 35–38

198 Koch et al. 2015, S. 589–592

199 Weis u. Bartsch 2006, S. 9

200 Weis u. Bartsch 2006, S. 16–19

201 Fanton et al. 2010, S. 51–52

202 Johnsson et al. 2010, S. 322

203 Peteet 2000, S. 200

204 Mellette 1985, S. 360

Im Gegensatz dazu zeigt eine spanische Studie für 96 Krebspatienten einen unterstützenden Einfluss durch die Mitarbeiter und Miteigentümer eines Unternehmens.[205] In einer Auswertung eines erweiterten Patientenkollektivs der gleichen Studienleiter um Molina et al. (2008) berichteten die Befragten ebenfalls von positiven Erfahrungen nach der Rückkehr in den Beruf. Von den 347 Probanden kehrten 205 (59 %) wieder in den Beruf zurück und erlebten überwiegend eine Unterstützung von den Kollegen und Vorgesetzen. 22 % spürten eine Verbesserung im Verhältnis zu Kollegen und Vorgesetzten. Am stärksten belasteten die Betroffenen die Langzeitfolgen der Krebstherapie, insbesondere die Fatigue, die auch mehrere Jahre nach Abschluss der Akutbehandlung die Arbeitsleistung nachhaltig beeinträchtigte.[206]

Dagegen empfanden 23 weibliche Onkologiepatienten, deren Wurzeln in Afrika, Lateinamerika, Asien, den Philippinnen und der Karibik lagen, die Unterstützung durch ihren Arbeitgeber in den USA teilweise als zu gering.[207]

Studien zeichnen ein differenziertes Bild zur notwendigen Unterstützung nach dem Wiedereinstieg in den Beruf.[208] Einerseits wünschen sich Frauen mehr mentale Unterstützung durch ihren Vorgesetzten. Andererseits sind die Frauen kommunikativer, bauen sich eigenständig (Hilfs-) Netzwerke auf. Demgegenüber benötigen Männer häufig mehr praktische Unterstützung, scheuen sich allerdings davor, psychische Unterstützung in Anspruch zu nehmen.[209] Insbesondere ein verlässliches soziales Netzwerk fängt Frauen eher auf und schützt diese vor Depressionen. Hingegen für Männer konnten Hann et al. (2002) diese Beobachtungen nicht nachweisen.[210]

Ein positives Bild zeichnete die Studie von Hoffmann et al. (2002). Sie verfolgte die Rückkehr von 35 ehemaligen Krebspatienten in den Beruf, denen ein Bein amputiert wurde. Die Betroffenen arbeiteten im selben Zeitumfang wie eine gesunde Vergleichsgruppe, obwohl sie in ihren Bewegungen eingeschränkt waren.[211]

Munir et al. (2010) verweisen auf die neuropsychologischen Langzeitschäden, mit denen insbesondere Brustkrebspatientinnen leben lernen müssen, da deren Chemotherapien sehr viel häufiger im Vergleich zu anderen Krebsbehandlungen derartige Einschränkungen bewirken. Insbesondere Sprachprobleme, Konzentrationsprobleme sowie Probleme mit dem Kurz- und Langzeitgedächtnis respektive dem Erinnerungsvermögen belasten den Alltag und die Arbeit überlebender

---

205 Villaverde et al. 2008, S. 510

206 Molina et al. 2008, S. 827–830

207 Blinder et al. 2012, S. 769–772

208 Taskila et al. 2006, S. 433

209 Hann et al. 2002, S. 280–282; Harrison et al. 1995, S. 1258–1259; Lehto et al. 2005, S. 809–814

210 Hann et al. 2002, S. 282

211 Hoffmann et al. 2002, S. 177–182

Brustkrebspatientinnen.[212] Hierzu befragten die Autoren 13 ehemalige Patientinnen. Die Betroffenen wechselten in der Konsequenz teilweise sogar ihre Arbeitsaufgaben und oder Abteilungen.[213]

Ich kann dies aus eigener Erfahrung bestätigen. Meine zuvor leitende Position gab ich auf, um in das dritte Glied zurückzutreten. Für mich und mein berufliches Umfeld war dieser Schritt notwendig, konsequent und logisch. Ich gebe allerdings zu, dass der Arbeitsalltag nicht immer einfacher wird, wenn die Kollegen in meinem Umfeld von meiner Diagnose wissen. Mir fällt es teilweise schwer, nicht mehr in der Rolle der Führungskraft zu denken, zu handeln und zu entscheiden. Hier gibt es jetzt meinen Nachfolger, den ich nach bestem Wissen und Gewissen unterstütze. Aber auch ich ertappe mich immer wieder bei dem Gedanken: „Warum musste mir diese Krankheit alles zerstören, was ich mir erarbeitet hatte?"

Unter anderem Deutschland entwickelte ein professionelles Wiedereingliederungsmanagement, in das Ihr Arbeitgeber einbezogen wird. Grundsätzlich sind die Arbeitgeber bereit und gewillt, Sie bei Ihrer Jobrückkehr zu unterstützen.[214]

Aufgrund der steigenden Anzahl von Krebspatienten, die wieder in den Beruf zurückkehren, sehen unter anderem Dyck et al. (2012)[215] und Roelen et al. (2009)[216] das „Disability Management" als zentralen Managementbestandteil einer Führungskraft. Ansätze, wie beispielsweise das „Employee Assistance Programm" (EAP)[217] oder die „Adjuvant Psychological Therapy" (APT)[218], unterstützen Betroffene und Führungskräfte bei der Wiedereingliederung.

Wenngleich die Jobanforderungen im Zeitverlauf für alle Berufstätigen immer mehr zunehmen, kommen Gudbergsson et al. (2007) bei der Befragung von 417 ehemaligen Krebspatienten im Durchschnittsalter von 49 Jahren nicht zum dem Schluss, dass sich ehemalige Krebspatienten eher überfordert fühlen im Vergleich zu gesunden Berufstätigen. Allerdings fühlen sich weibliche ehemalige Patientinnen im Joballtag eher gestresst als männliche Krebsüberlebende. Auch Befragte jenseits des 50. Lebensjahres empfinden den Arbeitsdruck verstärkter im Vergleich zu jüngeren Arbeitnehmern. Die Autoren plädieren deshalb für

---

212 Munir et al. 2010, S. 1365–1367

213 Munir et al. 2010, S. 1366–1367

214 Park u. Shubair 2013, S. 4

215 Dyck 2012, S. 25, 32–33

216 Roelen et al. 2009, S. 546

217 Park u. Shubair 2013, S. 7. Im Rahmen eines EAP beraten Externe ein Unternehmen bei Personalthemen, beispielsweise ein Coaching im Rahmen der Wiedereingliederung eines Mitarbeiters.

218 Greer et al. 1992, S. 675–678. Eine APT wurde speziell für Krebspatienten entwickelt. Im Rahmen dieser Therapie werden direkt mit der Erkrankung im Zusammenhang stehende Probleme mit einem fachlich einschlägigen Therapeuten bearbeitet. Ein potenzielles Ziel soll eine Einstellungsänderung des Betroffenen zu seiner Erkrankung sein.

eine wiederholte Befragung, um langfristige Entwicklungen analysieren zu können.[219]

Berufstätige ehemalige Krebspatientinnen fallen häufiger aufgrund von Krankheitstagen aus. Die Langzeitfolgen der Krebsbehandlung sowie Folgekrankheiten wurden in zahlrechen Studien untersucht und empirisch belegt. Das heißt, Sie als Betroffene, Ihre Kollegen, Ihr Arbeitgeber, Ihr gesamtes Umfeld müssen mit einer höheren Wahrscheinlichkeit eines krankheitsbedingten Ausfalls sowie mehr Krankheitstagen im zukünftigen Erwerbsleben im Vergleich zu gesunden Beschäftigten rechnen.[220]

6.8   Erfahrungen aus der Arbeitgeberperspektive

Bisher existieren nur sehr wenige Studien, die explizit die Perspektive der Arbeitgeber gegenüber Krebspatienten widerspiegeln, die in den Beruf zurückkehren (wollen).[221]

Aus Arbeitgeberperspektive bedeutet ein (ehemaliger, gegebenenfalls schwerbehinderter) Krebspatient zunächst eine Störung im operativen Arbeitsalltag. Die Arbeit ist umzuorganisieren, unter Umständen sind Unternehmens- bzw. Abteilungsziele gefährdet. Kurz- bzw. mittelfristig ist Ihr Arbeitgeber an Ihrer schnellen Rückkehr unter der Bedingung des Einsatzes Ihrer vollen Arbeitskraft interessiert.[222] Spätestens an diesem Punkt kollidieren Ihre gesundheitlichen Belange mit den Notwendigkeiten der Arbeitswelt. Denn selbst wenn eine berufliche Wiedereingliederung gelingt, bedarf diese einer dynamischen, flexiblen Anpassung, die nicht immer den Unternehmenserfordernissen entspricht.[223] In diesem Spannungsfeld findet sich Ihr unmittelbarer Vorgesetzter wieder, der die Balance zwischen den Unternehmensinteressen, Ihren gesundheitlichen Belangen und seiner eigenen Befangenheit finden muss.[224]

Demgegenüber steht allerdings der Druck der Allgemeinheit auf das Image Ihres Arbeitgebers. Selbstverständlich beobachten Ihre Kollegen sehr aufmerksam, wie sich Ihr Arbeitgeber zu Ihnen stellt.[225]

Psychische und physische Einschränkungen begleiten den Alltag von Krebspatienten nach dem Ende der Akutbehandlung. Verständlicherweise sind (potenzielle) Arbeitgeber verunsichert, wie viel sie Ihnen zutrauen dürfen. Wainwright et al. (2013) befragten je 13 britische

---

219 Gudbergsson et al. 2007, S. 537–540

220 Vgl. beispielsweise Gudbergsson et al. 2008a, S. 1168–1169; Miller et al. 2015, S. 4; Mellette 1985, S. 363

221 Amir et al. 2010, S. 440

222 Larsson u. Gard 2003, S. 173–177; Tiedtke et al. 2012, S. 244

223 Young et al. 2005, S. 546–547; Tiedtke et al. 2012, S. 247; Cunningham et al. 2004, S. 275

224 Cunningham et al. 2004, S. 275

225 Young et al. 2005, S. 551

Arbeitgeber und Arbeitnehmer zu Ihren Erfahrungen mit dem Wiedereinstieg chronisch erkrankter Mitarbeiter in den Beruf. Basis für eine Win-win-Situation bildete das beiderseitige Vertrauen und eine Flexibilität in den Rahmenbedingungen. Ein entsprechendes Wiedereingliederungsmanagement unterstützte die Maßnahmen bzw. es lagen bereits entsprechende Erfahrungen vor. Unter chronischen Schmerzen leidende Mitarbeiter verwiesen auf die Bedeutung symbolischer Gesten, beispielsweise der einfachen Frage „Wie geht's?" oder kleinerer Anpassungen an die Arbeitsbedingungen, wie im Notfall auch einmal das Taxi auf Dienstreisen nehmen zu dürfen. Die Erkrankung trat mehr und mehr in den Hintergrund. Die Betroffenen fühlten sich nicht mehr in der Rolle der/ des Kranken, sondern als wertvoller Mitarbeiter, mit dem bestimmte individuelle Vereinbarungen getroffen wurden.[226]

Tiedke et al. (2014) interviewten 17 belgische Arbeitgeber aus dem öffentlichen (7), privaten (5) und Non-profit-Sektor (5) zu ihren Erfahrungen im Berufsalltag mit ehemaligen Brustkrebspatientinnen. Für beide Seiten ist dieser Prozess ein Lern- und Anpassungsprozess, erfordert exzellente Managementfähigkeiten der befragten Führungskräfte. Diese Managementerfahrung kann man nicht lehren oder probieren. Für die Arbeitgeber ist dies komplettes Neuland. Sie fühlen sich unzureichend durch die Institutionen, beispielsweise Krankenkassen, unterstützt und beraten. Die Arbeitgeber bestätigen die Notwendigkeit eines frühen Einbezugs in den Wiedereingliederungsprozess.[227] Folgende gravierenden Probleme traten auf:[228]

- Schwierigkeiten in der Vereinbarkeit geschäftlicher Interessen des Unternehmens mit den gesundheitlichen Belangen der Betroffenen.
- Im Unternehmen existieren keine etablierten Prozesse für diese Sondersituationen.
- Führungskräfte müssen im operativen Alltagsgeschäft Ad-hoc-Entscheidungen treffen, können nicht immer auf die Belange und Befindlichkeiten der Krebspatienten Rücksicht nehmen.
- Der Joballtag erfordert Flexibilität, die Krebspatienten nicht immer umsetzen können.
- Mangelnde Planbarkeit mit der Arbeitskraft der Krebspatienten.
- Schwierigkeiten in der Einschätzung der Leistungsfähigkeit und Belastbarkeit der Krebspatienten.
- Mangelnder Erfahrungsaustausch mit Führungskräften in vergleichbaren Situationen.
- Konfrontiertsein mit der eigenen Sterblichkeit lässt Führungskräfte unüberlegte Zusagen und Entscheidungen treffen.
- Mangelnde (Fach-) Informationen über die Brustkrebserkrankung, deren Folgen und mögliche Prognosen, verbunden mit Berührungsängsten.

---

226 Wainwright et al. 2013, S. 502–505

227 Tiedtke et al. 2014, S. 399–401

228 Tiedtke et al. 2014, S. 401–407

- Unsicherheiten zur Kontaktaufnahme und Gesprächen mit den Krebspatienten. Was können bzw. dürfen sie die Krebspatienten fragen, beispielsweise im Hinblick auf die Privatsphäre. Auch Angst vor der falschen Wortwahl.
- Unsicherheiten im Hinblick auf arbeitsrechtliche und sozialrechtliche Fragen, beispielsweise im Hinblick auf eine Vertretung, die Neubesetzung der Position, die Versetzung oder Entlassung der Krebspatientin.
- Notwendigkeit der gerechten Behandlung der übrigen Belegschaft. Die Krebspatientin darf nicht zur Dauerbelastung für die Kollegen werden, die deren Arbeit nicht auf unbestimmte Zeit übernehmen können.
- Sind Zugeständnisse von der Krebspatientin einforderbar und belastbar?
- Kosten-, Zeit- und Arbeitsdruck belasten die Führungskraft. Die Krebspatientin kann keine „Ausrede" auf unbestimmte Zeit werden. Sie stellt ein unkalkulierbares unternehmerisches Risiko dar.
- Divergierende Unternehmenskulturen, beispielsweise respektvoller Umgang, wirkliche Integration, aber auch reine Kosten-Nutzen-Erwägungen im Hinblick auf eine Gewinnmaximierung. Im letztgenannten Fall wird es für ehemalige Krebspatienten sehr schwer, wieder in den Beruf zurückzukehren.
- Die bisherige Arbeitsleistung und die Persönlichkeit der Krebspatientin beeinflussen sehr stark, inwieweit die Führungskraft einem Wiedereinstieg in den Beruf offen gegenübersteht, beispielsweise ob die Krebspatientin sozial stark engagiert, integer, loyal und zuverlässig arbeitete.
- Die Persönlichkeit, das Alter und die Einstellung zur Situation aus Sicht der Führungskraft kann die Wiedereingliederung in den Beruf erleichtern oder erschweren.

Die Studie von Tiedke et al. (2014) zeichnet erstmals das sehr fragile, unsichtbare Bild aus der Perspektive des Arbeitgebers.[229] Ein klarer Weg, ein Handlungsleitfaden für die Arbeitgeber, fehlt bisher (▶ Abb. 6.1).

Zu ähnlichen Ergebnissen kommt eine Befragung von Amir et al. (2010) im Nordosten Englands. Die Autoren befragten mittels eines Online-Fragebogens 370 Linienmanager überwiegend von Unternehmen mit mehr als 600 Mitarbeitern im öffentlichen und privaten Sektor sowie im Forschungs- und Bildungsbereich. Die Manager arbeiteten durchschnittlich bereits 10 Jahre als Führungskraft, 187 Frauen, 182 Männer und ein Proband ohne Angabe des Geschlechts nahmen an der Befragung teil. Insgesamt zeichnet sich ein ambivalentes Bild der Linienmanager zu deren Einstellung gegenüber (ehemaligen) Krebspatienten. Grundsätzlich befürworten die Manager einen Wiedereinstieg

---

229 Tiedtke et al. 2014, S. 401

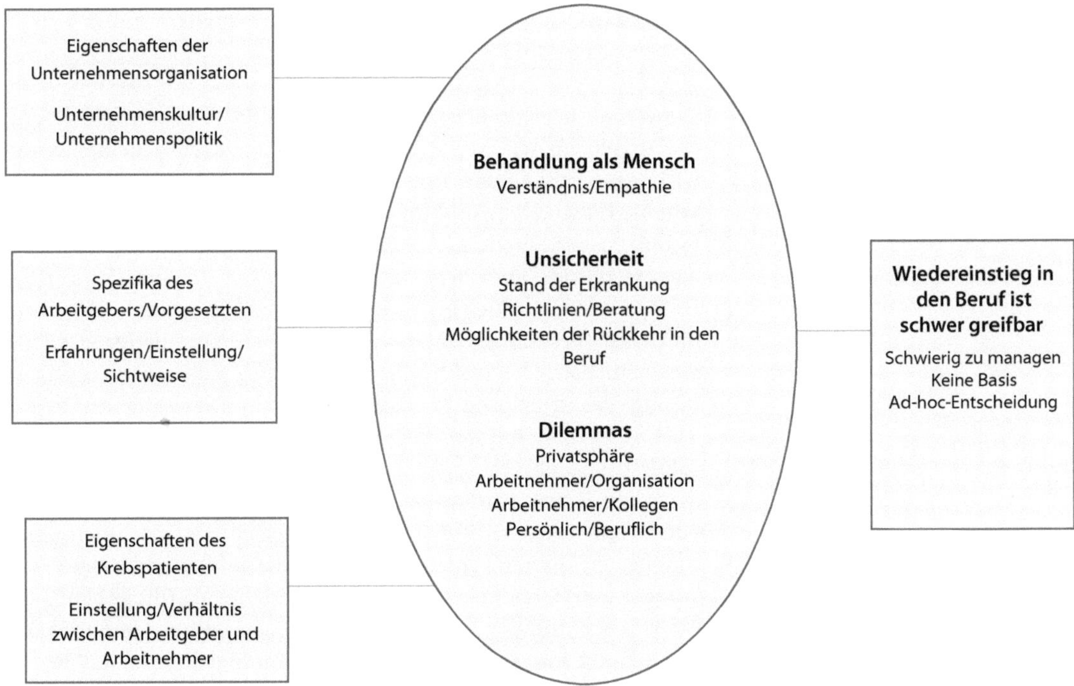

Abb. 6.1 Erfahrungen der Arbeitgeber im Wiedereingliederungsprozess. (Modifiziert nach Tiedtke et al. 2014, S. 404)

in den Beruf, wollen unterstützen. Sowohl der Krebspatient als auch das Unternehmen gewinnen ein Stück Normalität zurück.[230]

Auf der individuellen Ebene spiegeln sich die Befürchtungen wider:[231]

- Befürchtungen im Auftreten und Umgang mit Krebsüberlebenden im Arbeitsalltag.
- Können ehemalige Krebspatienten überhaupt gemanagt werden? Lassen sich diese noch führen?
- Sind ehemalige Krebspatienten überhaupt noch voll leistungsfähig und leistungswillig?
- Wie gestaltet sich die rechtliche, finanzielle und soziale Absicherung für den erkrankten Arbeitnehmer und den Arbeitgeber? Welche Unterstützungsmöglichkeiten gibt es konkret, beispielsweise von Kranken- und Rentenversicherungen?
- Linienmanager fühlen sich nicht ausreichend vorbereitet auf die Zusammenarbeit und das Führen von Krebspatienten. Sie werden vom Senior-Management allein gelassen, finden keine konkreten Unterstützungen.
- Aus finanzieller Sicht können Krebspatienten ein unkalkulierbares finanzielles Risiko für den Arbeitgeber darstellen. Aus

---

230 Amir et al. 2010, S. 437–439

231 Amir et al. 2010, S. 438–441

diesem Grund sehen Linienmanager Krebspatienten besser zu Hause bzw. im Homeoffice aufgehoben.

Gerade weil die Krebsdiagnosen und parallel dazu das Langzeitüberleben zunehmen, wird das Potenzial ehemaliger Krebspatienten immer wichtiger für die Unternehmen und Arbeitgeber. Hierzu gehört gleichsam die Entwicklung und Implementierung spezieller Managementtechniken, insbesondere für Führungskräfte, die direkt den Betroffenen vorgesetzt sind. Denn diese Führungskräfte tragen zentral zum erfolgreichen Wiedereinstieg in den Beruf bei.[232] Unmittelbare Vorgesetzte müssen Befürchtungen und Grenzen abbauen, Krebspatienten wieder eine realistische Perspektive im Arbeitsalltag bieten, gleichzeitig die Belange des Arbeitgebers und der Kollegen in Balance halten.[233]

Mittlerweile implementierten zahlreiche mittelständische und große Unternehmen spezielle Abteilungen/Gruppen, die die Wiedereingliederung von Langzeiterkrankten in den Beruf unterstützen. Hierzu entwickelten die Unternehmen spezielle Unternehmensphilosophien, etablierten Prozesse, binden (externe) Betriebsärzte, Sozialarbeiter und Berater ein. Letztendlich sind dies allerdings häufig nur Lippenbekenntnisse, um den Schein nach außen zu wahren.[234] Dies belegt unter anderem eine Studie von Cunningham et al. (2004), die 4 große Unternehmen in Großbritannien evaluierten, die involvierten Mitarbeiter und Manager nach deren Erfahrungen befragten. Die teilnehmenden Unternehmen arbeiten bereits seit mehreren Jahren erfolgreich mit einem im Unternehmen entwickelten Wiedereingliederungsmanagement bzw. Präventionsmanagement. Letztendlich erfolgt die direkte Kommunikation immer zwischen dem unmittelbaren Vorgesetzten und dem erkrankten Mitarbeiter. Grundsätzlich ermöglichen Erfahrungen und etablierte Prozesse einen erfolgreichen Wiedereinstieg in den Beruf. Dabei wird in den befragten Unternehmen jeder Fall individuell gewürdigt sowie behandelt, und es erfolgen spezielle Anpassungen in der praktischen Umsetzung. Allerdings stehen am Ende die Linienmanager trotzdem allein da, und im Zweifelsfall spielen die (finanziellen) Unternehmensinteressen die Hauptrolle. Es klafft eine praktische Umsetzungslücke zwischen Wunsch/Schein und Wirklichkeit. Die Linienmanager werden letztendlich nach ihren Erfolgszahlen beurteilt und nicht nach der Qualität der Anstrengungen für die Wiedereingliederung von Langzeiterkrankten in den Beruf.[235]

McKay et al. (2013) schildern die Perspektiven aus Arbeitgeber- und Arbeitnehmersicht für Australien. In ihrer Studie befragten die Autoren 15 Krebsüberlebende, 12 Manager/Führungskräfte sowie 4 Psychologen bzw. Fallmanager, die den Wiedereinstieg in den Beruf begleiteten.

---

232 Cunningham et al. 2004, S. 277

233 Amir et al. 2010, S. 441–442

234 Florey u. Harrison 2000, S. 230; Grant 1999, S. 346

235 Cunningham et al. 2004, S. 279–287

5 Manager begleiteten im Zeitpunkt der Studie eine Wiedereingliederung, 9 Führungskräfte hatten Erfahrungen in der Zusammenarbeit mit ehemaligen Krebspatienten. Von den 12 Managern verfügten 7 Führungskräfte wiederholt über Erfahrungen mit Krebspatienten. Lediglich 5 Leitende managten bisher nur einen Krebspatienten. Die Manager berichteten wie folgt über ihre Erfahrungen und Probleme:[236]

Beeinflussung der Arbeit
- Hilflosigkeit, Schockstarre, Angst und Stress bei den Kollegen beeinflussten das Teamklima und die Arbeitsleistung, die es durch die Führungskraft zu steuern galt. Doch auch die Führungskraft ist ein Mensch, hegt ähnliche Gedanken und muss trotzdem über dem Geschehen stehen.
- Mangelnde Planbarkeit: Zu Beginn der Behandlung sind die Dauer, der Verlauf und der Erfolg nicht absehbar. Der Vorgesetzte muss entscheiden, wie eine Überlastung der Kollegen vermieden wird, die Arbeit umverteilt wird, gegebenenfalls neue Mitarbeiter eingestellt werden.
- Unsicherheit, wie belastbar der Mitarbeiter nach dem Wiedereinstieg in den Beruf ist.
- Unsicherheit, ob der Mitarbeiter trotz positiver Prognose wiederum an Krebs erkrankt und ausfällt.
- Krebsüberlebende ändern die Einstellung zur Arbeit, kündigen gegebenenfalls den Job nach dem Wiedereinstieg. Dies erschwert die Planbarkeit und Verlässlichkeit für die Manager.
- Mitarbeiter kehren aus finanziellen Gründen in den Beruf zurück, obwohl sie gesundheitlich noch nicht wieder belastbar sind. Dies beeinträchtigt die Leistungsfähigkeit, das Arbeitsergebnis und führt in einen negativen Teufelskreis. Die Führungskraft kann in einer solchen Situation nur verlieren. Sie ist zwischen den Unternehmensinteressen und den persönlichen Belangen des Arbeitnehmers gefangen.

Laufende Kommunikation
- Die Führungskraft begleitet eng sein erkranktes Teammitglied. Je vertrauensvoller die Kommunikation ist, desto realistischer ist für beide Seiten die aktuelle Situation einschätzbar.
- Die Führungskraft berichtet den Teamkollegen über den Zustand des Erkrankten. Hier bedeutet eine ehrliche Kommunikation durch den Manager Vertrauen in das Team. Selbstverständlich können negative Neuigkeiten die Kollegen und das Arbeitsklima belasten. Hier ist die Führungskraft gefordert.
- Einige Führungskräfte waren unsicher ob einer zu persönlichen Kommunikation und präferierten den E-Mail-Kontakt, Textnachrichten über das Smartphone, einen Austausch über Dritte/Freunde.

---

236 McKay et al. 2013, S. 94–101

Offene Kommunikation der Erkrankung

- Manager halten ein Mindestmaß an Informationen gegenüber den Kollegen für notwendig, um Misstrauen, Nachfragen und Verunsicherungen zu vermeiden.
- Zudem muss der Arbeitgeber/Manager bestimmte Arbeitsschutzmaßnahmen ergreifen, sofern ein ehemaliger Krebspatient seine Arbeit aufnimmt, beispielsweise besondere Schutzkleidung, Vermeidung in bestimmten Einsatzbereichen im Kontakt mit Chemikalien und giftigen Dämpfen etc.
- Zu viel Kommunikation kann für die Kollegen eine emotionale Belastung darstellen. Hier muss die Führungskraft den Informationsfluss individuell ausbalancieren.
- Ebenfalls gilt es zu vermeiden, die Erkrankung zum Alltagsgespräch werden zu lassen, um die Privatsphäre des Betroffenen zu schützen. Hier muss der Manager ebenfalls eingreifen. Eine Führungskraft war in der Vergangenheit selbst von Krebs betroffen. Für ihn stellte sich die Situation ungleich schwieriger dar.

Begleitung des Wiedereinstiegs

- Die Manager sehen dies als einen offenen und individuell zu gestaltenden Prozess an. Gemeinsam wird herausgefunden, was für alle Beteiligten wichtig, notwendig und lebbar ist. Das heißt, es werden keine starren Vorgaben und Angebote gemacht.
- Teilweise geben die Unternehmen den Führungskräften sehr strikte Regeln und Verhaltensmuster vor, die den Wiedereinstieg limitieren und reglementieren.
- Andererseits fehlen in Unternehmen konkrete Regeln und Handlungsempfehlungen, sodass die Manager – mangels Erfahrungen – sich allein und mit der Situation häufig überfordert fühlen.
- Manager sind unsicher ob der Belastung für die ehemaligen Patienten, vermeiden eine offene Kommunikation und geben den Betroffenen unter Umständen weniger Arbeitsaufgaben.
- Gleichzeitig geht für die Führungskräfte das Alltagsgeschäft weiter. Sie werden nicht daran gemessen, wie erfolgreich Krebspatienten eingegliedert werden, sondern wie gut sie performen, die Zielvorgaben erfüllen und die Mitarbeiter führen.
- Manager führen Unternehmen. Sie können nicht auf die Wünsche und Erwartungen der Krebspatienten Rücksicht nehmen. Der Betroffene muss die Aufgabe übernehmen, die getan werden muss und hat nicht automatisch Anspruch auf seinen bisherigen Arbeitsplatz.
- Manager halten eine unabhängige dritte Person als Mediator für unabdingbar, um unternehmerische, medizinische und individuelle Belange vereinbaren zu können.

- Die Meinungen zu einem Wiedereingliederungsplan gehen auseinander. Die einen halten einen Plan für zu wenig individuell und realitätsfern, sodass die eigentlichen Ziele verfehlt werden. Andere Führungskräfte befürworten einen konkreten langfristigen Orientierungsleitfaden, der aber genügend Flexibilität ermöglicht.
- Einige Manager fühlten sich unzureichend qualifiziert, agierten nach dem „Trial-and-Error-Prinzip".
- Das Performance-Management der Führungskräfte ist besonders gefragt. Sie müssen einerseits den ehemaligen Krebspatienten vor einer Überforderung schützen, andererseits muss der Mitarbeiter sein Geld verdienen, seine Leistung erbringen. Eine enge Kontrolle des Betroffenen durch die Führungskraft ist erforderlich.

Rahmenbedingungen am Arbeitsplatz

- Manager wollen den Betroffenen so normal als möglich behandeln. Besondere Vereinbarungen, wie Homeoffice, Teilzeit etc., sollen möglich sein. Allerdings „muss" der Mitarbeiter nicht den kompletten Strauß in Anspruch, sondern sollte selbst entscheiden. Allerdings gilt es für die Führungskraft, den Stress – zumindest anfangs – vom betroffenen Mitarbeiter fernzuhalten und den Mitarbeiter zu befähigen, selbst für sich zu sorgen und Grenzen zu ziehen.
- Führungskräfte präferieren den praktischen Support bei der Einrichtung des Arbeitsplatzes und der Gestaltung der Rahmenbedingungen. Die emotionale Seite sollte durch eine professionelle psychoonkologische Betreuung erfolgen.
- Umfang und Art der Unterstützung – finanziell, sozial, sportlich etc. – hängt von der Beliebtheit und Wertschätzung der Krebspatientin ab. Häufig gehen Unternehmen respektive Manager über das geforderte Maß hinaus. Gleichzeitig fühlen sich die Manager/Unternehmen in Zugzwang ob der Außenwirkung ihrer Anstrengungen auf Kollegen, Konkurrenten, die breite Öffentlichkeit und Gesellschaft. Das heißt, es ist ebenso ein politisches Spiel.
- Einige Führungskräfte fühlen sich emotional zu sehr involviert und spüren eine Angriffsfläche ihrer Person und Position, falls sie sich zu sehr für den ehemaligen Krebspatienten engagieren.
- Allerdings kann sich das Unternehmensklima auch verbessern, indem die Kollegen und Führungskräfte durch die (überstandene) Erkrankung näher zusammenrücken.[237]

---

237 McKay et al. 2013, S. 94–101

6.9   Fazit: Eine wertvolle Ressource trotz Krebs

Eine Krebserkrankung lässt Sie bewusster und effizienter mit Ihrer Lebens- und Arbeitszeit umgehen. Ihre Erfahrungen, Ihren Kampfgeist und Ihre Zielfokussierung bringen Sie in Ihren Berufsalltag ein.

Meine Zielstrebigkeit und Hartnäckigkeit forcieren meinen „beruflichen Erfolg" nach der Krebserkrankung. Schwächen in der Konzentration und notwendige Pausen gleiche ich durch eine pragmatische Sichtweise und ein ressourcenbeachtendes Herangehen aus.

Die Krankheit nahm mir nicht alles und ich gewann durch die Krebserkrankung einen zielgerichteten Blick auf die Arbeitsaufgaben. Dies kommt wiederum meinen Kollegen und meinem Arbeitgeber zugute. Einerseits bügele ich über zwischenmenschliche Aspekte mittlerweile noch stärker hinweg. Andererseits gelte ich als die Wadenbeißerin, die bei kniffeligen Problemen eine Lösung findet und umsetzt.

Strukturierte Rückkehr nach dem Hamburger Modell

© Springer-Verlag GmbH Deutschland 2018
S. Otto, *Arbeiten trotz Krebserkrankung*,
https://doi.org/10.1007/978-3-662-54883-7_7

Von der Anpassung der Rahmenbedingungen des Arbeitsplatzes und einem strukturierten Wiedereinstieg profitieren alle Stakeholder.[1] Beispielsweise entwickelten Verbeek und Spelten (2007) einen 10-Punkte-Plan für einen Wiedereinstieg in den Beruf, der bereits während der Bestrahlung begann.[2] Die Schulung der Selbstwahrnehmung und Einschätzung der Leistungsfähigkeit verbessert die Einstellung zu einer beruflichen Tätigkeit, stärkt das Selbstbewusstsein.[3]

Gemäß einer deutschen Studie von Böttcher et al. (2012) wurden berufsbezogene Maßnahmen während einer Anschlussheilbehandlung von betroffenen Onkologiepatienten aktiv genutzt. Allerdings wünschen sich die Betroffenen auch noch eine Betreuung nach dem Wiedereinstieg, beispielsweise in der ergonomischen Einrichtung des Arbeitsplatzes, dem Coaching im Umgang mit dem beruflichen Stress etc.[4] Grundsätzlich ermöglicht das deutsche Sozialgesetzbuch (SGB) gemäß §§ 33 und 34 SGB IX) derartige Unterstützungen. Diese müssen aber durch Sie und Ihren Arbeitgeber beantragt werden.[5]

Die stufenweise Wiedereingliederung[6] ist eine Maßnahme in Deutschland, arbeitsunfähige Beschäftigte nach länger andauernder Krankheit schrittweise an die volle Arbeitsleistung heranzuführen (Raa zu SGB IX § 28 R2).

Sind sie Versicherungsnehmerin einer gesetzlichen Krankenversicherung, leitet sich Ihr Rechtsanspruch aus den § 74 SGB V bzw. § 28 SGB IX – dem sogenannten Hamburger Modell – für eine stufenweise Wiedereingliederung ab. Ebenfalls die in einer privaten Krankenkasse versicherten Patientinnen können eine Wiedereingliederung im Rahmen des Hamburger Modells in Anspruch nehmen.

---

1   Nieuwenhuijsen et al. 2006, S. 654–655

2   Verbeek u. Spelten 2007, S. 393

3   de Boer et al. 2008, S. 1345–1346; Spelten et al. 2003, S. 1567; Waddell u. Burton 2006, S. VII-VIII

4   Böttcher et al. 2012, S. 35–37

5   Deutsche Rentenversicherung, 2016; http://www.deutsche-rentenversicherung.de/Allgemein/de/Navigation/2_Rente_Reha/02_Rehabilitation/02_leistungen/07_berufliche_reha/berufliche_reha_node.html, Antragsformulare unter: http://www.deutsche-rentenversicherung.de/Allgemein/de/Inhalt/5_Services/04_formulare_und_antraege/01_versicherte/03_reha/_DRV_Paket_Rehabilitation_Leistungen_zur_Teilhabe.html, Stand: 02.06.2016.

6   Die folgenden Ausführungen wurden aus dem Buch „Brustkrebs – Hilfe im Bürokratie-Dschungel", ▶ Kap. 6.3 „Das Ausführungen wurden aus dem Buch" entnommen und aktualisiert (Otto 2015, S. 70 ff.).

7.1 Die Beantragung[7]

Es sind zwei Wege zu unterscheiden: Ich beschritt den Weg der Wiedereingliederung noch während meiner Akutbehandlung und vor der Anschlussheilbehandlung (AHB). Aus diesem Grund führte die erste Station zu meinem Hausarzt. Mit diesem erstellte ich den Wiedereingliederungsplan.

Der zweite Weg eröffnet sich Ihnen während Ihrer AHB. Hier wird bereits geprüft, ob und gegebenenfalls wie sich Ihr Wiedereinstieg in den beruflichen Alltag gestalten kann. In Ihrer Reha-Klinik wird gemeinsam mit Ihnen ein Wiedereingliederungsplan erstellt. Daneben muss Ihre Reha-Einrichtung die Einschätzung über eine potenzielle Wiedereingliederung ausführlich gegenüber Ihrer Krankenkasse und der Deutschen Rentenversicherung dokumentieren.

Im Folgenden erläutere ich die möglichen Antragsszenarien.

7.2 Der Wiedereingliederungsplan vor bzw. ohne AHB[8]

Gemeinsam mit Ihrem Arzt erarbeiten Sie einen Vorschlag für die zeitliche Abfolge und die gesamte Dauer der Wiedereingliederung: den Wiedereingliederungsplan. Das entsprechende dreiteilige Antragsformular erhalten Sie von Ihrem Hausarzt. Für Interessierte ein Link zum Muster: www.kvsh.de/admin/ImageServer.php%3Fdownload%3Dtrue&ID%3D142@KVSH.[9]

Meine AHB nach der Ersterkrankung lag noch in der Bezugsdauer des Krankengeldes, sodass ich meinen Wiedereingliederungsplan direkt meiner Krankenkasse zusandte. Diese musste die Maßnahme genehmigen. Die Krankenkasse ist daran interessiert, dass Sie wieder in die Berufstätigkeit einsteigen und wird die Maßnahme in der Regel bewilligen. Ich telefonierte vorab mit dem Sachbearbeiter meiner Krankenkasse, erfragte die grundsätzliche Einstellung sowie die entsprechenden Kontaktdaten für eine zeitnahe Prüfung und Genehmigung. In aller Regel stimmt sich Ihre Krankenversicherung außerdem mit dem Medizinischen Dienst der Krankenkassen (MDK) ab (§ 275 SGB V).[10]

---

7 Die folgenden Ausführungen wurden aus dem Buch „Brustkrebs – Hilfe im Bürokratie-Dschungel", ▶ Kap. 6.3.1 „Die Beantragung" entnommen und aktualisiert (Otto 2015, S. 71).

8 Die folgenden Ausführungen wurden aus dem Buch „Brustkrebs – Hilfe im Bürokratie-Dschungel", ▶ Kap. 6.3.2 „Die Wiedereingliederung vor bzw. ohne AHB" entnommen und aktualisiert (Otto 2015, S. 71–72).

9 Kassenärztliche Vereinigung Schleswig-Holstein Körperschaft des öffentlichen Rechts, 2005

10 Curtze u. Reinhold 2010, S. 17

Weiterhin muss Ihr Arbeitgeber zustimmen. Hierfür ist der zweite Formularteil bestimmt. Er kann die Zustimmung verweigern. Eine Begründung Ihres Arbeitsgebers ist nur dann erforderlich, falls Sie schwerbehindert oder von Schwerbehinderung bedroht sind (§ 81 Abs. 1 SGB IX). Aufgrund Ihrer Krebserkrankung sind Sie jedoch mindestens von Schwerbehinderung im Verständnis des SGB IX bedroht. Weiterhin können Sie das Integrationsamt, den Betriebsrat, den BEM-Beauftragten hinzuziehen oder sich juristische Unterstützung von einem Fachanwalt suchen. Als Schwerbehinderte haben Sie jedoch einen Rechtsanspruch auf die Maßnahme (§ 81 Abs. 4 Satz 1 Nr. 1 SGB IX), sofern Ihr Hausarzt Ihnen eine gute Prognose für eine vollständige Arbeitsfähigkeit attestiert (§ 74 SGB V). Für die Deutsche Rentenversicherung bzw. die Bundesagentur für Arbeit sind die attestierte Arbeitsunfähigkeit und die Prognose des attestierenden Arztes entscheidend, der Sie zumindest für teilweise arbeitsfähig in absehbarer Zeit einschätzt.[11]

Die dritte Ausfertigung ist für Ihre Unterlagen bestimmt. So können Sie den geplanten Ablauf verfolgen. Das Dokument dient Ihnen auch als Orientierung, falls Sie von diesem Plan abweichen wollen, können oder müssen.

7.3 Einleitung der Wiedereingliederung durch Ihre Reha-Klinik[12]

Um einen zeitnahen Anschluss Ihrer Wiedereingliederung an die AHB zu ermöglichen, leitet Ihre Reha-Klinik während Ihres Aufenthaltes das Prozedere ein. Dieser Service umfasst die Einholung der Zustimmung durch Ihren Arbeitgeber ebenso wie die Abstimmung mit Ihrem Hausarzt/Betriebsarzt. Selbstverständlich müssen Sie als Versicherungsnehmerin zustimmen.

Die Beantragung der Wiedereingliederung umfasst das folgende Formularpaket (Link: http://www.deutsche-rentenversicherung.de/BadenWuerttemberg/de/Inhalt/5_Services/04_formulare_antraege/03_reha_einrichtungen/_DRVBW_Paket_Reha-Einrichtungen-Wiedereingliederung.html):[13]

  G830: Informationen zur stufenweisen Wiedereingliederung für Ärzte und Sozialarbeiter der Rehabilitationseinrichtungen. Dieses Blatt ist für Ihre Reha-Klinik relevant.

  G831: Stufenweise Wiedereingliederung. Kriterien zur Einleitung einer stufenweisen Wiedereingliederung für die Rehabilitationseinrichtung. Relevant ist die Checkliste für Ihre Reha-Klinik, aber

---

11 Elsner 2011, S. 128

12 Die folgenden Ausführungen wurden aus dem Buch „Brustkrebs – Hilfe im Bürokratie-Dschungel", ▶ Kap. 6.3.3 „Einleitung der Wiedereingliederung durch Ihre Reha-Klinik" entnommen und aktualisiert (Otto 2015, S. 72–75).

13 Deutsche Rentenversicherung Baden-Württemberg, 2012–2016

auch Sie als Rehabilitandin sollten den Inhalt des Informations-
blattes kennen.

- G832: Informationsblatt zur stufenweisen Wiedereingliederung
für die Versicherten. Lesen Sie sich als Patientin diese Unterlage
genau durch. Sie gibt Ihnen gut zusammengefasst Ihre Rechte und
Pflichten während der Wiedereingliederungsmaßnahme wieder.
Zudem erläutert Sie Ihnen auf der dritten Seite noch einmal
schematisch, wann welches Formular an wen weiterzuleiten ist.
- G833: Checkliste bei Arbeitsunfähigkeit im Zeitpunkt der
Entlassung. Ihre Reha-Einrichtung unterzeichnet dieses
Dokument. Gleichfalls ist es von Ihnen gegenzuzeichnen, sofern
Sie der Unterrichtung Ihrer Krankenkasse zustimmen.
- G834: Stufenweise Wiedereingliederung in das Erwerbsleben
(Stufenplan). Diese Unterlage ist von der Reha-Einrichtung,
Ihnen als Versicherungsnehmerin und Ihrem Arbeitgeber
auszufüllen und zu unterzeichnen.
- G838: Informationsblatt zur stufenweisen Wiedereingliederung
für Arbeitgeber. Aus diesem Schreiben kann Ihr Arbeitgeber seine
Rechte und Pflichten während der Wiedereingliederung entnehmen.
- G840: Beginnmitteilung zur Vorlage bei der Deutschen Rentenver-
sicherung zur Weiterzahlung von Übergangsgeld nach § 51 Abs. 5
des Neunten Buches Sozialgesetzbuch (SGB IX). Ihr Hausarzt, Sie
als Patientin und Ihr Arbeitgeber müssen Formularteile ausfüllen.
- G842: Folgebescheinigung oder Abschlussbescheinigung zur
Vorlage bei der Deutschen Rentenversicherung zur Weiterzahlung von Übergangsgeld nach § 51 Abs. 5 des Neunten Buches
Sozialgesetzbuch (SGB IX). Neben Ihrem behandelnden Hausarzt
unterzeichnen Sie und Ihr Arbeitgeber Formularteile.

Die einzelnen Formularteile werden im Folgenden erläutert.

Zentrale Voraussetzungen für eine Wiedereingliederung sind, dass
Sie von der Reha-Einrichtung arbeitsunfähig entlassen werden, aber
eine stufenweise Wiedereingliederung in das Arbeitsleben als realistisch eingeschätzt wird. Ziel ist Ihre volle Arbeitsfähigkeit in absehbarer
Zeit. Das Informationsblatt G831 (Link: http://www.deutsche-renten-
versicherung.de/Allgemein/de/Inhalt/5_Services/04_formulare_und_
antraege/_pdf/G0831.pdf?__blob=publicationFile&v=11)[14] enthält die
für die Reha-Klinik zentralen Kriterien, anhand derer sie eine Wiedereingliederung einleiten soll.

Zentrales Dokument für Ihre Krankenkasse und die Deutsche Rentenversicherung stellt die Unterlage G833 – Checkliste
bei Arbeitsunfähigkeit im Zeitpunkt der Entlassung – (Link: http://
www.deutsche-rentenversicherung.de/Allgemein/de/Inhalt/5_Ser-
vices/04_formulare_und_antraege/_pdf/G0833.pdf?__blob=publica-
tionFile&v=12)[15] dar. Werden Sie arbeitsunfähig entlassen, befinden

---

14 Deutsche Rentenversicherung G0831, 2012–2016
15 Deutsche Rentenversicherung G0833, 2015

sich aber in einem Arbeitsverhältnis bzw. sind selbstständig, muss die Reha-Einrichtung das Formular ausfüllen. Auf dieser Checkliste dokumentiert die Reha-Klinik ihre Einschätzung zur Wiedereingliederung. Insbesondere mögliche Ablehnungsgründe sind für Ihre Krankenversicherung und den Rentenversicherungsträger relevant. Das Formular G833 wird zusammen mit Ihrem Wiedereingliederungsplan (Formular G834; Link: http://www.deutsche-rentenversicherung.de/Allgemein/de/Inhalt/5_Services/04_formulare_und_antraege/_pdf/G0834.pdf?__blob=publicationFile&v=10)[16] spätestens am Tag der Entlassung von der AHB-Einrichtung an Ihre Krankenkasse und die Deutsche Rentenversicherung gefaxt. Sie als Versicherungsnehmerin erhalten eine Kopie der Unterlage G833 für Ihren Hausarzt und müssen der Weiterleitung an Ihre Krankenkasse schriftlich zustimmen. Sind Sie als Versicherungsnehmerin mit der Weiterleitung an Ihre Krankenkasse nicht einverstanden, füllt die Reha-Klinik auf dem Formular nur Namen, Versicherungsnummer und Entlassungstag aus und leitet die Unterlage G833 weiter (Raa zu SGB IX § 28 R4.1.5).

Sofern eine Wiedereingliederung erfolgen soll, erhalten Sie als Versicherungsnehmerin, Ihr Hausarzt bzw. Betriebsarzt, Ihr Arbeitgeber und die Reha-Einrichtung eine Kopie des Wiedereingliederungsplans (Raa zu SGB IX § 28 R4.1.5). Sowohl Ihre Krankenkasse, Ihr Arbeitgeber als auch Sie als Versicherungsnehmerin müssen der Wiedereingliederung zustimmen. Hierfür ist eine Unterzeichnung der Vereinbarung zwischen Ihnen und Ihrem Arbeitgeber auf der Unterlage G834 „Wiedereingliederungsplan" notwendig. Das Dokument wird anschließend von Ihnen an Ihre Krankenkasse weitergeleitet, die ebenfalls zustimmen muss.

Von Ihrer Reha-Klinik sind Ihnen weiterhin die Informationsblätter G832 und G838 auszuhändigen. Das Formular G832 – Informationen zur stufenweisen Wiedereingliederung – (Link: http://www.deutsche-rentenversicherung.de/Allgemein/de/Inhalt/5_Services/04_formulare_und_antraege/_pdf/G0832.pdf?__blob=publicationFile&v=15)[17] ist für Sie als Versicherungsnehmerin bestimmt. Sehr gut aufbereitet enthält das Dokument G832 alle relevanten Informationen, Rechte und Pflichten für Sie als Versicherungsnehmerin während der Phase der Wiedereingliederung. Die zentralen Punkte erläutere ich im Folgenden noch einmal.

Mit dem Informationsblatt G838 wird Ihr Arbeitgeber über den Ablauf, seine Rechte und Pflichten betreffend die Wiedereingliederung informiert (Link: http://www.deutsche-rentenversicherung.de/Allgemein/de/Inhalt/5_Services/04_formulare_und_antraege/_pdf/G0838.pdf?__blob=publicationFile&v=12).[18] Leiten Sie dieses Informationsblatt zusammen mit dem Formular G840 an Ihren Arbeitgeber weiter.

16   Deutsche Rentenversicherung G0834, 2015
17   Deutsche Rentenversicherung G0832, 2015
18   Deutsche Rentenversicherung G0838, 2015

Um eine rechtzeitige Zahlung Ihres Übergangsgeldes zu gewährleisten, ist der Deutschen Rentenversicherung der Beginn Ihrer Wiedereingliederung mittels Formular G840 zu beweisen (§ 51 Abs. 5 SGB IX). Hierfür bestätigt zunächst Ihr Hausarzt vor Beginn der Wiedereingliederung, dass Sie weiterhin arbeitsunfähig sind. Im zweiten Schritt zeichnet Ihr Arbeitgeber nach Beginn der Wiedereingliederung deren rechtzeitigen Beginn gegen und informiert über die Höhe eines eventuell zu zahlenden Arbeitsentgeltes. Mit Ihrer Unterschrift bestätigen Sie im dritten Schritt die Höhe Ihrer Einkünfte. Anschließend leiten Sie das Formular G840 an die Deutschen Rentenversicherung zurück.

Selbst wenn es nicht zu glauben ist, erhalten Sie von der Deutschen Rentenversicherung keinen Bewilligungsbescheid Ihrer Wiedereingliederung. Die Versicherung sieht diese Maßnahme als zentralen Bestandteil Ihrer medizinischen Rehabilitation und damit automatisch als Leistungsbestandteil (Raa zu SGB IX § 28 R4.1.5) an.

7.3.1 Der Ablauf[19]

Ich versuchte nach der Ersterkrankung den schnellen Weg: innerhalb von 2 Monaten und noch während der Bestrahlung erhöhte ich in zweiwöchigen Etappen meine Arbeitszeit um jeweils 2 Stunden von ursprünglich 2 Stunden auf 7,8 Stunden pro Tag. Sie können Ihre Wiedereingliederung folglich auch beginnen, wenn Sie noch in der Akutbehandlungsphase sind.

Ging Ihrer Wiedereingliederung eine AHB voraus, ist die Wiedereingliederung spätestens 4 Wochen (28 Tage) nach Entlassung aus der Reha-Klinik zu beginnen.[20] Medizinische oder andere Ausnahmen gibt es nicht mehr (Raa zu SGB IX § 28 R4.1.3.1). Fällt das Fristende auf einen Feiertag oder ein Wochenende, wird der nächste Werktag als Fristende angesetzt (§ 26 Abs. 3 SGB X). Regte Ihre Krankenkasse die Wiedereingliederung an und verzögerte sich die Bearbeitung respektive Prüfung bei der Deutschen Rentenversicherung über diese 4-Wochen-Frist hinaus, geht dies zu Lasten der Deutschen Rentenversicherung (Raa zu SGB IX § 28 R4.2).

Solange die Zuständigkeitsprüfungen zwischen Ihrer Krankenkasse und der Deutschen Rentenversicherung laufen, erhalten Sie als Versicherungsnehmerin weiterhin Ihr Übergangsgeld durch die Deutsche Rentenversicherung gezahlt (Raa zu SGB IX § 28 R4.2).

Die Phase der Wiedereingliederung dauert 4–8 Wochen, kann aber individuell in Abstimmung mit den Ärzten, Arbeitgeber, Renten- und Krankenversicherung verlängert werden (Raa zu SGB IX § 28 R5).

---

19 Die folgenden Ausführungen wurden aus dem Buch „Brustkrebs – Hilfe im Bürokratie-Dschungel", ▶ Kap. 6.4 „Der Ablauf" entnommen und aktualisiert (Otto 2015, S. 75–77).

20 Deutsche Rentenversicherung, 2016

Eine Verlängerung kann auf Ihren Antrag bei Ihrer Krankenkasse und gegebenenfalls mit Zustimmung des MDK erfolgen.[21] Gemeinsam mit Ihrem Hausarzt legen Sie fest, wie lange die Maßnahme dauern soll und wie viele Stunden Sie täglich arbeiten. Sie sollten mindestens 2 Stunden pro Tag arbeiten können.[22]

Während der Wiedereingliederungsphase sind Sie noch arbeitsunfähig krankgeschrieben, das heißt, sie können die Maßnahme jederzeit aus gesundheitlichen Gründen wieder abbrechen (Raa zu SGB IX § 28 R5.2). Ihr Arbeitgeber hat zudem keinen Anspruch auf Ihre Arbeitsleistung (Raa zu SGB IX § 28 R5). Allerdings besteht für Sie auch kein Urlaubsanspruch (Raa zu SGB IX § 28 R5.2). Bei einer Unterbrechung von mehr als 7 Tagen gilt die Wiedereingliederung als gescheitert (Raa zu SGB IX § 28 R5.2).[23] Allerdings kann es Ausnahmen von dieser Regelung geben, beispielsweise bei Betriebsferien über den Jahreswechsel. Insofern ist eine Einzelfallprüfung möglich (Raa zu SGB IX § 28 R5.2).

Außerdem können Ihr Arbeitgeber, Ihr behandelnder Arzt, die Deutsche Rentenversicherung oder Ihre Krankenkasse die Maßnahme jederzeit abbrechen (Raa zu SGB IX § 28 R5). Im Falle des Abbruchs sind sowohl Sie als Versicherungsnehmerin als auch Ihr Arbeitgeber verpflichtet, Ihre Krankenkasse und die Deutsche Rentenversicherung zu benachrichtigen (Raa zu SGB IX § 28 R5).

Die Wiedereingliederung endet insbesondere dann vorzeitig, wenn
- das Rehabilitationsziel erreicht ist und Sie als Versicherte Ihre Arbeit wieder vollzeitig (Vollbeschäftigte) bzw. eine Teilzeitbeschäftigung im bisherigen Umfang ausüben,
- Sie für die Maßnahme nicht (mehr) belastbar sind,
- ein Erfolg der Maßnahme nicht (mehr) zu erwarten ist oder
- am Ende der stufenweisen Wiedereingliederung Arbeitsausfall wegen Kurzarbeit eintritt oder
- die Maßnahme aus sonstigen Gründen beendet bzw. abgebrochen wird.

Wichtig ist für Sie insbesondere, dass Sie sich regelmäßig mindestens monatlich eine Verlängerung Ihrer Arbeitsunfähigkeit über das Formular G842[24] durch Ihren behandelnden Arzt bestätigen lassen müssen. Zudem haben Sie mit einer Ausfertigung der Unterlagen Ihren Arbeitgeber und die Deutsche Rentenversicherung hiervon zu unterrichten.

Sowohl das planmäßige Ende als auch ein möglicher Abbruch der Wiedereingliederung ist der Deutschen Rentenversicherung über das Formular G842 anzuzeigen. Bei einem vorzeitigen Abbruch müssen Ihr Hausarzt und Ihr Arbeitgeber diesen bestätigen. Weiterhin hat Ihr

---

21   Curtze u. Reinhold 2010, S. 18 sowie § 275 SGB V.

22   Deutsche Rentenversicherung Raa zu SGB IX, § 28 R4,

23   Curtze u. Reinhold 2010, S. 18

24   http://www.deutsche-rentenversicherung.de/Allgemein/de/Inhalt/5_Services/04_formulare_und_antraege/_pdf/G0842.pdf?__blob=publicationFile&v=12 – Vgl. Deutsche Rentenversicherung G0842, 2015

Arbeitgeber die Gründe anzuführen. Ein positives Beispiel kann sein, dass Sie Ihre Wiedereingliederung vorzeitig abbrechen, weil Sie bereits Ihre Reha-Ziele erreichten und wieder voll erwerbsfähig sind.

Weiterhin müssen Sie Ihre Krankenkasse über den Beginn, das (vorzeitige) Ende und gegebenenfalls den Abbruch der Wiedereingliederung informieren (Raa zu SGB IX § 28 R5). Die Deutsche Rentenversicherung überwacht nicht den Ablauf und gegebenenfalls eine Anpassung Ihrer Wiedereingliederung. Hier müssen Sie Ihren Arzt ansprechen. Lediglich eine Verlängerung der Maßnahme ist bei der Deutschen Rentenversicherung durch Ihren Hausarzt zu beantragen. Gegebenenfalls zieht die Deutsche Rentenversicherung weitere Gutachter zur Prüfung heran. Sie können nicht zwangsläufig davon ausgehen, dass die Maßnahme verlängert und Ihnen automatisch weiterhin Übergangsgeld gezahlt wird. Aus diesem Grund müssen Sie parallel Ihre Krankenkasse immer auf dem aktuellen Stand zu Ihrer Situation halten, sodass diese im konkreten Fall eventuell mit Krankengeld Ihre finanzielle Absicherung gewährleistet (Raa zu SGB IX § 28 R5).

7.3.2 Intervention durch Ihre Krankenkasse[25]

Sofern eine Wiedereingliederung während der AHB nicht eingeleitet wurde, kann Ihre Krankenversicherung diese Maßnahme trotzdem bei der Deutschen Rentenversicherung „anregen" (Raa zu SGB XI § 28 R4 i.V.m. R5.1). Voraussetzungen sind

- fortbestehende Arbeitsunfähigkeit von Ihnen als Versicherungsnehmerin und
- Anregung per Fax durch Ihre Krankenkasse innerhalb von 14 Tagen nach Ihrer Entlassung aus der Reha-Klinik bzw. nach Eingang der Checkliste (Formular G833) und
- Veränderungen in Ihren individuellen Verhältnissen.

In diesem Kontext muss Ihre Krankenversicherung neben einem Wiedereingliederungsplan sämtliche medizinischen Unterlagen für eine Prüfung einer Wiedereingliederung der Deutschen Rentenversicherung beibringen (Raa zu SGB IX § 28 R4). Der Rentenversicherungsträger prüft unverzüglich, ob sich die individuellen Verhältnisse änderten, die Wiedereingliederung innerhalb der 4-Wochen-Frist erfolgen kann und durch die Wiedereingliederung die Rehabilitationsziele erreicht werden können. Mittels Formular G845 (nicht frei zugänglich) teilt die Rentenversicherung per Fax die Entscheidung Ihrer Krankenkasse mit. Während dieser Prüfungszeit erhalten Sie von Ihrer Krankenkasse das Übergangsgeld in gleicher Höhe gezahlt (Raa zu SGB IX § 28 R2).

---

25 Die folgenden Ausführungen wurden aus dem Buch „Brustkrebs – Hilfe im Bürokratie-Dschungel", ▶ Kap. 6.4.1 „Intervention durch Ihre Krankenkasse" entnommen und aktualisiert (Otto 2015, S. 77–78).

Sie als Versicherungsnehmerin können der Anregung der Wiedereingliederung durch Ihre Krankenkasse zustimmen oder ablehnen. Grundsätzlich ist Ihre Zustimmung schriftlich zu dokumentieren (§ 67 SGB X i. V. m. Raa zu SGB X § 27 R2.5 sowie Raa zu SGB IX § 28 R4.3). Zu diesem Zweck erhalten Sie von Ihrer Krankenversicherung ein entsprechendes Formular zugesandt. Ein Muster finden Sie unter http://www.bar-frankfurt.de/fileadmin/dateiliste/publikationen/arbeitshilfen/downloads/Arbeitshilfe_Wiedereingliederung.pdf.[26] Sollten Sie die Maßnahme ablehnen, entsteht Ihnen kein (finanzieller) Nachteil.[27]

7.3.3 Finanzielle Absicherung[28]

Vom Ende der AHB bis zum Beginn Ihrer Wiedereingliederung erhalten Sie grundsätzlich weiterhin Übergangsgeld gezahlt.[29] Dieses wird jedoch erst rückwirkend überwiesen, sobald Sie der Rentenversicherung über das Formular G840 (Link: http://www.deutsche-rentenversicherung.de/Allgemein/de/Inhalt/5_Services/04_formulare_und_antraege/_pdf/G0840.pdf?__blob=publicationFile&v=11)[30] den planmäßigen Beginn Ihrer Wiedereingliederung bestätigten.

Während der Wiedereingliederung erhalten Sie (§ 74 SGB V, §§ 28, 51 Abs. 5 SGB IX)[31]:

- Krankengeld, falls der Anspruch noch nicht ausgeschöpft ist (§§ 74 und 44 ff. SGB V sowie § 51 Abs. 5 SGB IX).
- Übergangsgeld im Anschluss an eine AHB (§ 31 Abs. 1 Nr. 1 SGB VI), aus der Sie arbeitsunfähig mit mehr als 3 Stunden täglich entlassen wurden oder auf eigenen Wunsch wieder arbeiten wollen.
- Arbeitslosengeld (ALG) I, falls Sie bereits durch die Krankenkasse ausgesteuert waren, weiterhin arbeitsunfähig waren und die Bundesagentur für Arbeit im Rahmen der Nahtlosigkeitsregelung gemäß § 145 Abs. 1 SGB III bereits ALG I zahlte. Hierzu verweise ich auf ein vielbeachtetes Urteil des BSG vom 21.03.2007 (Az.: B 11a AL 31/06 R)[32] sowie einen Diskussionsbeitrag des iqpr (Institut für Qualitätssicherung in Prävention und Rehabilitation GmbH an der Deutschen Sporthochschule Köln).[33]

---

26 Bundesarbeitsgemeinschaft für Rehabilitation o.J., S. 97

27 Bundesarbeitsgemeinschaft für Rehabilitation o.J., S. 28

28 Die folgenden Ausführungen wurden aus dem Buch „Brustkrebs – Hilfe im Bürokratie-Dschungel", ▶ Kap. 6.4.2 „Finanzielle Absicherung" entnommen und aktualisiert (Otto 2015, S. 78–79).

29 Deutsche Rentenversicherung G0832, 2015, S. 2

30 Deutsche Rentenversicherung G0840, 2015

31 Delbrück 2009, S. 212–213

32 BSG 2008, S. 160–164

33 iqpr (Institut für Qualitätssicherung in Prävention und Rehabilitation GmbH an der Deutschen Sporthochschule Köln) 2007, Link: http://www.reha-recht.de/fileadmin/download/foren/b/B_2007-24.pdf

- Übergangsgeld in Höhe des Krankengeldes, falls Sie bereits vor Beginn der Maßnahme Arbeitslosengeld I bezogen (§ 21 Abs. 4 SGB VI).
- Übergangsgeld in Höhe des ALG II, falls Sie bereits zuvor ALG II bezogen(§ 21 Abs. 4 SGB VI i. V. m. Raa zu SGB VI § 21 Abs. 4 R3.5).

Wer letztendlich für die Zahlung des Übergangsgeldes während Ihrer Wiedereingliederung zuständig ist, regeln die Kostenträger untereinander (Raa zu SGB IX § 14 G1 Nr. 1 Satz 4).[34] Dies gilt insbesondere dann, wenn Sie von der Krankenkasse bereits ausgesteuert sind, über Ihren Rentenantrag noch nicht entschieden wurde und Sie im Rahmen der „Nahtlosigkeitsregelung" Arbeitslosengeld I beziehen. Während der Klärungsphase erhalten Sie von Ihrer Krankenkasse das Übergangsgeld in der Regel in gleicher Höhe wie während der AHB weiterhin gezahlt (Raa zu SGB IX § 14 G1 Nr. 1 Satz 4 i. V. m. § 51 Abs. 5 SGB IX).[35] Während Ihrer Wiedereingliederung bleiben Sie grundsätzlich sozialversichert.

7.3.4 Noch ein paar praktische Tipps[36]

Aus Sicht Ihres Arbeitgebers stellen Sie ihm Ihre Arbeitskraft während der Wiedereingliederung kostenlos zur Verfügung. Er muss Ihnen hierfür grundsätzlich kein Entgelt zahlen. Sofern Sie aber von Ihrem Arbeitgeber eine Aufstockung oder Teilzahlung erhalten, wird Ihnen dies auf Ihr Übergangsgeld angerechnet (§ 52 SGB IX).

Alternativ zu einem offiziellen Wiedereingliederungsverfahren, können Sie Ihren stufenweisen Wiedereinstieg durch eine flexible befristete Gestaltung Ihrer vertraglichen Arbeitszeit umsetzen. Prüfen Sie gegebenenfalls mit Ihrem Arbeitgeber, Fallmanager, BEM-Beauftragten, ob Sie Alturlaub und/oder aufgebaute Überstunden verrechnen können. Beispielsweise könnten Sie befristet halbtags arbeiten und je einen halben Tag (Alt-)Urlaub nehmen. So entstehen Ihnen geringere finanzielle Einbußen, Sie zahlen wiederum vollständig Sozialversicherungsbeiträge.[37] Allerdings kann die psychische Belastung bei einem Scheitern und/oder Rezidiv entsprechend höher sein. Dann sind sämtliche bürokratischen Wege erneut zu gehen. Sie müssen dies letztendlich für sich entscheiden.[38]

---

34 Deutsche Rentenversicherung, 2004

35 Deutsche Rentenversicherung, 2004

36 Die folgenden Ausführungen wurden aus dem Buch „Brustkrebs – Hilfe im Bürokratie-Dschungel", ▶ Kap. 6.5 „Noch ein paar praktische Tipps" entnommen und aktualisiert (Otto 2015, S. 79–80).

37 Delbrück 2009, S. 213

38 Ausführlicher hierzu: Otto 2015

7.4 Berufliche Neuorientierung

Viele Betroffene entscheiden sich nach der Behandlung gegen eine Rückkehr in den Beruf wie Tiedtke et al. (2010) in einer Auswertung einschlägiger Studien von 1995–2007 zeigen konnten.[39] Allerdings lässt sich im Voraus nicht prognostizieren, wie die Betroffenen auf die Diagnose reagieren und dann Entscheidungen für ihre (berufliche) Zukunft treffen.[40]

Die Erkrankung verändert Ihre Perspektive auf das Leben und Erleben.[41] Sie überdenken Ihre Lebensziele („existencial reprioritization") neu.[42] Krebs macht Ihnen die begrenzte Lebenszeit bewusster. Viele empfinden eine intensivere Lebensqualität.[43] So orientieren sich vor allem von Brustkrebs betroffene Frauen nach der Erkrankung beruflich neu.[44] Allerdings verschlechtert eine Chemotherapie bzw. weitere medikamentöse Folgebehandlung unter Umständen nachhaltig die weitere Lebensqualität.[45] So konnten Ganz et al. (2002) zeigen, dass Frauen, die keine Chemotherapie bzw. adjuvante Therapien erhielten, 18 Monate nach der Akutbehandlung von einer besseren Lebensqualität berichteten im Vergleich zu Patientinnen, die eine systemische adjuvante Therapie erhielten.[46] Zu vergleichbaren Ergebnissen gelangten Montazeri et al. (2008) bei der Befragung von 99 Brustkrebspatientinnen 18 Monate nach der Diagnosestellung und abgeschlossener Akutbehandlung.[47] Auch Fanton et al. (2010) belegten den negativen Einfluss einer chemotherapeutischen Behandlung für 379 Brustkrebspatientinnen in Frankreich.[48] Somit beeinflusst die Erkrankung in der Zukunft Ihre berufliche Tätigkeit, wenngleich das individuelle Empfinden sehr unterschiedlich ausgeprägt sein kann.

Insbesondere ein erneutes Auftreten der Brustkrebserkrankung bzw. weiterer Folgeerkrankungen lässt betroffene Brustkrebspatientinnen endgültig freiwillig aus dem Joballtag austreten.[49]

Drolet et al. (2005) spekulieren allerdings darüber, dass Brustkrebspatientinnen in gewisser Weise ihren Status genießen. Gegebenenfalls ziehen diese bewusst Vorteile aus ihrer finanziellen Absicherung und entscheiden sich deshalb gegen eine Berufstätigkeit.[50]

---

39 Tiedtke et al. 2010, S. 681–683

40 Moran et al. 2011, S. 5

41 Peteet 2000, S. 201

42 Kornblith 1998, S. 223–256

43 Wan et al. 2012, S. 272–276; Hjermstad et al. 1998, S. 1188; Costanzo et al. 2007, S. 1630

44 Korn o.J., S. 36; Roelen et al. 2011, S. 241

45 Fehlauer et al. 2005, S. 217; Holzner et al. 2001, S. 120–122; Montazeri et al. 2008, S. 2; Roelen et al. 2011, S. 240; Sukel et al. 2008, S. 1853

46 Ganz et al. 2002, S. 46–48

47 Montazeri et al. 2008, S. 3

48 Fanton et al. 2010, S. 52

49 Drolet et al. 2005, S. 8309

50 Drolet et al. 2005, S. 8309

Eine veränderte Lebensperspektive verbunden mit einer beruflichen Neuorientierung geben 16 Brustkrebspatientinnen einer schwedischen Studie an. Allerdings ist der Zugang zum Arbeitsmarkt für Betroffene mit einem gesundheitsbedingten Bruch in der Erwerbsbiographie verknüpft.[51] Dies deckt sich ebenfalls mit den Ergebnissen von Bower et al. (2005), Stewart et al. (2001) sowie Johnsson et al. (2010).[52]

Dass ein Wechsel des Arbeitsplatzes ebenso zu einer Überforderung durch eine überhöhte Arbeitsbelastung und veränderte Arbeitsaufgaben führen kann, berichten 72 von 431 ehemaligen Krebspatienten im Durchschnittsalter von 50 Jahren in einer Studie von Gudbergsson et al. (2008). Vornehmlich Frauen geben einen gestiegenen Stresslevel, einen höheren Ausfall durch Krankheitstage und mehr depressive Stimmungen an im Vergleich zu Krebspatienten, die ihre Arbeitsaufgaben nicht veränderten.[53] Die Studie analysiert allerdings nicht, welche Gründe für den Jobwechsel ausschlaggebend waren. So können sich eventuell Probleme, die bereits vor der Erkrankung bestanden, nicht durch einen Jobwechsel allein lösen. Ein neues Arbeitsumfeld bedeutet nicht automatisch eine wie auch immer empfundene Verbesserung der Situation. Dies sollten Sie bei einer beruflichen Neuausrichtung ebenfalls berücksichtigen.

Für viele Betroffene bleibt eine berufliche Neuorientierung neben oder trotz einer Erwerbsminderungsrente die einzige Alternative. Dies ist häufig leichter gesagt als getan. Neben möglichen finanziellen Unterstützungen durch die Deutsche Rentenversicherung oder die Bundesagentur für Arbeit fehlt Ihnen häufig eine Herangehensweise an das „Wie". In den folgenden Kapiteln (▶ Kap. 8 „Orientierungsfindung – (m)ein Beispiel" und ▶ Kap. 9 „Wiedereinstieg in den Beruf mal zwei") zeige ich Ihnen meinen Weg als Beispiel auf. Natürlich können Sie zu der Erkenntnis gelangen, dass mein Vorgehen gerade nicht Ihrer Persönlichkeit entspricht. Andersherum ausgedrückt erhalten Sie gegebenenfalls Anregungen für Ihren Weg und das „Wie".

Letztendlich kann die Krebserkrankung ebenfalls dazu führen, dass Sie sich beruflich freiwillig neu orientieren, häufig verbunden mit einem geringeren Einkommen.[54] Ich selbst trat ebenfalls von meiner Führungsposition zurück, arbeite in Teilzeit und nutze das Schreiben als für mich sinnstiftende Tätigkeit, indem ich Ihnen als Leser Wissen vermittele, Sie unterhalte und mich selbst dadurch fachlich und persönlich weiterentwickle.

---

51   Johnsson et al. 2010, S. 319

52   Bower et al. 2005, S. 236; Stewart et al. 2001, S. 261; Johnsson et al. 2010, S. 322

53   Gudbergsson et al. 2008a, S. 1167–1169

54   Steiner et al. 2004, S. 1709

7.5   Arbeiten im Konjunkturzyklus – ein ambivalentes Gefühl

Ihre Einstellung zu einer Berufstätigkeit verändert sich mit dem Krankheitsverlauf. Zu Beginn der Akutbehandlung empfinden Sie vielleicht Angst um den Jobverlust aus finanzieller Hinsicht oder erleben, wie bedeutungslos Ihnen die Arbeit vor dem Hintergrund einer Diagnose erscheint. Eventuell wollen Sie sich selbst und allen anderen beweisen, wie leistungsfähig Sie sind.

Ist der erste Schock überwunden, liegt ein konkreter Therapieplan liegt vor, sehen Sie sich eventuell nach einer Alltagsstruktur, den Kollegen, das soziale Miteinander zurück. Der Berufsalltag lenkt Sie unter Umständen von den Krankheitsproblemen ab. Sie suchen für sich nach einer sinnhaften Beschäftigung. Freizeit soll für Sie wieder ein wertvolles Maß werden.

Die erste Euphorie nach der Rückkehr in den Job oder eine berufliche Neuorientierung klingt nach ein paar Monaten bzw. den ersten beiden Jahren unter Umständen ab. Die Langzeitfolgen der Therapie belasten Sie mehr und mehr. Beispielsweise erscheinen Ihnen die Routineuntersuchungen bedrohlicher.

In Folge der Erkrankung verändern sich Ihre familiären und sozialen Verhältnisse. Freundschaften zerbrechen, intensivieren sich oder finden sich neu. Vielleicht trennen Sie sich von Ihrem Partner, ziehen aufgrund einer beruflichen Neuorientierung um, bauen sich ein frisches soziales Umfeld auf.

So kann der Job Ihnen in bestimmten Lebensphasen Halt geben, Ihnen die für Sie wichtigen Prioritäten im Leben aufzeigen oder so abstoßend auf Sie wirken, dass Sie zunächst nicht mehr arbeiten wollen, nach ein paar Jahren aber wieder zurückkehren.

Betroffene kehren in Vollzeit oder Teilzeit zurück, wechseln die Arbeitszeitmodelle, sind zwischenzeitlich verrentet, nehmen wieder eine Berufstätigkeit auf, werden unter Umständen unbefristet verrentet. So individuell wie Sie und ich verlaufen unser aller Lebenswege. Mit einer existenziellen Krise konfrontiert, reflektieren Sie für sich Ihr Leben und das Verbringen Ihrer Lebensarbeitszeit häufiger aus einem anderen Blickwinkel. Sehen Sie dies als Chance für sich, etwas zu verändern oder gerade beizubehalten.

Dieses zerrissene Gefühl zur Berufstätigkeit, Schwankungen in den Einstellungen sind völlig normal. Sie und ich sind nicht allein. Studien an Langzeitüberlebenden mit Krebs zeigen diese Ambivalenz, Zerrissenheit und Neudefinition der Bedeutung des Berufs immer wieder auf, beispielsweise Lillehorn et al. (2013)[55], Main et al. (2005)[56], Short et al. (2005)[57], Schou (2005)[58] oder Ganz (2002)[59].

---

55   Lillehorn et al. 2013, S. 272

56   Main et al. 2005, S. 999–1001

57   Short et al. 2005, S. 1296

58   Schou et al. 2005, S. 1818–1821

59   Ganz et al. 2002, S. 46–48

7.6   Exkurs: Überleben trainieren im Survivorship-Zentrum

Langfristig profitieren Sie und Ihr Partner/Ihre Partnerin von einer bewussten Ernährung, Bewegung und psychologischen Stabilisierung. Im internationalen Kontext etablierten sich innerhalb der Krebskliniken sogenannte Survivorship-Zentren, die sich genau auf diese Anforderungen spezialisierten. Neben Schulungen und Vorträgen profitieren Sie von den aktuellsten Forschungsergebnissen und können ebenfalls an Studien teilnehmen.[60]

Einen ersten Überblick über diese Zentren für Deutschland erhalten Sie unter http://www.aponet.de/aktuelles/forschung/20131005-11-spitzenzentren-der-krebsmedizin-in-deutschland.html[61]

Zu diesen Zentren gehören beispielsweise

- Universitätsklinikum Carl Gustav Carus Dresden – Universitäts KrebsCentrum Dresden. Link: http://www.krebscentrum.de[62]
- Hubertus-Wald-Tumorzentrum Hamburg – Universitäres Cancer Center Hamburg (UCCH): Link: http://www.uke-io.de/de/medizinischebehandlung/medizinischebehandlung/hubertus-wald-tumorzentrum.html[63]

Ein Pendant im internationalen Kontext bildet beispielsweise das

- Australian Cancer Survivorship Centre – Peter MacCallum Cancer Centre. Link: https://www.petermac.org/services/support-services/australian-cancer-survivorship-centre.[64]

7.7   Fazit: Es gibt Unterstützung

Das deutsche Sozialsystem gibt Ihnen einen groben Leitfaden, der durch Sie selbst, Ihre Ärzte, Ihren Arbeitgeber und das Sie umgebende Umfeld individuell auszugestalten gilt.

Trotz bürokratischer Herausforderungen unterstützt das deutsche Sozialsystem beispielsweise durch das Hamburger Modell eine Rückkehr in den Beruf. Ihre Eigeninitiative bildet einen zentralen Erfolgsfaktor in der Nutzung dieses Modells.

Betont sei allerdings, dass es finanziell, persönlich und gesundheitlich hart für Sie im Alltag werden wird.

---

60 Mehnert et al. 2012, S. 511

61 Henkel 2013

62 Universitäts KrebsCentrum Dresden k.A.

63 Fritzsche 2015

64 o.A. 2015

Orientierungsfindung – (m)ein Beispiel

© Springer-Verlag GmbH Deutschland 2018
S. Otto, *Arbeiten trotz Krebserkrankung*,
https://doi.org/10.1007/978-3-662-54883-7_8

Zweimal fand ich meinen Weg zurück in eine Berufstätigkeit. Doch erst mit dem Rezidiv erfüllte ich mir parallel dazu einen Traum. Das Wiederauftreten der Krebserkrankung nur 18 Monate nach der Erstdiagnose nahm mir zunächst jeglichen Lebenswillen. Wie ich aus diesem Tief wieder herausfand und mir dabei einfache Managementansätze halfen, zeige ich im Folgenden auf.

Für eine innere Stimmigkeit galt es für mich herauszufinden, was ich überhaupt wollte, konnte und ob dies realistisch umsetzbar war. Letztendlich besteht das Leben nicht nur aus schwarz und weiß, sondern aus bunten Grautönen, die die besonderen Erlebnisse erst spürbar machen.

8.1   Strategieentwicklung für eine sinnstiftende Zukunft

Die Karriere war vorbei, bevor ich mich richtig für oder gegen diese entscheiden konnte! Die Erkenntnis schmerzte und ich merkte erst im Nachhinein, dass mir die Selbstbestätigung durch eine mich fordernde Tätigkeit, durch die ich regelmäßig neues Wissen und Persönlichkeitstraining erfuhr, fehlte. Diesen Verlust konnte ich nicht mehr ausgleichen. Doch mit Nachtrauern wollte ich mich nicht so lange aufhalten.

Ich besann mich auf meine Kindheits- und Jugendträume. Während meine Klassenkameraden ihre ersten Erfahrungen mit Zigaretten und Alkohol sammelten, verschmolz ich zu Hause mit dem Sofa und las Bücher, Zeitungen, alles, was mir zwischen die Finger kam. Irgendwann in dieser Zeit entstand der Wunsch, einmal ein eigenes Buch zu schreiben.

Jetzt las ich noch gerne, recherchierte. Das wissenschaftliche Arbeiten während des Studiums und der Promotion hatte mich aus Zeit und Raum heraustreten lassen. Aber auch eigene Projekte umzusetzen, beispielsweise bei einem meiner ehemaligen Arbeitgeber eine Produktidee – einen physischen Edelmetallsparplan für Kleinstanleger – aufzubauen und zu etablieren, erfüllten mich mit Stolz. Während meiner Tätigkeit in der freien Wirtschaft übernahm ich Verantwortung für Abläufe und Mitarbeiter. Besonders aber die Zusammenarbeit mit Kunden in der Beratung, mich den Herausforderungen täglich wechselnder Persönlichkeiten zu stellen, bereicherten meinen Alltag.

Letztgenannter Aspekt ließ sich mit meinem „Krebsalltag" nicht wirklich vereinbaren. So nahm ich in der Vergangenheit die Probleme meiner Kunden gerne mit nach Hause und in den Schlaf. Zudem riskierte ich mit einem geschwächten Immunsystem eine gestiegene Infektanfälligkeit durch den wechselnden Kundenverkehr. So viel Bestätigung ich aus diesem Aspekt erfahren konnte, zu viele Punkte sprachen dagegen. Trotzdem wollte und will ich Menschen erreichen, diesen etwas vermitteln.

8.1.1 SWOT-Analyse

Um herauszufinden, wo ich überhaupt stehe und was ich anbieten kann, nutzte ich einen Ansatz, der in ersten Linie für die strategische Analyse eines Unternehmens insbesondere im Rahmen der Erschließung neuer Marktpotenziale genutzt wird.

SWOT[1] steht für

- Stärken („strengths"),
- Schwächen („weaknesses"),
- Möglichkeiten („opportunities"),
- Gefahren („threats").

Über einen Zeitraum von mehreren Wochen begleitete mich ein kleiner Notizblock, indem ich meine Gedanken auf Basis der oben genannten Faktoren zu meiner Person zu analysieren versuchte. Manchmal blitzte etwas in der S-Bahn auf oder im Wartezimmer einer Arztpraxis, in der Cafeteria der Uniklinik, im Gespräch mit Freunden, beim Nachdenken über das letzte Teammeeting auf Arbeit. Einschlägige Fachliteratur, Bücher, Zeitungen las ich nun unter einem anderen Blickwinkel. So erarbeitete ich mir nach und nach die SWOT-Analyse meiner Persönlichkeit ohne Coach und Berater, um mögliche Strategien im Hinblick auf meine berufliche Zukunft (Ziel) zu entwickeln.

Externe Chancen: Welche Entwicklungen aus dem externen Umfeld können positiv auf mich wirken? Dies könnten sein:

- Krebs ist heilbar (Wunschvorstellung).
- Mein Arbeitgeber will mehr Frauen in die Forschungseinrichtung holen und das Arbeitsumfeld für weibliche Mitarbeiter verbessern. Gleichzeitig soll das Thema Chancengleichheit auch für Schwerbehinderte gelebt werden.
- Mein Arbeitgeber bietet mir ein interessantes Projekt bzw. eine längerfristige (Teil-)Aufgabe an, in der ich mein eigener Chef bin und mich selbst organisieren kann.
- Zukünftig recherchiere ich zu bestimmten, beispielsweise betriebswirtschaftlichen Themen, die Literatur, interviewe Experten, schreibe Artikel für Fachzeitungen, Tageszeitungen etc.

Externe Gefahren: Welche Probleme können auftreten, die ich nicht beeinflussen kann? Beispielsweise umfasst dies:

- Erneutes Rezidiv.
- Kündigung/Änderungskündigung durch den Arbeitgeber aufgrund meiner langen Erkrankung.
- Mein Arbeitgeber und meine Person finden kein stimmiges Arbeitszeitenmodell, das für alle Beteiligten lebbar ist.
- Die befristeten Renten/privaten Absicherungen laufen aus.

---

1 Gabler Wirtschaftslexikon o.J.

8.1.2 Fly-on-the-wall-Perspektive

Zur Analyse meiner Stärken und Schwächen nutzte ich die von Ayduk und Kross entwickelte „Fliege-an-der-Wand-Perspektive" („fly on the wall perspective")[2]. Diese Methode diente der Selbstreflexion, indem ich eine Distanz zu mir selbst aufbaute. Aus der Perspektive einer dritten Person versuchte ich, mir Situationen in Erinnerung zu rufen, in denen ich souverän punktete bzw. in denen ich mein Selbstbewusstsein angegriffen sah. Aus der Perspektive einer Fliege blickte ich auf mein Auftreten und das Verhalten meines Gegenübers sowie die gesamte Situation. Diese Erfahrungen verarbeitete ich über mehrere Tage in dem unten angeführten Stärken-Schwächen-Profil.

Meine Stärken: Was kann ich? Was macht mir Spaß?

— Aus meiner Beratertätigkeit bei einem Kreditinstitut sowie später in der Vertretung der Geschäftsführung eines Edelmetallhändlers konnte ich durch mein offensives Zugehen auf Menschen und den Herausforderungen einer niveauvollen (Fach-) Kommunikation mit großer Freude meinen Arbeitsalltag erleben. Grundsätzlich spürte ich hier weniger den Beruf als die Berufung.

— Enthusiastisch arbeite ich mich in neue komplexe Themen ein. Mit der Aufnahme meiner Tätigkeit als Verwaltungsleiterin bei einer Forschungseinrichtung erarbeitete ich mir fundiert die Strukturen eines öffentlichen Dienstleisters. Weiterhin nützten mir meine Erfahrungen als wissenschaftliche Mitarbeiterin während der Promotion mit der jeweils örtlichen Universitätsverwaltung.

— Im Rahmen meiner Promotionsarbeit sowie meiner Tätigkeit als wissenschaftliche Mitarbeiterin galten die Literaturrecherche und das selbstständige Aneignen neuen Wissens sowie veränderte Gesetzeslagen als Fundament meiner beruflichen Tätigkeit. Neben dem eigenen Forschungsbereich beobachtete ich ebenfalls den Einfluss sich verändernder Rahmenbedingungen aus den unterschiedlichsten Fachbereichen, dem politischen und sozialen Umfeld.

— Ich probiere unbequeme Pfade aus. So gab ich zweimal die sichere Anstellung bei einer Bank auf, um mich dem Studium und später der Promotion ganz zu widmen.

— Kann ich selbstbestimmt handeln und entscheiden, teile ich mir meine psychischen und physischen Kräfte gut ein.

— Äußerste Disziplin: „Ich bin ein Wadenbeißer!", sagte mir einmal eine Kollegin. So schnell gebe ich nicht auf, gehe auch einmal unkonventionelle Wege, wenn ich das Ziel kenne und meinen Einsatz für lohnenswert erachte.

---

2   Ayduk u. Kross 2011, S. 190–191

- Mir übertragene Aufgaben gehe ich strukturiert an und begleite diese bis zum Ende.
- Ich stehe zu meinen Fehlern/Fehlentscheidungen und kommuniziere diese offen.
- Zahlen sind meine Welt. Korrekte Ziffern vermitteln mir Vertrauen und Verlässlichkeit. Es sind harte Faktoren.
- Ich lese sehr gerne, beispielsweise Biographien, Erfahrungsberichte, Reiseliteratur, philosophische und psychologische Themen sowie aktuelle gesellschaftspolitische Probleme faszinieren mich. Hier will ich mehr wissen und die aufgeworfenen Aspekte durchdringen.
- In Ruhephasen kann ich gut selbstreflektieren.
- Den Brustkrebs konnte ich zweimal bekämpfen.
- Eine Aufgabe erfüllt mich mit innerer Zufriedenheit, wenn ich diese von der Idee bis zur Umsetzung allein bzw. federführend im Team umsetzen kann. So entstand meine erste Buchveröffentlichung[3] von der Idee bis zur Publikation durch meine Person und ohne Vermittler, Koautor etc.

Fazit für mich: Ich will und kann noch etwas leisten.
Meine Schwächen: Was kann ich nicht bzw. macht mir keinen Spaß?
- Ein unstrukturierter Arbeitsablauf und überfallartige Wünsche meines Umfeldes versetzen mich unter Druck und Stress. Sobald mir die Kontrolle über meinen Alltag entzogen wird, gerate ich in innere Aufruhr.
- Vor Menschen reden, die nur meine Schwachstelle finden wollen.
- Nur stupide Arbeiten, Aktenstöße von A nach B schieben.
- Schwierigkeiten, mit einer Arbeit aufzuhören. Das heißt, ich überfordere mich, achte nicht auf meine physischen und psychischen Grenzen.
- Sisyphusarbeiten, beispielsweise Tabellen und Darstellungen im Detail immer wieder bearbeiten, gemäß dem Motto: „Die letzten 10 % verursachen 50 % des Kosten- und Zeitaufwandes. So ärgere ich mich im Nachhinein über Schreibfehler in Passagen meiner Promotionsarbeit, die in einer Schnellaktion noch kurz vor Abgabe von mir „eingepflegt" wurden.
- Ich kann ungeduldig sein, wenn aus meiner Sicht Aufgaben nicht schnell genug gelöst werden.
- Ich gehe in die Offensive und verbrenne mich dabei.
- Meine Englischkenntnisse sind eingerostet.
- Meine Krebserkrankung kann immer wieder zurückkehren.

---

3   Otto 2015

Wie kann ich die einzelnen Faktoren kombinieren?

- **Stärken-Chancen-Kombination: Wie kann ich meine Stärken einsetzen, um mögliche Chancen optimal zu nutzen?**

Mögliche Beispiele:

- Aufzeigen von offenen Forschungsfragen/Marktlücken im Gesundheitsbereich aus der Perspektive einer Betroffenen. Damit kann ich Projekte im öffentlichen Bereich für meinen Arbeitgeber gewinnen.
- Durch meine Krankheitserfahrungen kann ich einschlägiges fachliches Wissen bündeln und der Allgemeinheit in verständlicher Form zur Verfügung stellen. Damit schaffe ich einen Mehrwert für die Gesellschaft und meinen Arbeitgeber.
- Durch den interaktiven Austausch, beispielsweise im Rahmen von Vorträgen, Konferenzen, Vereinsmitgliedschaften, nehme ich einschlägige gesellschaftliche Probleme auf. Hieraus generiere ich mögliche Lösungen in verständlicher Form für die Allgemeinheit.
- Ich trete proaktiv und glaubwürdig für einschlägige Forschungsfragen auf.
- Kontakte durch Netzwerke: Durch meine Freizeitaktivitäten, beispielsweise im sportlichen Bereich, verwischen bestimmte Grenzen. So knüpfe ich Kontakte zu Menschen aus den unterschiedlichsten Branchen und Unternehmen. Ich kann damit unvoreingenommen auf einen Manager zugehen.

- **Stärken-Gefahren-Kombination: Mit welchen Stärken kann ich Gefahren begegnen?**

Beispielhaft seien hier angeführt:

- Erarbeitung eines konstruktiven Arbeitszeitenmodells auf Augenhöhe mit allen Beteiligten, gegebenenfalls unter Einbeziehung eines Mediators.
- Ich biete nur die Arbeitsleistung an, die ich momentan realistisch leisten kann.
- Bei auslaufenden befristeten Rentenzahlungen trete ich frühzeitig mit den Versicherungsgebern in Kontakt, bleibe konstruktiv, um frühzeitig Alternativen zu finden.

- **Schwächen-Chancen-Kombination: Wie kann ich meine Schwächen in Chancen umwandeln?**

- Es gibt auch ein Leben mit Krebs, und es geht immer weiter.
- Sport – trotz Krebs – steigert die Lebensqualität und verbessert das Selbstbewusstsein.
- Ich diene meinem Arbeitgeber als „Blaupause" für eine wiederholte (erfolgreiche) Wiedereingliederung.
- Ich verbessere meine Englischkenntnisse in der Freizeit durch einen Sprachkurs, Teilnahme an einem Englischstammtisch etc. Die englische Sprache verbessert die Kommunikation mit meinen internationalen Kollegen bei meinem Arbeitgeber.
- Stress und Druck gehören zum normalen Leben im privaten und beruflichen Bereich dazu. Kommuniziere ich offen einen

möglichen Konflikt und erkläre – nicht entschuldige –, dass ich nicht sofort das jeweilige Anliegen bearbeiten kann, trainiere ich, mich selbst zu schützen. Der Anfang wird schmerzhaft, aber ist nicht lebensbedrohlich.

- **Schwäche-Gefahren-Kombination: Auf welche Bedrohungen darf ich mich nicht einlassen, da ich hier ein Defizit habe? In welchen Bereichen kann ich mich entlasten?**
  - Mögliche Kündigung/Änderungskündigung, falls ich über meine Grenzen gehe und übertragene Aufgaben nicht schaffe. Hier ist es an mir, klare Grenzen zu ziehen und mich zu schützen.
  - Weglassen von Pausen.
  - Kräftezehrende Diskussionen, die nicht zielführend sind.
  - Outsourcen von Aufgaben im privaten Bereich, beispielsweise Reinigung, Steuererklärung, Einkauf, um meinem Arbeitgeber mehr Arbeitszeit zur Verfügung stellen zu können.
  - Mich gegebenenfalls nicht ausfüllende Arbeitsaufgaben kann ich durch für mich sinnstiftende Tätigkeiten in der Freizeit, beispielsweise im ehrenamtlichen Engagement oder durch das Schreiben, kompensieren.

8.1.3 Entwicklung von Handlungsoptionen

Ich erarbeitete mir verschiedene Strategien, um neben einen Plan A auch noch eine Option B sowie die Alternative C zu forcieren. So bereitete ich mich innerlich bereits auf Rückschläge und Kompromisse vor.

Für mich galt es, Arzttermine, den Beruf und das Privatleben mit Freuden und Verpflichtungen zu verbinden. Indem ich einen neuen Lebenssinn für mich finden wollte, konnte ich die Balance auf dem dünnen Eis, das mich umgab, erlernen. Meine Lebenszeit ist das wertvollste und knappste Gut. Ich entscheide über meine Zeit im aktuellen Moment. Wie viel Zeit mir tatsächlich insgesamt verbleibt, liegt in der Endkonsequenz nicht in meinem Einfluss.

Aus der Perspektive der knappen Zeitbemessung jonglierte ich zwischen Arztterminen, einer beruflichen oder anderen sinnstiftenden Tätigkeit und meinem Privatleben. Da die (geplanten) Arzttermine im Zeitumfang häufig unkalkulierbar werden, benötigte ich vor allem kurz nach dem Ende der zweiten Akutbehandlung sehr viel Flexibilität und konnte nur einen kurzen Zeitraum täglich für eine wie auch immer ausgerichtete Tätigkeit festmachen. Zudem benötigte ich räumliche Unabhängigkeiten, um Wartezeiten zwischen Arztterminen sinnvoll auszugestalten.

Das Recherchieren und Schreiben war unter Nutzung eines Laptops und einem Internetzugang zu jeder Zeit und an jedem Ort möglich. Vergleichbares galt für diverse Aufgaben bei meinem Arbeitgeber, die nicht immer meine persönliche Anwesenheit erforderten. Zudem konnte ich so Pausen nach eigener Notwendigkeit einbauen. Zählte lediglich das Ergebnis, beispielsweise in der Abarbeitung einer Aufgabe oder das Beenden eines Buchkapitels, war ich mein eigener Chef.

Langsam kristallisierten sich für mich mögliche Wege heraus, die ich beliebig kombinieren konnte. Indem ich feste Aufgaben bei meinem Arbeitgeber übernahm, die aber nicht immer von meiner physischen Büroanwesenheit abhängig waren, blieb ich im Job am Ball, hielt den Kontakt zu den Kollegen und tastete mich an eine Arbeit unter „Leistungsdruck" erneut heran. Es galt, Arbeitsaufgaben zu identifizieren, die für meinen Arbeitgeber wertvoll waren und die ich realistisch leisten konnte. Das waren beispielsweise die Erstellung von Berichten, Vorbereiten von Präsentationsfolien für meinen Vorgesetzten.

Parallel dazu ermöglichte mir das (Mit-)Wirken an einem Buchprojekt, meine Stärken und Interessen zu verfolgen. Damit schrieb ich mich weg von der Erkrankung hin zu einem stabilen Zustand. Eventuell wäre es sogar möglich, ein Thema zu finden, das ebenso von wissenschaftlicher Relevanz für meinen Arbeitgeber wäre. Beim Recherchieren und Schreiben teilte ich mir meine Zeit und notwendige Pausen völlig flexibel ein, bin dabei unabhängig von Abgabeterminen. Das Schreiben befreit mich in jeder Hinsicht.

Lediglich die Arzttermine, ob regelmäßig wiederkehrend oder aus Notsituationen heraus geboren, unterlagen nur bedingt meinem Einfluss. Mittlerweile stelle ich diese Termine beruflichen Meetings und Terminen gleich. Es ist mein Job, gesund zu werden und gesund zu bleiben. Hier setze ich notwendigerweise meine knappe Lebenszeit ein. Ich änderte meine Perspektive. Damit ziehen mich Arzttermine mental nicht mehr zu sehr nach unten. Sie gehören zu meinem Lebensalltag.

Lebenswichtige Arzttermine lassen sich mit einem (zunächst begrenzten) Arbeiten in meinem Beruf verbinden.

8.1.4 Erarbeitung Alleinstellungsmerkmal

Was unterscheidet mich von meinen durchschnittlichen Mitmenschen, meinem Lebensumfeld? Dies ist eine schwierige Frage, da ich für andere wertvolle Aspekte meiner Persönlichkeit herausarbeiten will.

Diese Zeilen bereiteten mir zugegeben die meisten Probleme. Ich kämpfe noch immer mit meinen eigenen Ansprüchen an mich, den Anforderungen meines Umfeldes und was ich glaube, was andere von mir erwarten. Die klassische Situation.

Folgende Pfeiler nutzte ich für die Analyse meiner Wenigkeit:

- Tagebucheintragungen.
- Lebensberichte von Menschen aus Zeitungen, Büchern, Reportagen.
- Gespräche mit Freunden, Familienmitgliedern.
- Erinnern an Kindheits- und Jugendträume.
- Was bereitete mir in der Vergangenheit im Job Freude bzw. verursachte mir Probleme?
- Genaues Beobachten meines Lebensumfeldes, Abläufen in Supermärkten, Cafés, Wochenmärkten, im Büro, in der Bahn etc.
- Gespräche mit anderen Betroffenen.

Die Ergebnisse oder worauf ich stolz sein kann:

- Dankbarkeit: Ich lebe und darf noch so Vieles probieren. Endlich fühle ich Dankbarkeit in mir für mein Leben.
- Zielstrebigkeit: Einser-Abitur, Bankausbildung, Studium, Promotion.
- Disziplin: Ich erreiche meine gesteckten Ziele.
- Krebs bereits zweimal bekämpft.
- Sachlichkeit: Ich blicke nüchtern auf die Dinge.
- Zuverlässigkeit: Ich klemme mich hinter die Probleme und Aufgaben, bis ich ein Ergebnis erreiche – idealerweise das angestrebte Ziel.
- Teamplayer: Keiner kämpft für sich allein. Ich setze mich für die Interessen meiner Kollegen ein und gehe dorthin, wo es schmerzt.
- Fair: Ich trat freiwillig von meiner Position als Verwaltungsleiterin zurück.
- Kundenorientierung: Erfolgreiche mehrjährige Kundenberatung bei der Bank, im Edelmetallgeschäft und bei der Betreuung von Studenten im Rahmen meiner Tätigkeit als wissenschaftliche Mitarbeiterin.
- Freude an wechselnden Arbeitsaufgaben: Ob Recherchieren, Vortragen, Analysieren von Zahlen, Beratungsgespräche, Konfliktgespräche.
- Authentizität: Ich verstelle mich nicht, stehe zu meinen Fehlern und kommuniziere diese.
- Zahlenmensch: Fakten sind für mich belastbare Diskussionsgrundlagen.
- Freude am Lösen komplexer Probleme in Eigenregie.
- Recherchieren: Sei es das wissenschaftliche Recherchieren, die Aufarbeitung rechtlicher Fragen oder allgemeiner Arbeits- und Alltagsprobleme. Je komplexer, desto besser. Dies half mir beim Studium, im erfolgreichen Abschluss der Promotion, in Auseinandersetzungen mit Behörden, Versicherungen und anderen Institutionen im Rahmen meiner Erkrankung.
- Genauigkeit im Erledigen der Aufgaben.
- Erfolgreiches wissenschaftliches Arbeiten und Veröffentlichen.[4]
- Auslandsaufenthalte: Finnland, Russland, Polen.

Es gab also viele Erfahrungen, die mich auszeichneten und die ich auf dem (Arbeits-) Markt anbieten konnte. Trotzdem ist das Berufsleben kein Wunschkonzert. Meine Leistung zählt, und hierbei helfen mir meine Alleinstellungsmerkmale nicht in jedem Fall. Denn so etwas „Besonderes" sind meine Erfahrungen nicht.

Wie kann ich also meine vermeintlichen Vorteile in eine sinnvolle Tätigkeit überführen?

---

4   Teilweise noch unter meinem Geburtsnamen (Schultze et al. 2008; Eierle et al. 2008; Otto 2012).

8.1.5 Vereinbarkeit zwischen beruflicher Zukunft und verkürzter Lebensperspektive

Weiterhin durchdachte ich die Erwartungen an meinen Job und die Rahmenbedingungen. Ich bezog Kompromisse, übersteigerte Hoffnungen in die Überlegungen mit ein.

Folgend das Resultat meiner Überlegungen:

- Finanziell gesichertes Einkommen.
- Fünf-Tage-Arbeitswoche für einen strukturierten Ablauf im täglichen Austausch mit den Kollegen.
- Längere/flexiblere Pausengestaltung während der Arbeitszeit.
- Einzelbüro für eine verbesserte Konzentrationsfähigkeit.
- Flexibilität zur Wahrnehmung von Arztterminen im Tagesverlauf. Gegebenenfalls dafür Arbeit am Wochenende.
- Regelmäßiges und konstruktives Feedback von Vorgesetzten und Kollegen zu meiner persönlichen Weiterentwicklung.

Das Leben ist kein Regenbogen, und ich träume von meinem idealen Alltag. In der Realität muss ich für mein Umfeld und mich tragbare Kompromisse und gangbare Wege einschlagen.

Ein wesentlicher Teil meines bisherigen Lebensalltags gehörte meiner beruflichen Tätigkeit. Hier brachte ich täglich meine Kompetenzen ein, erlebte Fehlschläge und Selbstbestätigungen, ein stabiles soziales Umfeld. So erschien es mir nur konsequent und logisch, diesen Aspekt offensiv anzugehen. Darüber hinaus war und ist es mir wichtig, meine Lebenserfahrungen in geeigneter Form meinem Umfeld zur Verfügung zu stellen.

8.2 Schreiben: Traumerfüllung, Zwischenstation oder was?

Aus dem Konglomerat der vorangegangenen Überlegungen entstand die Idee, ein Buch zu schreiben. Die Erfahrungen aus meiner wissenschaftlichen Recherchetätigkeit brachte ich ein. Strukturiertes Arbeiten – leider auch über die eigenen Grenzen hinaus – bewies ich in der Vergangenheit. Druck bestand nicht, da ich das Schreibtempo bestimmen würde.

In der Umsetzung ging ich parallel mehrere Wege, verband dabei Selbststudium, fachliche Anleitung und Austesten sowie Literaturrecherche. Zunächst ging ich so viele Optionen als möglich an, um Schritt für Schritt zu selektieren:

- Buchrecherche und Selbststudium, beispielsweise
  - „Erfolgreich als Sachbuchautor"[5]
  - „30 Minuten Das eigene Sachbuch"[6]

---

5 Gorus 2011

6 Begemann 2012

- „Schreiben in Cafés"[7]
- „Creative Writing: Romane und Kurzgeschichten schreiben"[8]
- Fernstudium in der „Schule des Schreibens"
- Schreibwerkstatt
- Teilnahme Literaturwettbewerbe
- Veröffentlichungen Anthologien
- Internetrecherche

Während sich das Selbststudium sowie die Internetrecherche selbst erklären, gehe ich auf die für mich völlig neuen Erfahrungen im Versetzen meiner Grenzen in den folgenden Unterkapiteln ein. So will ich Ihnen mögliche Hemmungen nehmen, einen Traum auszutesten und Ansätze für ein konkretes „Wie" vermitteln.

8.2.1 Schreibwerkstatt

Im örtlichen Stadtblättchen las ich immer wieder von einer monatlich stattfindenden Schreibwerkstatt. Im Herbst 2013 ging ich es an und meldete mich für eine erste Zusammenkunft an. Ich traf auf einen Kreis von 8 Frauen unterschiedlichen Alters und Lebenshintergrundes, die teilweise bereits seit mehr als 10 Jahren regelmäßig schrieben, diskutierten und veröffentlichten. Durch selbst verfasste Zeilen kommen wir uns auf unaufgeregte Art sehr nahe. Jenseits von Konkurrenzdenken und Leistungsdruck erfuhr ich eine vorbehaltlose Aufnahme in den Kreis. Endlich erlebte ich wieder offene Kritik ohne Rücksichtnahme und Wattepäckchen, in der meine (Schreib-) Leistung im Vordergrund stand und die Krebserkrankung nicht den Rhythmus bestimmte.

Eine Leipziger Schriftstellerin leitet den Kurs, gibt uns Feedback und moderiert unsere Diskussionsrunden. Einmal monatlich treffen wir uns für 2 Stunden. Zu jedem Termin erhalten wir ein Schreibwort. Das Thema inspiriert uns für Prosatexte oder Lyrik. Jede Teilnehmerin liest ihre Zeilen vor. Reihum geben wir ein Feedback. Weiterhin scheiben wir in den 2 Stunden rund 20 Minuten zu einem Schreibwort, einer Karte, einem Bild einen kurzen Text. Diesen stellen wir anschließend vor, und tauschen uns dazu aus. Insbesondere die spontanen Zeilen, innerhalb eines kurzen Zeitraums verfasst, lassen mich Probleme schneller verarbeiten, Erinnerungen aufleben, Sorglosigkeit erleben. Durch die Schreibwerkstatt tauche ich in eine fiktive Welt ein, die mir eine „Waswäre-wenn-Perspektive" sehr gut ermöglicht. Und ja, ich schreibe mir auch die Seele frei. Aus unseren Werken veröffentlichten wir Anfang 2016 eine kleine Anthologie unter dem Titel „Ausgeflogen und mittendrin",[9] die wir mit einer Lesung vorstellten.

---

7   Goldberg 2009

8   Carver 2013

9   Gabriel 2016

Im Rahmen der Arbeit an dieser Anthologie kümmerte ich mich um das Layout, die Kommunikation mit dem Druckhaus sowie mit der Fotografin. Als Teil eines Teams und weg von jeglichem Zwang entstand ein gemeinsames Werk, auf das jede von uns stolz ist. Mir zeigte dieses kleine Erfolgserlebnis ebenfalls, dass ich mir wieder zutraue, etwas Verantwortung in der größeren Gruppe zu übernehmen. Allerdings verfiel ich zeitweise in alte Rollenmuster und arbeitete 2 Nächte durch. Dies wirkte sich gesundheitlich nachteilig aus und ich hatte eine gute Woche mit den Nachwirkungen zu kämpfen. So zeigte mir dieser Test, dass ich nicht mehr wie früher belastbar bin und definitiv Pausen benötige. Selbst wenn ich Freude empfinde, kann ein „Flow" mir ebenso schaden!

8.2.2 Fernstudium

Ich spürte während und nach meiner zweiten Akutbehandlung, wie sehr mir die Struktur eines Arbeitsalltags fehlte und wie ich durch die wöchentliche Teilnahme am Teammeeting ein Zugehörigkeitsgefühl verspürte. Ich erlebte einen Menschenkreis, der an meiner Meinung und meinen Erfahrungen interessiert war.

Gleichzeitig hungerte mein Verstand nach neuer Nahrung, die er allerdings nur portionsweise und mit Pausen verdauen konnte. Bereits im September 2013 suchte ich nach einer Möglichkeit der schriftstellerischen Weiterbildung. Durch Internetrecherchen und einschlägige Werbung überzeugte mich das Konzept der „Schule des Schreibens". Ich belegte einen Fernkurs, erhielt Fachliteratur und Übungen für das Selbststudium. Am Ende jedes Kapitels reichte ich eine Arbeit zur Korrektur per E-Mail ein. Das Feedback kam innerhalb weniger Tage. Vom Anspruch her unterforderte mich das Schreibstudium, doch ich fand zunächst eine flexible Struktur für eine sinnstiftende Tätigkeit für mich. Zunächst fügte sich diese Art der Weiterbildung gut in die zahlreichen Arzttermine und meine gesundheitlichen „Konjunkturzyklen" ein. Insbesondere die Erfahrung, mit allen Sinnen zu schreiben, brachte mich dazu, einen Baum zu umarmen, mit geschlossenen Augen ein paar Schritte im Park zu gehen, meine Umwelt zu „erriechen", zu ertasten, zu erleben. Nach einem guten halben Jahr brach ich das Fernstudium, das mir einen guten Einstieg ermöglicht hatte, ab.

Ich ging jetzt mehr und mehr meinen Weg des Selbststudiums von einschlägiger Fachliteratur, beteiligte mich aktiv an Literaturwettbewerben. Erste Erfolge stellten sich ein.

8.2.3 Meine erste Veröffentlichung

Obwohl Anthologien in dem „Verruf" stehen, für die Veröffentlichungen zu bezahlen, verursachte es mir doch ein leichtes Kribbeln, als ich meine erste Prosaveröffentlichung in den Händen hielt: „Das

Sperlingslied"[10] entstand auf Basis einer kurzen Zeitungsnotiz zu einem Lottogewinn aus einer Aufgabe des Fernstudiums heraus. Das Schreiben aktivierte meine Sinne und schärfte meinen Blick. Durch die Aufgaben kreisten meine Gedanken nicht ständig um die zweite Krebstherapie. Ich lenkte mich ab, fühlte mich durch dieses kleine Erfolgserlebnis bestätigt. Irgendwie „leistete" ich etwas Sinnstiftendes, das über das haptische Gefühl hinausging. Weiterhin lernte ich, mich wieder länger als nur 30 Minuten zu konzentrieren. Das Verfassen von logisch strukturierten Texten und dem Verfolgen eines roten Fadens waren durch die zweite Chemotherapie verstärkter beeinträchtigt im Vergleich zur ersten Akutbehandlung.

Das Schreiben ermöglichte mir ebenfalls eine innerliche Aufarbeitung. Parallel dazu begann ich in diesem Zeitraum, wieder ein Tagebuch zu führen. Die Zwiegespräche mit einem imaginären Gegenüber verhalfen mir, Schmerzen, Träume, Wünsche und Sehnsüchte zu berühren. Vor allem rief ich mir die positiven kleinen Momente des jeweiligen Tages in Erinnerung, aus denen ich Kraft schöpfen konnte, wenn ich mal wieder „unten" war.

Meine Lebensgeister waren aktiviert. Ich betrat Neuland.

8.2.4 Mein eigenes Buch

Dies hört sich einfacher an als es tatsächlich für mich war. Zunächst galt es, ein Thema zu finden, hinter dem ich stand, das eventuell noch andere interessierte und zu dem ich tatsächlich Erfahrungen mitbringen konnte. Für eine Veröffentlichung musste ich eine Lücke finden, die der Markt noch nicht bediente.

Ich selbst hatte zahlreiche Schicksalsberichte zum Thema Krebs gelesen. Eine weitere Anekdote entsprach nicht meinem Naturell. Ich bin faktenorientiert, sachlich und realistisch. Für mich stand eine sinnvolle Leistung, mit der ich anderen helfen würde, am Ende der Überlegungen. Zudem besann ich mich auf meine Begeisterung beim Recherchieren und der Freude bei der Einarbeitung in fachlich neue Probleme. Passenderweise setzte ich mich gerade mit meiner Krankenkasse zwecks Zuzahlung zu 2 Epithesen-BHs auseinander, die mir verweigert worden waren. Wieder einmal recherchierte ich Gesetztestexte, Verordnungen und Gerichtsurteile. Finanziell stand ich zwischen ausgelaufenem Krankengeld, Arbeitslosengeld I im Rahmen der Nahtlosigkeitsregelung und einem seit 6 Monaten laufenden Rentenantrag. Ging es nur mir so, oder stand ich als Krebspatientin allein Versicherungen, Behörden, dem Arbeitgeber gegenüber? Gespräche mit anderen Betroffenen, mit meinen Ärzten sowie eine Literaturrecherche ergab tatsächlich eine Lücke in diesen Problemfeldern.

Im August 2014 begann ich einfach mit dem Drauflosschreiben. Aufgrund meiner „Krebskarriere" konnte ich bereits auf einen großen

---

10 Wegler u. Barth 2014

Fundus an Erfahrungen und Recherchematerial zurückgreifen, den ich nur noch zu Papier bringen musste. Nach und nach kristallisierten sich Lücken, eine Gliederung und weiterer Recherchebedarf heraus. Trotzdem kam ich gut voran. Ich hatte wieder eine richtige Aufgabe, die ich flexibel an meine gesundheitliche Situation und meine Arzttermine anpassen konnte. Niemand setzte mich unter Zeit- und Leistungsdruck. Ich bestimmte das Tempo.

Ende November 2014 begann ich mit der Recherche nach geeigneten Verlagen. Hierzu orientierte ich mich zunächst an anderen Gesundheitsratgebern. Auf den Homepages der jeweiligen Verlage ergründete ich die einschlägigen Ressorts.

Im Internet erhielt ich zahlreiche Informationen zum Abfassen von Exposés, Probekapiteln etc. Insgesamt bewarb ich mich bei drei Verlagen, von denen mich zwei Verlage positiv evaluierten. So erschien tatsächlich im August 2015 mein Buch: „Brustkrebs – Hilfe im Bürokratie-Dschungel".[11] Ich konnte Betroffenen bereits wertvolle Hinweise vermitteln. Ich freue mich über jedes Feedback – persönlich oder per E-Mail, das ich erhalten darf. Es zeigt mir, dass mein Tun tatsächlich einen Wert für andere Menschen darstellt.

Mein persönliches Risiko bestand darin, das Projekt nicht fertigstellen zu können. Dieses Risiko besteht immer und für jede von uns. In manchen Lebenssituationen wird es nur bewusster.

8.3　Nutzung der befristeten Auszeiten

Der esoterischen Schiene bin ich nicht zugeneigt und trat in 2012 bewusst aus der Kirche aus. Trotzdem bin ich der Ansicht, dass es Dinge zwischen Himmel und Erde gibt, die heute noch nicht wissenschaftlich erklärbar sind, aber existieren. Mit der Krebsangst wird viel Geld verdient: Bücher, Arzneimittel, Homöopathie, Seminare etc.

Was mir fehlte, war ein „All-inclusive-Ansatz". Jemand, der alle Bereiche mit mir analysierte und aus dessen Hand ich die komplette Palette an Möglichkeiten erhielt, um den Krebs nie wieder kommen zu lassen. Zudem wollte ich Zeit und Nerven auf der Suche nach weiteren Ansätzen sparen.

Ich lernte: Dieser „Jemand" war ich selbst. Ich erfuhr: Diese Zeit nahm ich mir, andernfalls würde mir der Krebs die Zeit nehmen.

8.3.1　Innere Stimmigkeit finden und erhalten

Jeder meiner mich behandelnden Fachärzte, Physiotherapeuten, psychologischen Berater betrachteten einen sehr kleinen, tiefen Ausschnitt von mir. In mir selbst spürte ich, wie sich mein Blick auf die Welt, mein

---

11　Otto 2015

Leben, die mich umgebenden Menschen geändert hatte. Meine Gedanken schwirrten durcheinander. Ich suchte ebenfalls nach einer physischen Ausrichtung für mein zukünftiges Arbeitspensum. Wie viel Job durfte ich mir wieder zutrauen? Der Begriff der Resilienz stand im Raum.

In den Folgemonaten las ich Bücher zur Meditation. Darüber hinaus probierte ich Yoga, progressive Muskelentspannung (PMR), ließ mich coachen und „nadeln", nahm Ernährungsberatungen und Physiotherapie in Anspruch. Mit dem Wiedereinstieg in den Beruf war ich gezwungen, meine Zeitplanung zu überdenken und bestimmte Maßnahmen zu streichen, andere Aspekte zu verstärken. Mitten in meinem Umwälzungsprozess kam trotzdem das Rezidiv.

Ungeachtet dessen sah ich nach einer ersten Todesschockphase doch ein Licht. Mein Leben gab mir wiederholt eine Chance, die ich nicht auf Kosten der Gesellschaft bis zum Lebensende ausdehnen will.

Wie wichtig Pausen und Ruhephasen als Kraftquellen wurden, verdeutlichte mir das Rezidiv. Stand ich zuvor am Beginn der seelischen Aufarbeitung der Erkrankung, rang ich nun nach Seelenatem. Nach anfänglicher Scheu vor dem Eingeständnis vermeintlich eigener Schwäche, sprach ich in meinem erweiterten Umfeld meine Gedanken aus. Meine TCM-Ärztin (TCM steht für traditionelle chinesische Medizin) überredete mich zu einer Teilnahme an einem Qigong-Kurs für Krebspatienten. Rund 2 Jahre übte ich regelmäßig mit der Gruppe. Jetzt greife ich bei Bedarf auf dieses Instrument zurück.

8.3.2 Entspannung durch IKP (imaginative Körperpsychotherapie)

Die Krebstherapien forderten psychischen und physischen Tribut. Konzentrationsprobleme, Müdigkeit, geistige und körperliche Erschöpfung beeinträchtigten meinen Alltag und meine Arbeit im Büro. Ich benötigte einen psychischen Reset, ein Abschalten, um mit vollen Akkus wieder in das Büro starten zu können. Neben den bereits erwähnten Yoga-, PMR und Qigong-Kursen führte mich eine psychoonkologische Betreuung an die imaginative Körperpsychotherapie (IKP) heran.[12] Ein innerlicher Bodyscan lässt mich meinen Körper, seine Organe und Abläufe erspüren. Ich erhalte ein Bewusstsein für Veränderungen in mir, denen ich gezielt nachgehen kann. Hierbei soll keine Hysterie entstehen, sondern ich baue eine neue Verbindung zu meinem Körper auf. In einer Art Meditation verweile ich in mir. Durch die IKP lernte ich, mein körpereigenes Immunsystem zu aktivieren. Selbstverständlich stellt die IKP kein Allheilmittel dar. Doch ich spüre mich bewusster.

---

12 Schwab 2013

8.3.3 Psychoonkologische Betreuung

Erstmals im Juni 2013 und kurz nach Beginn meiner zweiten Chemotherapie saß ich einer Psychologin auf dem wohlbekannten Sofa gegenüber. Genauso hatte ich es mir vorgestellt. War ich wirklich im Kopf krank?

Wie ich sehr schnell feststellte, war ich sehr mutig, meine Ängste zu formulierten und einer fremden Person vorzutragen. Noch mutiger waren die Teilnehmerinnen der Gesprächsrunde, die mich im September 2013 einfach aufnahmen und mich an ihren Gedanken teilhaben ließen. Deren Nöte ähnelten meinen Bedenken, gingen darüber hinaus oder passten so gar nicht zu meiner Lebenssituation. Trotzdem mussten wir uns nicht zu viel erklären, verstanden uns auf einer dritten Ebene. Und dies hält mittlerweile seit über 3 Jahren an. Ich belaste nicht mehr meinen Partner, Freunde und Familie, sondern fand in der Gesprächsrunde eine sichere Andockstelle. Wir treffen uns dabei regelmäßig zweimal im Monat. Die Gesprächsrunde wird von einer Psychoonkologin moderiert. Wir gehen nach den fast 2 gemeinsamen Stunden nicht mit fertigen Lösungen nach Hause. Eher hilft das einfache Aussprechen von Gedanken mir selbst, den für mich stimmigen Weg einzuschlagen.

Darüber hinaus erhalte ich seit November 2014 zweimal pro Monat eine professionelle Unterstützung in einer Einzeltherapie. Diese geht weit über die Erkrankung hinaus und leitet mich vor allem bei richtungsweisenden beruflichen, privaten und therapeutischen Entscheidungen hin zu einer Lösung in mir. Dabei begleitet mich die Therapeutin durch offene oder gezielte Fragen durch die Sitzung. Für mich sind die Einzeltherapien geistig und körperlich äußerst anspruchsvoll. Deshalb versuche ich, nach den Sitzungen nicht noch einmal in das Büro zu gehen oder mich hinter ein Steuer zu setzen.

8.3.4 Was machst Du eigentlich?

Neben regulären Arztterminen und begleitenden sportlichen Aktivitäten lebe ich vor allem im Moment. Heute noch gehe ich beispielsweise regelmäßig zum Heilpraktiker und zwei bis viermal pro Jahr zur Akupunktur. Meine gesetzliche Krankenversicherung lehnte eine Kostenübernahme bzw. eine Kostenbeteiligung explizit ab, obwohl zahlreiche Studien mittlerweile die Wirksamkeit der Akupunktur belegen.[13] Hingegen ungleich teurere Medikamente, verbunden mit weiteren Nebenwirkungen, wären problemlos über die Krankenkasse finanzierbar. Mittlerweile rege ich mich über diese Erlebnisse nicht mehr auf. Die Krankheit lehrte mich, mit meiner begrenzten Lebenszeit bewusster umzugehen.

Die Auszeiten sehe ich als Phasen für meinen Genesungsprozess ohne Garantie für mich und mein Umfeld. Unabhängig von den

---

13   Lesi et al. 2016, S. 2–5; Johns et al. 2016, S. 4; Hu et al. 2016, S. 11

unterstützenden Angeboten ist eine für mich sinnstiftende Tätigkeit eine zentrale Quelle für meine positive Lebensenergie. Soweit es mir deshalb möglich ist, will ich wieder einer Arbeit nachgehen, mit der ich der Allgemeinheit, die mich auffing, etwas zurückgeben kann.

Ja, ich brauche für mich die Soap-Opera des Joballtags. So spüre ich für mich mein „Mitten-im-Leben-sein".

8.4 Alumni-Netzwerk für Krebspatienten

Es herrscht viel Unsicherheit, inwieweit eine berufliche oder sonstige Tätigkeit Krebsbetroffenen unter Umständen schaden kann. Für das „Wie" braucht es konkrete Anregungen, um Hemmungen abzubauen. Ein aktiver Erfahrungsaustausch zwischen Betroffenen ist notwendig.[14] Moderne Kommunikationsmedien bedienen Nischeninteressen beispielsweise in einschlägigen Chatrooms, auf Facebook, auf teilweise unseriösen Homepages. Ein fundiertes Netzwerk zwischen Betroffenen fehlt jedoch noch immer.

Mir ist es ein Anliegen, hier ein Beispiel für eine mögliche Umsetzung zu geben, dabei auf Fallstricke und Probleme zu verweisen.

8.5 Fazit: Was fehlt mir in meinem Job?

Meine zweite Auszeit stellte meine Wertevorstellungen und Ansichten zu meinem bisherigen Leben und der Zukunft in einem neuen Licht für mich dar. Die Lebenszeit ist begrenzt. Wollte ich wirklich wieder Zahlen wälzen, mangelnde Wertschätzung meiner Arbeit erfahren, mich in Meetings über die Fragen zur Schreibtischhöhe auseinandersetzen?

Ich sah nicht mehr die unmittelbaren Auswirkungen meines Handelns, den Sinn für mein Umfeld, den Kunden für mich. Meine persönliche Weiterentwicklung blieb völlig außen vor. Doch durfte ich diese Ansprüche an mein Leben stellen? Der Berufsalltag nicht nur von mir ist kein Wunschkonzert. Eigentlich sollte ich doch froh sein, überhaupt noch einen Job zu haben. Diese und ähnliche Gedanken bemächtigten sich mir immer wieder.

Bremsend wirkten meine notwendigen Pausen, die ich zum Entrauchen des Kopfes benötigte. Beispielsweise einen Tee kochen, einen Apfel essen, einen kurzen Spaziergang an der frischen Luft unternehmen. Der normale Arbeitstag sieht anders aus. Auch die Anforderungen des Arbeitsumfeldes lassen sich nicht in jedem Fall mit meinen Bedürfnissen verbinden.

Wie konnte ich also herausfinden, was ich will, wozu ich in der Lage war und wie ich mein Potenzial steigern konnte?

---

14 Mullan 1985, S. 273

Wiedereinstieg in den Beruf mal zwei

© Springer-Verlag GmbH Deutschland 2018
S. Otto, *Arbeiten trotz Krebserkrankung*,
https://doi.org/10.1007/978-3-662-54883-7_9

Mein Lebensalltag in der Ersterkrankung: Ich drehte täglich meine Spazierrunden oder Joggingrunden. Ging es mir nicht so gut, legte ich mich hin. Dieses Ausruhen zwischendurch störte mit der Zeit meinen Schlafrhythmus. Nachts war ich wach, wanderte durch das Haus, setzte mich auf das Sofa und las, räumte die Spülmaschine aus etc. Gegen 04:00 Uhr kam dann doch noch die Müdigkeit und ich schlief bis zum Weckerklingeln um 06:00 Uhr. Mit Ausnahme der unmittelbaren Folgetage nach der Infusion stand ich gemeinsam mit meinem Mann auf, wir frühstückten zusammen und ich drehte anschließend meine morgendliche Runde um den See, zum Arzt, zur Blutkontrolle. Je nachdem, was gerade anstand. Das schlimmste für mich war das Anstarren der weißen Wand zu Hause. Durch mein zerstörerisches Gedankenkarussell zog ich mich selbst nach unten.

Während der Chemotherapie mied ich die Menschen und größere Ansammlungen aus Angst vor Ansteckungen mit Krankheiten. Mein Mann wurde mein zentraler sozialer Kontakt, Prellbock, ertrug meine Stimmungsschwankungen. Ich begann, ihn im Büro anzurufen: „Wann kommst Du heute nach Hause? Gehst Du noch Laufen? Was willst Du heute Abend essen? Magst Du ein Stück Kuchen vom Bäcker etc.“ Abends fragte er mich nach meinem Tag. Was sollte ich erzählen? Über den Arzttermin, meine Gedanken etc.?

Für mich konnte es so nicht weitergehen. Ich brauchte Beschäftigung, Ablenkung. Als leichteste Alternative sah ich für mich meinen bisherigen Job an. So begann ich, mich wieder häufiger im Büro blicken zu lassen. Ich arbeitete über VPN von zu Hause aus, ging zu Meetings, sofern es mein Zustand zuließ. Mehr als 2 bis maximal 3 Stunden waren aber nicht möglich und mein Körper forderte seinen Tribut. Zu Hause angekommen, musste ich mich meist hinlegen.

Im Zeitverlauf beeinträchtigten die Begleiterscheinungen der Therapie meine Leistungsfähigkeit. Ich lieferte fehlerhafte Arbeitsergebnisse ab, die Texte meiner E-Mails und Briefe belegten meine Konzentrationsprobleme. Insbesondere Argumentationsstränge und der „rote Faden“ gingen häufig verloren. Ich war stolz darauf, als verlässlich und perfekt zu gelten. Jetzt lieferte ich Fehler ab, musste Aussagen zurückziehen, schaffte mir selbst aufgeladene Arbeiten nicht rechtzeitig. Meine Stimmungslaunen schlugen immer höhere Wellen, ich schlief noch schlechter. Ich sah meine Rettung im 1. April 2012. Offiziell sollte dieser Termin den Beginn der Wiedereingliederungsmaßnahme darstellen. Mit der letzten Chemogabe am 7. Februar 2012 hakte ich für mich das schlimmste Therapiekapitel ab. Die Operation am 7. März 2012 steckte ich weg.

9.1   Mit voller Kraft und dem Hamburger Modell

Ich begann zunächst offiziell mit täglich 2 Stunden, erhöhte den Umfang aller 2 Wochen um eine Stunde, sodass ich nach 8 Wochen wieder bei 7,8 Stunden reguläre Arbeitszeit anlangte.

Parallel begann ich am 16. April 2012 mit meiner Bestrahlung. Obwohl mich die erste Session ziemlich angriff, kam ich nicht auf die Idee, mich krank zu melden. Irgendwie erreichte ich meinen Bürostuhl.

Anfangs waren die Kollegen zurückhaltend, kamen nur mit wenigen Anliegen zu mir. Viele bekundeten ihre Freude, mich wieder im Institut zu sehen. Ob ich den nun häufiger käme und bliebe? Ja, natürlich, auf jeden Fall. Ich suchte Anknüpfungspunkte, mich wieder aktiv in den Arbeitsalltag einzubringen, riss meine alten Aufgaben nach und nach wieder an mich. Selbstverständlich arbeitete ich länger als es der Wiedereingliederungsplan vorsah. Zwei Stunden?! Was bitte sollte ich in 2 Stunden schaffen und bezwecken? Maximal den Rechner hochfahren, ein paar E-Mails beantworten und das war es. Etwas mehr wollte ich schon gefordert werden.

So gestaltete sich während der Wiedereingliederung mein Tag wie folgt: Morgens um 08:00 Uhr Bestrahlung in der Uniklinik, spätestens 08:45 Uhr saß ich am Schreibtisch. Die Reglementierung der Arbeitszeit ignorierte ich bereits in der ersten Woche erfolgreich, blieb meist bis 11:30 Uhr, ging manchmal mit den Kollegen noch in die Mittagspause. Freiwillige Mehrarbeit war für mich selbstverständlich. Schließlich wollte ich schnellstmöglich wieder die gerissene Arbeitslücke schließen, neue Ansätze einbringen. Unter anderem „überraschte" ich mein Team in einer Teamsitzung mit einer Vision für unsere Abteilung. Meine Kollegen betonten in den Folgemonaten, dass ich häufiger lachen würde, nicht mehr alles ganz so streng sah. Früher sprachen aus mir nur die Zahlen und Fakten. Jetzt kam ich sogar mal mit den anderen mit in die Mittagspause, dehnte diese sogar über die 30 Minuten aus, erzählte mehr Privates. Dieses Feedback bestätigte mir meine Veränderungen. Ja, ich hatte gelernt, mit einigen Modifikationen mein Leben zu verbessern.

Zudem verkündete ich sowohl im privaten als auch beruflichen Bereich, sollte die Krankheit wiederkommen, würde ich die Arbeit aufgeben. Dies konnte ich mir tatsächlich so wenig vorstellen wie mein restliches Leben auf den Malediven zu verbringen. Dieses Mantra wurde zu meinem Selbstschutz. Ich glaubte wirklich nicht an die Rückkehr der Krankheit, weil … ja weil ich doch alles durchgestanden hatte, was mir die Schulmedizin ermöglichte.

Mit der stufenweisen Arbeitserhöhung kam ich anfangs gut zurecht. Irgendwann kippte die Waage. Arzttermine verkürzten die Arbeitszeit. Yoga, Meditation, ein Coaching, Physiotherapie und Krankengymnastik, Akupunktur und Blutkontrollen, Herceptingaben und Massagen kamen zum normalen Arbeitspensum dazu. Einerseits wollte ich meine Arbeitsaufgaben schaffen, ging deshalb abends noch mal ins Büro, arbeitete am Wochenende von zu Hause aus. Andererseits überkam mich Panik, sollte ich eine der Behandlungen weglassen. Dann würde der Krebs zurückkommen. Ich hatte doch gelernt, auf mich und meinen Körper zu hören. Unmöglich konnte ich etwas streichen.

Unterbrochen wurden die ersten Arbeitswochen von meiner Anschlussheilbehandlung (AHB) in Plau am See nach der Bestrahlung.

Dort stellte ich ein Kuriosum dar. Als einzige Rehabilitandin der Onkologie arbeitete ich bereits wieder und das schon während der Bestrahlung. Die anderen Reha-Teilnehmer blieben mindestens ein Jahr zu Hause, stellten sogar den Rentenantrag. Sie wollten die Zeit erst einmal für sich nutzen, Kraft tanken. Meine Überzeugung: Das brauchte ich nicht. Ich arbeitete wieder, konnte joggen gehen, alles fast ohne Probleme. Allerdings überdachte ich meine tägliche Arbeitszeit dann doch.

Nach der AHB reduzierte ich meine tägliche Arbeitszeit auf 80 % für 6 Monate befristet. Dies entsprach rund 6 Stunden Arbeitszeit pro Tag. Mir war bereits bewusst, dass es mir schwerfiel, der Arbeit ein reguläres Ende zu setzen. Also beschloss ich, morgens später auf die Arbeit zu kommen. Diese Zeit würde ich für meine Gesundheit nutzen, Sport treiben etc. Dafür würde ich abends länger anwesend sein, als Verwaltungsleiterin die Abteilung bei allen Anliegen gegenüber den Kollegen vertreten können.

Hin und wieder blickte ich auf meinen neuen alten Alltag, der sich wieder fast vertraut anfühlte. Dies geschah vor allem dann, wenn ich gegen 21:00 Uhr abends nach Hause kam, entweder von einem Meeting, meinem Coach, aus dem Supermarkt oder der Physiotherapie. Körperlich auf vollen Touren war mir schwindelig, ich war müde, hatte Kopfschmerzen. Trotzdem musste ich ja noch den Haushalt stemmen, Schnitten machen, mal meine Freundin anrufen. Das hatte ich früher doch immer geschafft. Mein Mann oder jeder andere konnten dies alles nicht so erledigen, wie ich mir dies vorstellte. Hatte mein Mann mal die Brote geschmiert, fühlte ich einen Schlag in meine Magengrube. Mein Bild von mir begann zu wanken. Die Erkrankung hatte mich so schwach gemacht. Warum konnte ich nicht wie früher funktionieren? Prinzipiell ging es doch.

Mit dem Jahreswechsel 2012 auf 2013 galt es für mich, endlich mit der Krebserkrankung abzuschließen. Ich war noch einmal mit einem dunkelblauen Auge davongekommen, hatte die Ernährung modifiziert, machte mehr Pausen. Ich fühlte mich wieder belastbarer, etwaige Konzentrationsprobleme schob ich auf die trockene Luft im Büro, ging deshalb hin und wieder mal vor die Tür oder öffnete das Bürofenster. In der Entspanntheit der Feiertage plante ich meinen neuen Alltag mit voller Arbeitszeit und allen sonstigen Aktivitäten sowie Terminen minutiös aus. In der Praxis brachte jedoch nur eine verspätete Bahn mein Gerüst ins Wanken, eine ungeplante Stunde länger beim Arzt alles zum Einbruch.

Der Erfolg ließ nicht lange auf sich warten. Im Job hatte ich bereits wieder zum alten Arbeitspensum zurückgefunden, kam regelmäßig erst nach meinem Mann nach Hause. Nur den Sport als Krebsprävention quetschte ich noch in meinen Tag, reduzierte dafür sogar den Schlaf. Mitten in meinem Umwälzungsprozess erhielt ich die Bestätigung des Rezidivs. Ich meldete mich für 2 Tage krank. An diesen Tagen erfolgten eine Stanzbiopsie, die OP-Terminierung sowie ein Gespräch mit meiner Onkologin zum weiteren Vorgehen.

Am folgenden Arbeitstag bat ich mein Team um 5 Minuten in meinem Büro. Ich saß auf meinem Schreibtisch, ließ lässig die Füße baumeln, während mich die Augenpaare teils erwartungsvoll, teils gedankenabwesend leer anstarrten. „Ich mache es kurz. Der Krebs ist zurück!" Ich presste die Lippen zusammen, wandte meinen Blick an die grau getäfelte Decke, holte Luft. „Ich werde kämpfen und ich werde eine Lösung finden, damit es dieses Mal nicht so chaotisch wird." Mein Blick rannte wieder zu meinen Kollegen. Einigen standen Tränen in den Augen, die meisten waren blass und sprachlos. Natürlich, Rezidiv hieß fast immer Sterben. Dies waren auch meine Gedanken.

Im Zuge der Operation war ich 10 Tage krankgeschrieben. Danach ging ich erst einmal wieder arbeiten. Das Ergebnis der pathologischen Untersuchung ergab dreifach (triple) negativen Brustkrebs, weitere Chemotherapeutika ließen nur wenige Angriffspunkte. Ich nahm ein paar Tage Urlaub und entschloss mich noch einmal zu einer Chemotherapie.

Während des ersten Zyklus ging ich noch arbeiten. Meine Onkologin meinte, dass diese Therapie im Vergleich zur ersten Akutbehandlung leichter zu verkraften wäre. Jeder Zyklus dauerte 3 Wochen und bestand aus einer Infusion Vinorelbin sowie der täglichen Einnahme des Chemotherapeutikums Xeloda über 2 Wochen in Tablettenform. Die letzte Woche diente der Erholung bevor ein neuer Zyklus begann. Insgesamt sollte die Therapie 6 Monate dauern, und ich war zuversichtlich, Job und Behandlung vereinbaren zu können.

Meine Onkologin und ich planten wie folgt: An den Infusionstagen und den beiden Folgetagen würde sie mich krankschreiben. Zudem terminierten wir die Gabe von Vinorelbin jeweils für den Mittwoch, sodass mir neben Donnerstag und Freitag noch das Wochenende für eine Erholung blieb. Bei größeren Untersuchungen wäre ich ebenfalls krankgeschrieben. Vielleicht könnte ich so den Beruf und die Behandlung verbinden.

Auf jeden Fall wollte ich vermeiden, wieder zu Hause zu sein. Ich erstarrte innerlich und mein Herzschlag beschleunigte sich beim Gedanken an die weiße Wand. Meinem Gedankenkarussell musste ich durch Ablenkung entkommen. Ein erneutes endgültiges Zuhausebleiben setzte ich mit dem ersten Schritt in Richtung Tod gleich. Stück für Stück würde ich mich aus meinem Leben verabschieden. Dies galt es zu verhindern. Bald lief das Krankengeld aus und was dann?

Zunächst könnte ich noch Resturlaub und Überstunden nehmen, um Arzttermine abzudecken, und dann würde ich weitersehen. So rechnete ich mir das halbe Jahr Chemotherapie schön, erstellte meinen Zeitplan und überstand die erste Infusion ohne Komplikationen.

Nicht eingeplant hatte ich meine körperlichen Reaktionen. Nach der ersten Chemotherapie erholte ich mich physisch relativ schnell, lernte, mit den körperlichen Einschränkungen zu leben oder besser, diese zu übergehen. Trotzdem war die letzte Akuttherapie erst vor einem guten Jahr abgeschlossen. Nach einer Woche Xeloda hing ich durch. Mir war morgens bereits übel. Meine Gehirnströme kämpften sich durch Watte. Die Oberschenkelmuskeln schmerzten wie nach einem schweren Sturz.

Beim Treppensteigen schnaufte ich vergleichbar einer Dampflock. Mir war abwechselnd heiß und kalt. Trotzdem kämpfte ich mich auf die Arbeit. Bereits nach Absolvierung dieses Weges war ich für den Arbeitstag erledigt. Ich hielt keinen Bürotag 8 Stunden durch, musste immer früher abbrechen und legte mich zu Hause hin. Meine Minusstunden wuchsen an. Auch hatte ich den Zeitaufwand für notwendige Arzttermine unterschätzt. Vor allem kalkulierte ich nicht ein, dass meine Physis und meine Psyche Pausen benötigten, eine Stunde keine Seltenheit.

Ich musste mir eingestehen, dass es so nicht funktionierte.

So zog ich mit Beginn des zweiten Chemotherapiezyklus nach Rücksprache mit meiner Onkologin die Reißleine. Ich kündigte diesen längst überfälligen Schritt in meinem Team an. Zudem sprach ich mit meinem Vorgesetzten und organisierte personelle Unterstützung aus anderen Instituten meines Arbeitgebers.

9.2   Ich schmeiße hin

Mittwoch, der 3. Juli 2013, war mein letzter offizieller Arbeitstag als Verwaltungsleiterin. Unbedingt wollte ich die Ertragszahlen für den Monat Juni fertigstellen, noch ein paar E-Mails beantworten, offene Arbeiten abschließen. So war ich allein im Büro, als ich gegen 18:30 Uhr langsam meinen Mauszeiger auf Herunterfahren bewegte, den Ausweis aus dem Smartcard-Lesegerät zog. Leise quietschten die Rollen meines Schreibtischstuhls über den Teppich. Ein letztes Mal umschloss ich die glatte, kühle Kunstlederlehne, schob den Arbeitsstuhl an den Schreibtisch. „Klack!", das Licht der Schreibtischlampe erlosch. Ich sog noch einmal tief den metallisch-staubigen Geruch ein, der vom Drucker neben meinem Schreibtisch ausging, griff nach meiner Tasche. Drei Schritte, dann war ich am Lichtschalter, wandte meinen Blick zur Decke. Die Blitze schmerzten in meinen Augen. Dann stand ich im Halbdunkel, drehte mich noch einmal um, als ich die Tür hinter mir zuzog. Der Schreibtisch leer, alles kahl, fast wie damals als ich das Büro erstmals in meinen Besitz nahm – am 1. Dezember 2010.

Ich schloss ab. Wie immer, drehte ich zweimal den Schlüssel um, drückte noch einmal die Türklinke zur Sicherheit nach unten. Bisher war mir die Maserung des Türfutters noch nicht aufgefallen. In meiner Augenhöhe ein winziges Loch. Ich atmete durch, straffte meine Schultern. Meine Schritte klapperten trotz des Teppichbelages. Ich hatte es doch richtig gemacht?! Die einzig logische Entscheidung. Morgen um die gleiche Zeit würde ich wieder durchhängen, die nächsten Tage mit halber Kraft erleben. Ich musste mich darauf konzentrieren, einfach zu leben, Kraft für den Kampf zu sparen. Es ging doch ohne mich weiter. Dies hatten wir ja schon gelebt, ganz ohne Premierenprobe. Aber dieses Mal ein endgültiger Schritt von mir, es gab kein Zurück mehr.

Abends hatte ein Kollege zum Grillen eingeladen, was mir das Abschiednehmen noch schwerer machte. Wir saßen in der Runde, genossen gegrillten Käse, Fleisch, Salat, quatschten über die Arbeit,

Projekte, den Urlaub, Kollegen. Ich fühlte mich als Teil dieser kleinen Welt, die ich so nicht mehr erleben würde. Von einem Tag auf den anderen zog sich ein Graben durch diese Beziehungen, der nur von einer dünnen Staubschicht bedeckt wurde. Diese wehte hin und her, ermöglichte mir hin und wieder Gast in meiner alten Gefühlswelt zu sein.

Den Tiefschlag stellte unmittelbar der 4. Juli 2013 für mich dar, der erste Tag meines zweiten Sabbatical. Aufgrund meiner geringen Anzahl weißer Blutkörperchen wollte meine Onkologin die Infusion verschieben. Ich geriet in Panik, bettelte darum und erhielt eine reduzierte Dosis.

Mein Mann erteilte mir gleich eine Gehirnwäsche. Hier würde ich ja nun den direkten Einfluss zwischen der Überlastung durch meine berufliche Tätigkeit und meiner Gesundheit sehen. Hätte ich denn noch nicht gelernt?! Ja, sicher, aus dieser Perspektive war es wohl richtig, das Alltagstempo zu drosseln und mich auf eine Sache richtig zu konzentrieren – meine Gesundheit.

Trotzdem wollte ich im Rahmen meiner Möglichkeiten weiterhin arbeiten und das Team so gut als möglich unterstützen. Vor nichts hatte ich mehr Befürchtungen als vor der weißen Wand zu Hause, dem Warten darauf, dass der Tag herumging, dem Suchen nach irgendwelchen sinnleeren Tätigkeiten, die ich möglichst lange hinziehe. Dazu gehörten beispielsweise das Aussortieren des Bücherregals und der Kleiderschränke, Gestalten von Fotoalben, Auswischen der Schränke, Grundreinigung des Kellers.

In den folgenden Monaten besuchte ich einmal pro Woche die Kollegen, erledigte kleinere Arbeiten. Insbesondere in den ersten Wochen nach meinem Wiedereinstieg in den Ausstieg stand ich meiner Kollegin, die zunächst meine Aufgaben übernahm, für alle Fragen per Telefon, E-Mail oder persönlich zur Verfügung. Ja, es kam Sand ins Getriebe. Aber mit der Zeit wurden die Anfragen weniger.

Allmählich zog ich mich mehr zurück, da die Therapie mehr Kraft forderte, meine Blutwerte sich im Vergleich zur ersten Chemotherapie nicht mehr so schnell erholten. Auf keinen Fall wollte ich die Infusionen verschieben, die Therapie unterbrechen. Ich hatte ja gelernt …

Mit dem absehbaren Ende der Akutbehandlung im Dezember 2013 kehrte ich verstärkter in den beruflichen Alltag zurück. Der Jahresabschluss 2013 stand an, das ISO-Audit (ISO = International Organization for Standardization) für unser Institut war geplant, und die finalen Budgetgespräche in der Zentrale in München für Ende November 2013 wurden terminiert. Mein letzter „großer" Auftritt als Verwaltungsleiterin außer Dienst gelang mit guter Vorbereitung am 24. November 2013. Noch einmal flog ich in den Süden Deutschlands, übernachtete im Hotel, focht mit den Kollegen das Institutsbudget für 2014 durch. Anschließend fühlte ich in meinem Kopf nur noch heiße Luft.

Trotzdem bat ich meinen Institutsleiter um ein kurzes Gespräch unter vier Augen in der örtlichen Kantine. In einem Satz beendete ich meine bisherige berufliche „Karriere": „Ich kann die Position der Verwaltungsleiterin nicht mehr ausüben!" Mein Vorgesetzter hatte mir eine unbefristete Stelle nach der Rückkehr aus meiner Krebserkrankung ohne längere Diskussionen gewährt. Jetzt wollte ich der Entwicklung des Instituts nicht hinderlich sein. Selbstverständlich erklärte ich mich bereit, für alle Anliegen weiterhin zur Verfügung zu stehen. Ja, es hört sich pathetisch an und niemand baut mir hierfür ein Denkmal. Ich bin ein offensiver Mensch, durchdenke die grundlegenden Entscheidungen und stehe zu meinen Fehlentscheidungen. Mir war und ist eine Kommunikation auf Augenhöhe wichtig.

Anschließend spazierte ich durch den Sendling-Westpark in München. Die fahle Novembersonne tröstete mich. Ich fühlte mich frei, leichtfüßig und beschwingt. Sprichwörtlich fiel eine Last von mir ab.

Ich durfte sowohl die Stellenausschreibung zu meiner Position vervollständigen als auch die potenziellen Kandidaten für das Assessment-Center (AC) mit auswählen. Zum AC wurde ich zwar eingeladen, aber so masochistisch war ich dann doch nicht veranlagt. Trotzdem arbeitete ich an diesem Tag im Institut, begrüßte zwei der Bewerber in der Pause. Einer der Kandidaten wurde mein Nachfolger.

9.3   Struktursuche

Mit dem Abschluss der zweiten Chemotherapie im Dezember 2013 dröselte sich mein mentales Sicherheitsnetz zunächst kaum spürbar, dann immer mehr erlebbar für mich auf. Meine anfängliche Euphorie des Therapieendes wich nach den Weihnachtsfeiertagen der Panik. Was kommt jetzt? Ich fühlte mich wie ein Computer, der ohne Virenschutz lief und dem ein Update fehlte.

Ein neuer mentaler Virenschutz gewährte mir die prophylaktische Gabe von Zometa gegen Knochenmetastasen, die mich 8 Jahre begleiten wird. Aber ich wollte auch wieder gebraucht, gefordert und abgelenkt werden. Mir fehlte die Selbstbestätigung meiner Daseinsberechtigung. So gerieten Anfang Januar 2014 meine Gedanken in einen gefährlichen Teufelskreis. Mitten in dieser Phase lief mein Krankengeld aus. Ich beantragte die Erwerbsminderungsrente und Arbeitslosengeld I im Rahmen der Nahtlosigkeitsregelung.

Meinem Alltag fehlte die Struktur, die ein Job bot. Der Kontakt zu Kollegen, das Ärgern über den Chef, der Kaffeeklatsch im Büro, nicht mehr die Post für die Nachbarn annehmen, nicht mehr da sein, wenn jemand kurzfristig einen „Aufpasser" benötigt. Ich suchte nach einer sinnvollen Aufgabe für mich, angepasst an meine gesundheitliche Situation. Mir fehlte die Selbstbestätigung. Ich drohte, mental zu vereinsamen, abzustumpfen. Dumpf breitete sich eine Lebensüberdrüssigkeit in mir aus.

Zunächst war ich jedoch der Meinung, Chemotherapie vorbei und ich starte wieder durch. An manchen Tagen ging es mir ganz gut. Ich war nicht mehr so schnell müde, kämpfte aber noch immer mit Kopfschmerzen, Lichtempfindlichkeit und Konzentrationsproblemen. Bereits das Ausfüllen diverser Anträge für die Rente brachten meine psychische Leistungsfähigkeit nach 1–2 Stunden zum Erliegen. Selbst das Einparken im Parkhaus überforderte mich aufgrund der vielen Sinneseindrücke auf engstem Raum.

Ich sah die Situation aber sportlich. Letztendlich war ich seit gut 6 Monaten aus dem normalen Arbeitsalltag herausgetreten. Meine Psyche und Physis mussten sich erst wieder an die Alltagsbelastungen gewöhnen. Ich wollte es langsam angehen, keinesfalls mein Glück herausfordern. Eine Leistungssteigerung konnte ich nach meiner Ansicht allerdings nur erfahren, wenn ich zumindest wieder stundenweise das Arbeiten probierte. Ich erwartete keinen 10-Stunden-Arbeitstag von mir. Aber zumindest ein stabiles Fundament wollte ich mir langsam wieder aufbauen. Ein „Job-Trainingsplan", verbunden mit einem „Trainingsziel" musste her.

Unerwartet ergab sich im März 2014 für mich die Gelegenheit, als ein Kollege seinen Jahresurlaub nahm. Mein Anliegen trug ich meinem Vorgesetzten vor. Im Rahmen der Urlaubsvertretung würde ich die Personalbetreuung für einen Teil der Mitarbeiter übernehmen, täglich maximal 3 Stunden am Institut bis Ende März 2014 arbeiten. Arbeitsbeginn und Arbeitsende konnte ich selbst festlegen. Völlig euphorisch las ich mich bereits im Februar 2014 in das Fachgebiet ein, stimmte mich mit dem Personalsachbearbeiter ab. Die Übergabe erfolgte reibungslos. Mein erster Probearbeitstag meiner selbstorganisierten „Was-wäre-wenn-Wiedereingliederung" kollidierte denn auch gleich mit einem Arzttermin. So kam ich nach 3 Stunden in der Arztpraxis gegen 13:00 Uhr ins Büro, schaffte tatsächlich, eine Vertragsverlängerung zu bearbeiten und verließ kurz vor 16:00 Uhr meinen Schreibtisch. Mich quälten Übelkeit, Kopfschmerzen, die sich durch die Fahrt mit der S-Bahn noch verstärkten. Zu Hause konnte ich mich nur noch hinlegen, zu kaputt, um mir mein Scheitern noch einzugestehen. Aber, der nächste Tag sollte ja besser werden. Rückblickend verbuchte ich meinen ersten katastrophalen Arbeitstag als Muskelkater nach dem Training. Von Null auf 100 war es eben ein langer Weg.

Am Folgetag ging ich morgens gut gestärkt ins Büro. Das erste kniffeligere Problem im Rahmen einer Neueinstellung galt es zu lösen, das mich bis Ende März begleitete. Dieser und der Folgetag verliefen ganz gut. Am vierten Arbeitstag jedoch musste ich mit Kopfschmerzen vorzeitig abbrechen, suchte am Folgetag meine Onkologin auf. Während des sich anschließenden Wochenendes konnte ich mich ausruhen, Abstand gewinnen und meine ersten Probearbeitstage für mich analysieren: Ich war es zu schnell angegangen und musste noch lernen, mir mehr Pausen zu setzen. Realistisch konnte ich von mir nicht erwarten, einen halben Tag in der Arztpraxis und die andere Tageshälfte im Büro zu verbringen. Mein Körper hatte mir meine Grenzen aufgezeigt. Aber aufgeben kam nicht in Frage.

In meiner zweiten Arbeitswoche wollte ich an den Tagen eines Arzttermins im Homeoffice arbeiten. So weit so gut, war dies aber im Personalbereich nur schwer umzusetzen. Die persönliche Rücksprache mit den Mitarbeitern konnte keine E-Mail und kein Telefongespräch ersetzen. Zudem fehlten mir teils notwendige Personalunterlagen. Überhaupt fühlte ich mich wieder ausgesperrt aus dem Leben. So lernte ich, dass Homeoffice keine Dauerlösung für mich wäre. Ende der Woche kamen noch Gelenkschmerzen hinzu, sodass ich ebenfalls in meiner zweiten Arbeitswoche keine 5 Tage in das Büro schaffte.

Trotz Wochenende konnte ich nicht wirklich abschalten und auftanken. Ich schlief schlecht, machte mir Vorwürfe ob liegengebliebener Arbeit. Mein Gott! Wo waren meine Kräfte hingegangen? Vor meiner Erkrankung konnte ich 10–12 Stunden arbeiten, bis nach Mitternacht an der Promotion schreiben, Sport treiben, den Haushalt stemmen. Ich heulte ob meines verlorenen Lebens. Ich wollte mein altes Leben zurück.

Den Montag probierte ich noch. Zum Ende meiner 3 Stunden suchte ich das Gespräch mit meinen Kollegen und gestand ein, dass ich es noch nicht packte. Selbstverständlich würde ich die Aufgaben so gut als möglich abschließen, niemanden hängen lassen. Letztendlich kam die Idee des Probearbeitens doch von mir.

„Lessons Learned": Ich scheiterte mit meinem Update. Für den täglichen Arbeitsprozess reichte meine Leistungskraft im Augenblick nicht aus. Ich brauchte diesen Beweis, noch bevor mir diverse amtsärztliche Gutachter der Deutschen Rentenversicherung Bund und der Bundesagentur für Arbeit meine Arbeitsunfähigkeit attestierten. Aber ich fühlte mich zumindest belastbar für 1–2 Tage pro Woche, maximal 2 Stunden am Institut zu arbeiten.

9.4   Rentnerin: Ich will arbeiten!

Trotz Rentenantrag begann ich zum 1. April 2014 meine berufliche Laufbahn in der dritten Reihe mit zunächst 1,4 Stunden pro Woche auf Basis von 165,00 Euro pro Monat. Die meisten Menschen begegneten mir mit einem Lächeln und hielten meine Arbeitszeitregelung für einen Aprilscherz. Dies verletzte mich, da ich dafür wirklich hart gekämpft hatte, um wenigstens für die Fahrtkosten ins Büro eine Vergütung zu erhalten. Im Rahmen meiner Arbeitszeit nahm ich am Teammeeting teil und übernahm kleinere Aufgaben im Rahmen des Monatsabschlusses.

Zum 1. Mai 2014 trat mein Nachfolger seine Arbeitsaufgaben an. Zugegeben, mir war etwas unwohl zu Mute. Allerdings traf ich auf meinen neuen Vorgesetzten bereits im Innenhof in ungezwungener Atmosphäre. Er bot mir nach kurzer Zeit das „Du" an und ich unterstützte ihn nach bestem Wissen und Gewissen. Natürlich brachte er seinen eigenen Stil in das Team ein und für mich gab es noch nicht einmal mehr den Rand, an den ich mich drängen konnte. Aber was sollte ich erwarten bei nur einmal Anwesenheit pro Woche im Büro.

Deshalb verfiel ich kurzzeitig wieder in mein altes Muster. Ich arbeitete von zu Hause aus, las täglich meine E-Mails und baute Überstunden auf. Letztgenannter Aspekt stellte allerdings keine Hürde dar in Anbetracht der vertraglichen Arbeitszeit.

9.5   Einfach Leben

Überraschend erhielt ich von der Deutschen Rentenversicherung im Mai 2014 die Einladung zu einer Rehabilitationsmaßnahme nach dem Motto „Reha vor Rente!" Völlig vor den Kopf gestoßen, wog ich zwischen ambulanter, stationärer Maßnahme und persönlichem Budget ab. Letztendlich entschied ich mich für eine ambulante Maßnahme in Leipzig, die von der Deutschen Rentenversicherung genehmigt wurde.

Für 3 Wochen im Juli 2014 erhielt ich eine Art Arbeitsalltag zurück. Ich verließ um 07:00 Uhr das Haus und kam 07:30 Uhr in der Reha-Klinik an, sodass ich pünktlich 08:00 Uhr mit der ersten Maßnahme begann. Mit den körperlichen Herausforderungen der Behandlungen kam ich zurecht. Schwierigkeiten bereiteten mir die Konzentration in Arztgesprächen, psychologische Einzelsitzungen, Vorträge und Schulungen. Glücklicherweise gab es Rückzugsmöglichkeiten in einem separaten Ruheraum sowie eine Dachterrasse. Diese Ruhepole benötigte ich dringend. Insbesondere nach anstrengenden Gesprächen musste ich den Reha-Tag für mich beenden.

Zwar bestätigte mir die Reha meine weiterhin unzureichende Leistungsfähigkeit. Ich lernte jedoch wieder, meinen Körper an einen Alltagsrhythmus zu gewöhnen, bereitete mein Frühstück am Abend zuvor, stand um 06:00 Uhr auf und nahm mir morgens zwischen 07:00 Uhr und 08:00 Uhr Zeit für Radfahren, Joggen, Qigong, Kräftigungsübungen. Mit dem Abschluss der Rehabilitationsmaßnahme drohte mir wiederum ein Aufprall an der weißen Wand.

Zunächst krampfhaft, dann jedoch immer klarer ging ich mein neues Leben – trotz Krebs – an.

Erst einmal musste ich mir darüber klar werden, was ich wollte, was realistisch war, was ich konnte. Dabei ging meine Planung nicht über den aktuellen Zeithorizont der nächsten Monate hinaus. Aber immerhin plante ich wieder.

Auf ein Blatt Papier zeichnete ich mir einen Stundenplan, links eine Spalte mit den Uhrzeiten, folgend für jeden Tag der Woche eine Spalte und trug sämtliche regulären Termine ein, die anstanden. Zudem plante ich jede Woche einen halben Tag für schwankende Termine bzw. ungeplante Behandlungen ein, beispielsweise quartalsweise Vorstellung Brustzentrum, Gynäkologie, Zometa-Gabe, MRT und Sonographie halbjährlich, monatliche Blutkontrolle Onkologie etc. Ebenfalls führte ich alle sonstigen Aktivitäten auf, wie das regelmäßige Laufen, Radfahren, Qigong, Gymnastik, Massagen, Schreibwerkstatt.

Für jeden Tag plante ich einen Zeitpuffer von einer Stunde ein. Insbesondere Arzttermine dauerten länger. Öffentliche Verkehrsmittel kamen verspätet oder mir ging es einfach mal nicht so gut.

Ziel war es, herauszufinden, wie viele Stunden mir realistisch zum Arbeiten blieben. Ich stellte für keinen Arbeitgeber eine verlässliche Arbeitskraft dar, falls ich dreimal pro Woche aufgrund von Arztterminen ausfiele, später kommen, früher gehen müsste oder meine Mittagspause ausdehnen würde.

Es ging mir um meine eigene Belastungsfähigkeit. Weder mir noch dem Gesundheitssystem oder meinem Umfeld würde ich einen Gefallen erweisen, falls ich mich übernehmen und in kurzer Zeit wieder auf dem Rücken liegen würde. Mit einem solchen Rückschlag fürchtete ich um meine Lebenskraft und Überlebensmotivation.

Ausgangspunkt meiner Überlegungen bildete ein voller Arbeitstag von 8 Stunden zuzüglich 2 Stunden für den Fahrtweg sowie einer Stunde Pause, die ich mindestens benötigte. Das heißt, von den 24 Stunden gingen 11 Stunden für einen regulären Arbeitstag ab. Die restlichen 13 Stunden müssten für Schlafen, Sozialleben, Sport, Arzttermine und Haushalt ausreichen.

Um einen Tag relativ gut durchzustehen, benötigte ich mittlerweile einen strukturierten Tagesablauf. Bereits kleinste Abweichungen oder fehlende Pausen verursachten Kopfschmerzen, Schwindel, Konzentrationsprobleme. So benötigte ich 8 Stunden Schlaf pro Nacht von 22:00 Uhr bis 06:00 Uhr. Morgens widmete ich eine Stunde für Frühstück, Bad, Kleinarbeiten wie Waschmaschine, Trockner, Post, Bettenmachen, Spülmaschine etc. Daran schlossen sich 1,5 Stunden für Gesundheit, Sport, anschließend Duschen etc. an. Hierfür galt es, insgesamt 2 Stunden zwischen 07:00 Uhr und 09:00 Uhr einzuplanen. Mittagessen stand zwischen 12:00 Uhr und 13:00 Uhr an. So hatte ich morgens ein Zeitfenster von 3 Stunden für Arzttermine, Behandlungen und den Job inklusive der Fahrtwege. Nachmittags verblieben wiederum zwischen 13:00 Uhr und 16:00 Uhr 3 Stunden für das Arbeiten oder medizinische Behandlungen, wobei ich nach ca. 90 Minuten[1] spätestens eine Pause von mindestens 20 Minuten einlegen musste. Überschritt ich diese Grenze, war nach 2 Stunden meine Konzentrationsfähigkeit für den restlichen Tag dahin. Kopfschmerzen und Übelkeit sowie Lichtempfindlichkeit plagten mich. Allerdings sind eine Kaffeepause, die Zigarettenpause oder ein kurzer Plausch mit den Kollegen oder das Holen eines Brötchens vom Bäcker ebenfalls normal. Insofern unterschied ich mich nicht wesentlich von den Kollegen oder den Bedürfnissen vor der Erkrankung. Die Zeit zwischen 16:00 Uhr und 17:00 Uhr bildete meinen Zeitpuffer pro Tag, falls es bei der Arbeit mal länger werden würde oder ich einfach mal etwas Zeit für mich benötigte.

Danach galt es noch den Rückweg nach Hause anzutreten, sodass ich zwischen 17:00 Uhr und 18:00 Uhr nach Hause kam. Bis 19:00 Uhr versuchte ich das Abendessen einzunehmen und den Haushalt, Supermarkt etc. zu regeln, um keine Einschlafprobleme zu haben.

Zwischen 19:30 Uhr und 20:30 Uhr ging ich noch einmal an die frische Luft, telefonierte parallel mit Freunden, um danach noch einige Kräftigungs- und Dehnungsübungen gegen die Gliederschmerzen und Verspannungen einzubauen. Um 21:00 Uhr ging es ins Bad und anschließend ins Bett.

---

1   Ericsson 2006, S. 693, 701; Löll 2014, S. 1

Was sich so einfach und luxuriös liest, war und ist es in der Realität nicht. Ja, ich habe keine Kinder, die es zu versorgen gilt. Und ja, Sport und Bewegung bildeten und bilden noch immer einen zentralen Pfeiler meines Alltags. Aus dem Sport bezog ich Kraft und Selbstbestätigung sowie soziale Kontakte auch und gerade während der Erkrankung. Und nein, mit diesem Alltag wird mir keine große berufliche Karriere mehr beschieden sein. So ist eine Vollzeitstelle für mich kurz- und mittelfristig nicht darstellbar. Zum einen fordert die Erkrankung mehr Pausen und Drosselung meines Lebenstempos. Dies verdiente ich mir ehrlich. Zum anderen werde ich immer mehr Arzttermine als der Durchschnittsarbeitnehmer haben, mein Immunsystem durch eine höhere Infektanfälligkeit belastet sein.

Von 09:00 Uhr bis 18:00 Uhr konnte ich also arbeiten, meinen gesundheitlichen Verpflichtungen nachgehen. Dieser Zeitraum schloss regelmäßige Erholungspausen, eine Mittagspause sowie An- und Abfahrtswege inklusive eines Zeitpuffers mit ein. Somit verblieben mir 5 bis maximal 6 Stunden, die ich einem Arbeitgeber anbieten konnte. Nach Abzug von Arztterminen etc. wären 3–4 Stunden pro Tag momentan realistisch. Auch die Deutsche Rentenversicherung kam in den folgenden Begutachtungen zu der Einschätzung, dass ich momentan noch nicht voll belastbar war und bin.

9.6 Fazit: Verbindung zwischen Wunsch und Wirklichkeit

Im Gegensatz zu meiner Ersterkrankung setzten mir das Rezidiv und die zweite Chemotherapie physisch und psychisch mehr zu. Ich lerne noch immer, diese Lebensspuren zu akzeptieren.

Der Job stellt nicht nur Einkommen und finanzielle Absicherung dar. Er gibt auch Struktur, Zuversicht und soziale Kontakte.[2] Zumindest für mein Leben im Jetzt und Heute gehört die Arbeit dazu.

Parallel dazu spüre ich meinen Träumen und Wünschen nach, die wenig mit materiellen Möglichkeiten im Zusammenhang stehen. Stück für Stück wage ich mich an neue Projekte heran. Abseits des Jobs finde ich meinen Lebenssinn, beispielsweise im Sport, im Schreiben, in Veröffentlichungen.

---

2 Nowak 2001, S. 145

Ein klares „Ja!" für eine sinnstiftende Tätigkeit

© Springer-Verlag GmbH Deutschland 2018
S. Otto, *Arbeiten trotz Krebserkrankung*,
https://doi.org/10.1007/978-3-662-54883-7_10

Arbeiten trotz Krebs: In Deutschland steht die Forschung noch am Anfang. International existieren bereits einige quantitative und qualitative Studien.[1] Eine allumfassende Analyse speziell für Brustkrebspatientinnen fehlt bisher.[2]

Sowohl die wenigen deutschen Studien[3] als auch internationale Erhebungen selektieren in ihren Untersuchungen überwiegend die Patienten aus, die bereits schwerwiegende Vorerkrankungen, unter anderem Krebserkrankungen, Depressionen etc., durchlebten.[4] Hierzu zählt beispielsweise meine Person. Trotz meines Rezidivs fühle ich mich noch immer als ein Teil der Gesellschaft und will meinen mir möglichen Beitrag für den Arbeitsmarkt leisten.

Eine individuelle, an Ihre als Betroffene ausgerichtete Rehabilitation, die Sie während einer beruflichen Tätigkeit weiterhin begleitet, kann den Wiedereinstieg in den Beruf begünstigen.[5] Bisher fehlt jedoch ein derartiges Konzept. Hieran knüpfen sich auch Ihre der jeweiligen (Arbeits-) Situation angepassten Maßnahmen. Die Berücksichtigung spezifischer Lebensbedingungen – im Rahmen einer speziell für Deutschland durchzuführenden Befragung – steht nach aktuellem Stand noch aus.[6] Letztendlich stehen Sie als Betroffene im Mittelpunkt. Gerade weil die Krebserkrankungen zunehmen, immer früher auftreten, die Überlebensraten steigen, stellen Sie für den Arbeitsmarkt insgesamt und Ihren Arbeitgeber im Besonderen weiterhin eine wichtige Ressource dar.[7]

Die Lebensqualität von Krebsüberlebenden unterliegt langfristig immer wieder Schwankungen. Dieser Aspekt wird in der langfristigen Rehabilitation und von den Krankenkassen, Rentenversicherungen, dem Arbeitgeber, den Sozialleistungsträgern, den behandelnden Ärzten noch nicht ausreichend berücksichtigt.[8]

Aus gesamtwirtschaftlicher Sicht wurde bisher noch nicht betrachtet, welche Kosteneinsparungen sich für die beteiligten Interessengruppen (Deutsche Rentenversicherung, Bundesagentur für Arbeit, Krankenkassen, gesetzliche und private Berufsunfähigkeitsversicherungen etc.) ergeben können, sofern eine Wiedereingliederung in die Erwerbstätigkeit – auch in Teilzeit – gelingen kann.[9] Eine fundierte und belastbare Datenlage zum Erfolg zielgerichteter Rehabilitationsmaßnahmen für einen Wiedereinstieg in den Beruf fehlt bisher.[10] Insbesondere der

---

1   Johnsson et al. 2007, S. 90; Maunsell et al. 2004, S. 1813; Bradley et al. 2005, S. 138; Spelten et al. 2002, S. 124–125
2   Islam et al. 2014, S. 2
3   Beispiele sind: Mehnert u. Koch 2013, S. 78; Koch et al. 2015, S. 586; Koch et al. 2014, S. 549; Koch et al. o.J., S. 103
4   Johnsson et al. 2009, S. 94; Balak et al. 2008, S. 268; Damkjaer et al. 2011, S. 275
5   Tamminga et al. 2010, S. 646; Korstjens et al. 2008, S. 423, 427–428; Nieuwenhuijsen et al. 2006, S. 654–656
6   Tamminga et al. 2010, S. 647
7   Tamminga et al. 2010, S. 639
8   Chopra u. Kamal 2012, S. 13
9   Vgl. beispielsweise Rick et al. 2012, S. 705
10 Hoving et al. 2009, S. 8

tatsächliche Nutzen des Grundsatzes „Reha vor Rente!" (§ 9 Abs. 2 SGB IX) muss einer Prüfung in der Realität noch standhalten.

Ihre Perspektive als Betroffene und Ihre Beweggründe für einen Wiedereinstieg in den Beruf sind im internationalen Kontext zu wenig erforscht.[11] Sie können anderen Krebspatienten Ihre Erfahrungen weitergeben.

Interessanterweise deuten einige Studienergebnisse darauf hin, dass selbst während einer laufenden Chemotherapie Betroffene ihrer Arbeit nachgehen konnten. Sowohl das Schema der Chemotherapie als auch weitere Behandlungen sind im Hinblick auf eine mögliche berufliche Tätigkeit noch zu wenig erforscht.[12]

Bisher halten sich Arbeitgeber mit Äußerungen zu Erfahrungen mit (ehemaligen) Krebspatienten zurück, obwohl diese Gruppe die Gegenseite der Medaille ausmacht.[13]

Insgesamt beziehen sich die meisten Studien zudem auf ein zu kleines Patientenkollektiv, sodass eine Allgemeingültigkeit der Untersuchungsergebnisse nicht abgeleitet werden kann. Spelten et al. (2002) verweisen zudem auf die fehlenden Theorien und Modelle hinter den Studien, die den Einfluss einer Krebserkrankung auf die Berufstätigkeit untersuchten.[14]

Der Zusammenhang zwischen dem sozioökonomischen Status im Verständnis des jeweiligen Jobs und dessen Einfluss auf die Stabilisierung Ihres Gesundheitszustandes nach einer Krebserkrankung wurde nicht ausreichend untersucht. Die Zusammenhänge zwischen dem Erfolg von Rehabilitationen, beruflichen Wiedereingliederungen und langfristigen Integration – trotz bzw. nach der Krebserkrankung – in das gesamte Umfeld sind nicht ausreichend erforscht und verstanden.[15]

Jede von uns findet ihren eigenen Weg – mit oder ohne Job. Ich will nur ein paar Anregungen geben, um den bunten Blumenstrauß an Möglichkeiten für Sie zu erweitern. Es ist an Ihnen, den Arbeitgebern, den Forschern, einige Blüten zu pflücken.

---

11 Fanton et al. 2010, S. 50; Amir u. Brocky 2009; Armes et al. 2009, S. 6176;
    Johnsson et al. 2010, S. 318
12 Balak et al. 2008, S. 270–271; Pryce et al. 2007, S. 85–90; Molina et al. 2008,
    S. 828
13 Mehnert 2011, S. 127; Steiner et al. 2004, S. 1709
14 Spelten et al. 2002
15 Anderson u. Armstead 1995, S. 220–221

Serviceteil

Literatur –194

Literatur

Ahn E, Cho J, Shin DW et al (2009) Impact of breast cancer diagnosis and treatment on work-related life and factors affecting them. Breast Cancer Res Treat 116(3):609–616. https://doi.org/10.1007/s10549-008-0209-9

Albain K, Allred C, Clark G (1994) Breast cancer outcome and predictors of outcome: are there are age differentials? JNCI Monographs 16:35–42

Amir Z, Brocky J (2009) Cancer survivorship and employment: epidemiology. Occup Med 59(6):373–377. https://doi.org/10.1093/occmed/kqp086

Amir Z, Moran T, Walsh D et al (2007) Return to paid work after cancer: A British experience. J Cancer Surviv 1(2):129–136. https://doi.org/10.1007/s11764-007-0021-2

Amir Z, Neary D, Luker K (2008) Cancer survivors' views of work 3 years post diagnosis: A UK perspective. Eur J Oncol Nurs 12(3):190–197. https://doi.org/10.1016/j.ejon.2008.01.006

Amir Z, Wynn P, Chan F et al (2010) Return to work after cancer in the UK: Attitudes and Experiences of Line Managers. J Occup Rehabil 20(4):435–442. https://doi.org/10.1007/s10926-009-9197-9

Anderson NB, Armstead CA (1995) Toward understanding the association of socioeconomic status and health: a new challenge for the biopsychosocial approach. Psychosom Med 57(3):213–225. https://doi.org/10.1097/00006842-199505000-00003

Armes J, Crowe M, Colbourne L et al (2009) Patients' supportive care needs beyond the end of cancer treatment: a prospective longitudional survey. J Clin Oncol 27(36): 6172–6179. https://doi.org/10.1200/JCO.2009.22.5151

Arndt V, Stegmaier C, Ziegler H et al (2006) A population-based study of the impact of specific symptoms on the quality of life in women with breast cancer 1 year after diagnosis. Cancer 107(10):2496–2503. https://doi.org/10.1002/cncr.22274

Ashforth BE (2001) Role Transitions in Organizational Life – An Identity-Based Perspective. Lawrence Erlbaum Associates, Mahwah, N.J.

Assi HA, Khoury KE, Dbouk H et al (2013) Epidemiology and prognosis of breast cancer in young women. J Thorac Dis 5(Suppl 1):S2–S8. https://doi.org/10.3978/j.issn.2072-1439.2013.05.24

Aßländer MS (2005) Bedeutungswandel der Arbeit. Hans Seidel Stiftung. http://www.hss.de/downloads/aa40.pdf. Zugegriffen: 15. November 2015

Atchley RC (1989) A Continuity Theory of Normal Aging. Gerontologist 29(2):183–190. https://doi.org/10.1093/geront/29.2.183

Ayduk O, Kross E (2011) Making Meaning out of Negative Experiences by Self-Distancing. Curr Dir Psychol Sci 20(3):187–191. https://doi.org/10.1177/0963721411408883

Balak F, Roelen CA, Koopmans PC et al (2008) Return to Work after Early-stage Breast Cancer: A Cohort Study into the Effects of Treatment and Cancer-related Symtoms. J Occup Rehabil 18(3):267–272. https://doi.org/10.1007/s10926-008-9146-z

Bardwell WE, Ancoli-Israel S (2008) Breast Cancer and Fatigue. Sleep Med Clin 3(1):61–71. https://doi.org/10.1016/j.jsmc.2007.10.011

Bartelink H, Horiot JC, Poortmanns JM et al (2007) Impact of radiation dose on local control, fibrosis and survival after breast conserving treatment: 10 year results of the EORTC trial 22881-10882. J Clin Oncol 25(22):3259–3265. https://doi.org/10.1200/JCO.2007.11.4991

Beach LR, Mitchell TR (1978) A contingency theory for the selection of decision strategies. AMR 3(3):439–449. https://doi.org/10.5465/AMR.1978.4305717

Begemann P (2012) 30 Minuten – Das eigene Sachbuch. GABAL, Offenbach

Belle SV, Paridaens R, Evers G et al (2005) Comparison of proposed diagnostic criteria with FACT-F and VAS for cancer-related fatigue: proposal for use as a screening tool. Support Care Cancer 13(4):246–254. https://doi.org/10.1007/s00520-004-0734-y

Berry DL, Catanzaro M (1992) Persons with cancer and their return to the workplace. Cancer Nurs 15(1):40–46

Bielitz H (2012) Erschöpfung (Fatigue). onkopedia. https://www.onkopedia.com/de/onkopedia-p/guidelines/erschoepfung-fatigue/@@view/html/index.html. Zugegriffen: 16. Dezember 2015

Blinder VS, Murphy M, Vahdat LD et al (2012) Employment after breast cancer diagnosis: a qualitative study of ethnically diverse urban women. J Community Health 37(4):763–727. https://doi.org/10.1007/s10900-011-9509-9

Bloch FS, Prins R (2002) Who returns to work and why? A six country study on work incapacity and integration. Summary. International Social Security Association Research Program. http://www.ilo.org/wcmsp5/groups/public/---ed_emp/---ifp_skills/documents/publication/wcms_108151.pdf. Zugegriffen: 24. November 2015

Bloom JR, Stewart SL, Chang S et al (2004) Then and now: quality of life of young breast cancer survivors. Psychooncology 13(3):147–160. https://doi.org/10.1002/pon.794

Booz&Co (2011) Vorteil Vorsorge: Die Rolle der betrieblichen Gesundheitsvorsorge für die Zukunftsfähigkeit des Wirtschaftsstandorts Deutschland. http://www.felix-burda-stiftung.de/sites/default/files/documents/Studie_FBS_Booz_Vorteil_Vorsorge_2011.pdf

Böttcher HM, Steimann M, Koch U et al (2012) Rückkehr zur Arbeit – Erfahrungen und Erwartungen von Patientinnen und Patienten in der stationären onkologischen Rehabilitation. Rehabilitation 51(01):31–38. https://doi.org/10.1055/s-0031-1285888

Böttcher HM, Steimann M, Ullrich AE (2013) Evaluation eines berufsbezogenen Konzepts im Rahmen der stationären onkologischen Rehabilitation. Rehabilitation 52(05): 329–336. https://doi.org/10.1055/s-0032-1329961

Bouhnik A-D, Bendiane M-K, Cortaredona S et al (2015) The labour market, psychosocial outcomes and health conditions in cancer survivors: protocol for a nationwide longitudinal survey 2 and 5 years after cancer diagnosis (the VICAN survey).BMJ Open 5(3):1–9. https://doi.org/10.1136/bmjopen-2014-005971

Bouknight RR, Bradley CJ, Luo Z (2006) Correlates of Return to Work for Breast Cancer Survivors. J Clin Oncol 24(3): 345–353. https://doi.org/10.1200/JCO.2004.00.4929

Bower JE, Ganz PA, Desmond KA et al (2000) Fatigue in breast cancer survivors: Occurrence, correlates, and impact on quality of life. J Clin Oncol 18(4):743–753

Bower JE, Meyerowitz BE, Desmond KA et al (2005) Perceptions of positive meaning and vulnerability following breast cancer: predictors and outcomes among long-term breast-cancer survivors. Ann Behav Med 29(3):236–245. https://doi.org/10.1207/s15324796abm2903_10

Bower JE, Ganz PA, Desmond KE et al (2006) Fatigue in Long-Term Breast Carcinoma Survivors. Cancer 106(4):751–758. https://doi.org/10.1002/cncr.21671

Braathen TN, Veiersted KB, Heggenes J (2007) Improved work ability and return to work following vocational multidisciplinary rehabilitation of subjects on long-term sick leave. J Rehabil Med 39(6):493–499. https://doi.org/10.2340/16501977-0081

Bradley CJ, Bednarek HL, Neumark D (2002) Breast cancer survival, work, and earnings. J Health Econ 21(5):757–779. https://doi.org/10.1016/S0167-6296(02)00059-0

Bradley CJ, Neumark D, Bednarek HL et al (2005) Short-term effects of breast cancer on labor market attachment: results from a longitudinal study. J Health Econ 24(1):137–160. https://doi.org/10.1016/j.jhealeco.2004.07.003

Brauer J, Mittag O, Raspe H (2009) Warum stellen Versicherte trotz erhaltenem erwerbsbezogenem Leistungsvermögen einen Antrag auf Rente wegen Erwerbsminderung? – Eine qualitative Studie an Patienten nach kardialen Ereignissen. Gesundheitswesen 71(12):799–808. https://doi.org/10.1055/s-0029-1216353

BSG (2008) BSG (Bundessozialgericht) Urteil vom 21. März 2007, Az. B 11a AL 31/06 R. NZS 17(3):160–164

Bundesarbeitsgemeinschaft für Rehabilitation (o.J.) Arbeitshilfe für die stufenweise Wiedereingliederung in den Arbeitsprozess. Schriftenreihe der Bundesarbeitsgemeinschaft für Rehabilitation. 8. http://www.bar-frankfurt.de/fileadmin/dateiliste/publikationen/arbeitshilfen/downloads/Arbeitshilfe_Wiedereingliederung.pdf

Bundesministerium für Justiz und Verbraucherschutz (2001) Sozialgesetzbuch (SGB) Neuntes Buch (IX) – Rehabilitation und Teilhabe behinderter Menschen – (Artikel 1 des Gesetzes v19.6.2001, BGBl. I S1046). Zuletzt geändert durch Art. 1a G v7.1.2015 II 15. Änderung durch Art. 452 V v31.8.2015 I 1474 (Nr. 35) noch nicht berücksichtigt. http://www.gesetze-im-internet.de/sgb_9/BJNR104700001.html. Zugegriffen: 28. September 2015

Bürger W, Dietsche S, Morfeld M et al (2001) Multiperspektivische Einschätzung zur Wahrscheinlichkeit der Wiedereingliederung von Patienten ins Erwerbsleben nach orthopädischer Rehabilitation – Ergebnisse und prognostische Relevanz. Rehabilitation 40(4):217–225. https://doi.org/10.1055/s-2001-15992

Butler R (2000) What learners want to know: The role of achievement goals in shaping information seeking, learning and interest. In: Sansone C, Harackiewicz JM (eds) Intrinsic and extrinsic motivation. Academic Press, San Diego, S 161–194. http://www.sciencedirect.com/science/article/pii/B9780126190700500295. Zugegriffen: 25. November 2015

Calvio L, Peugeot M, Bruns GL et al (2010) Measures of Cognitive Function and Work in Occupationally Active Breast Cancer Survivors. J Occup Environ Med 52(2):219–227. https://doi.org/10.1097/JOM.0b013e3181d0bef7

Carlsen K et al (2013) Self-reported work ability in long-term breast cancer survivors. A population-based questionnaire study in Denmark. Acta Oncol 52(2):423–429. https://doi.org/10.3109/0284186X.2012.744877

Carver R (2013) Creative Writing: Romane und Kurzgeschichten schreiben, 4. Aufl. Autorenhaus, Berlin

Cavanna L, Ambroggi M, Stroppa E et al (2011) Return to work after treatment for breast cancer. Breast Cancer Res Treat 128:287–288. https://doi.org/10.1007/s10549-011-1388-3

Cella D, Peterman A, Passik S et al (1998) Progress Toward Guidelines for the Management of Fatigue. Oncology 12(11A):369–377

Cella D, Viswanathan HN, Hays RD et al (2008) Development of a Fatigue and Functional Impact Scale in Anemic Cancer Patients Receiving Chemotherapy. Cancer 113(6): 1480–1488. https://doi.org/10.1002/cncr.23698

Chan F, Strauser D, da Silva Cardoso E et al (2008) State vocational services and employment in cancer survivors. J Cancer Surviv 2(3):169–178. https://doi.org/10.1007/s11764-008-0057-y

Cheung WY, Neville BA, Cameron DB et al (2009) Comparisons of patient and physician expectations for cancer survivorship care. J Clin Oncol 27(15):2328–2338. https://doi.org/10.1200/JCO.2008.20.3232

Chopra I, Kamal KM (2012) A systematic review of quality of life instruments of long-term breast cancer survivors. Health Qual Life Outcomes 10(14):1–15. http://www.hqlo.com/content/10/1/14. Zugegriffen: 19. Mai 2015

Cimprich B, Ronis DL, Martinze-Ramos G (2002) Age at diagnosis and quality of life in breast cancer survivors. Cancer Practice 10(2):85–93. https://doi.org/10.1046/j.1523-5394.2002.102006.x

Clark JC, Landis LL (1989) Reintegration and maintenance of employees with breast cancer in the workplace. AAOHN J 37(5):186–193. https://doi.org/10.1177/216507998903700507

Cole MB, Tufano R (2008) Applied theories in occupational therapy – A practical approach. Slack, Tjorofare

Costanzo ES, Lutgendorf SK, Mattes ML et al (2007) Adjusting to life after treatment: distress and quality of life following treatment for breast cancer. Br J Cancer 97(12):1625–1631. https://doi.org/10.1038/sj.bjc.6604091

Costanzo ES, Ryff CD, Singer BH (2009) Psychosocial adjustment among cancer survivors: findings from a national survey of health and well-being. Health Psychol 28(2):147–156. https://doi.org/10.1037/a0013221

Crepaldi C, Barbera M, Ravelli F (2008) Cancer and in general long term illnesses at the workplace. Policy Department Economic and Scientific Policy. http://www.europarl.europa.eu/RegData/etudes/etudes/join/2008/408558/IPOL-EMPL_ET%282008%29408558_EN.pdf. Zugegriffen: 26. Januar 2016

Csikszentmihalyi M (1975) Beyond boredom and anxiety. Jossey-Bass, San Francisco

Csikszentmihalyi M (2010) Das Flow-Erlebnis. Jenseits von Angst und Langeweile im Tun aufgehen, 11. Aufl. Klett-Cotta, Stuttgart

Csikszentmihalyi M, LeFevre J (1989) Optimal experience in work and leisure. J Pers Soc Psychol 56(5):815–822. http://dx.doi.org/10.1037/0022-3514.56.5.815

Cunningham I, Philip J, Dibben P (2004) Bridging the Gap between Rhetoric and Reality: Line Managers and the Protection of Job Security for Ill Workers in the Modern Workplace. Brit J Manage 15(3):273–290. https://doi.org/10.1111/j.1467-8551.2004.00419.x

Curtis RE, Freedman DM, Ron E et al (2006) New Malignancies Among Cancer Survivors: SEER Cancer Registries, 1973–2000, No. 05-5302. National Cancer Institute, Bethesda. http://seer.cancer.gov/archive/publications/mpmono/MPMonograph_complete.pdf. Zugegriffen: 21. August 2015

Curtze E, Reinhold A (2010) Multiple Sklerose. Sozialratgeber A-Z. Springer Medizin, Urban Vogel, München

Damkjaer LH, Deltour I, Suppli NP et al (2011) Breast cancer and early retirement: associations with disease characteristics, treatment, comorbidity, social position and participation in a six day rehabilitation course in a register-based study in Denmark. Acta Oncol 50(2):274–281. https://doi.org/10.3109/0284186X.2010.531048

Davis H (1986) Effects of biofeedback and cognitive therapy on stress in patients with breast cancer. Psychol Rep 59(2 Pt 2):967–974. https://doi.org/10.2466/pr0.1986.59.2.967

de Boer A, Verbeek J, Spelten E et al (2008) Work ability and return-to-work in cancer patients. Br J Cancer 98(8):1342–1347. https://doi.org/10.1038/sj.bjc.6604302

de Boer A, Taskila T, Ojajärvi A et al (2009) Cancer survivors and unemployment – a meta-analysis and meta-regression. JAMA 301(7):753–776. https://doi.org/10.1001/jama.2009.187

De Jong N, Courtens AM, Abu-Saad HH et al (2002) Fatigue in patients with breast cancer receiving adjuvant chemotherapy: a review of literature. Cancer Nurs 4:283–297. https://doi.org/10.1097/00002820-200208000-00004

De Jong N, Candel MJ, Schouten HC et al (2004) Prevalence and cause of fatigue in breast cancer patients receiving adjuvant chemotherapy. Ann Oncol 15(6):896–905. https://doi.org/10.1093/annonc/mdh229

Deci EL, Ryan RM (1980) The empirical exploration of intrinsic motivational process. In: Berkowitz L (eds) Advances in experimental social psychology. Academic Press, New York, S 39–80. http://web.mit.edu/curhan/www/docs/Articles/15341_Readings/Motivation/Deci_&_Ryan_Empirical_Exploration_in_Adv_Experiment_Soc_Psych_vol13_p39.pdf. Zugegriffen: 25. November 2015

Delbrück H (2009) Brustkrebs. Rat und Hilfe für Betroffene, 8. Aufl. Kohlhammer, Stuttgart

Denson TF, Spanovic M, Miller N (2009) Cognitive appraisals and emotions predict cortisol and immune responses: A meta-analysis of acute laboratory social stressors and emotion inductions. Psychol Bull 135(6):823–853. https://doi.org/10.1037/a0016909

Dent R, Trudeau M, Pritchard KE et al (2007) Triple-Negative Breast Cancer: Clinical Features and Patterns of Recurrence. Clin Cancer Res 13(15):4429–4434. https://doi.org/10.1158/1078-0432.CCR-06-3045

Désiron HA, Donceel P, de Rijk A et al (2013) A Conceptual-Practice Model for Occupational Therapy to Facilitate Return to Work in Breast Cancer Patients. J Occup Rehabil 23(4):516–526. https://doi.org/10.1007/s10926-013-9427-z

Désiron HA, Donceel P, Godderis L et al (2015) What is the value of occupational therapy in return to work for breast cancer patients? A qualitative inquiry among experts. Eur J Cancer Care 24(2):267–280. https://doi.org/10.1111/ecc.12209

Deutsche Rentenversicherung (2004) Rechtliche Arbeitsanweisung zu SGB IX § 14 Zuständigkeitserklärung G1 § 14 SGB IX. http://www.deutsche-rentenversicherung-regional.de/Raa/Gt.do?f=G_SGB9_14G1. Zugegriffen: 20. Juli 2016

Deutsche Rentenversicherung (2016) Berufliche Rehabilitation. http://www.deutsche-rentenversicherung.de/Allgemein/de/Inhalt/5_Services/04_formulare_und_antraege/01_versicherte/03_reha/_DRV_Paket_Rehabilitation_Leistungen_zur_Teilhabe.html. Zugegriffen: 02. Juni 2016

Deutsche Rentenversicherung (2016) Rechtliche Arbeitsanweisungen Sozialgesetzbuch SGB IX § 28 Wiedereingliederung R4.1. http://www.deutsche-rentenversicherung-regional.de/Raa/Raa.do?f=SGB9_28R4.1. Zugegriffen: 15 Juli 2016

Deutsche Rentenversicherung Baden-Württemberg (2012–2016) Formularpaket Stufenweise Wiedereingliederung. http://www.deutsche-rentenversicherung.de/BadenWuerttemberg/de/Inhalt/5_Services/04_formulare_antraege/03_reha_einrichtungen/_DRVBW_Paket_Reha-Einrichtungen-Wiedereingliederung.html. Zugegriffen: 15. Juli 2016

Deutsche Rentenversicherung Bund (2008) Leitlinienreport. Leitlinie für die Rehabilitation von Patientinnen mit Brustkrebs. http://www.deutsche-rentenversicherung.de/cae/servlet/contentblob/207072/publicationFile/2098/ll_brustkrebs_leitlinienreport_download.pdf. Zugegriffen: 26. August 2015

Deutsche Rentenversicherung Bund (2009) Reha-Therapiestandards Brustkrebs. Berlin. http://www.deutsche-rentenversicherung.de/BraunschweigHannover/de/Inhalt/2_Rente_Reha/02_Reha/05_Fachinformationen/03_Infos_Reha_Einrichtungen/RH_Therapiestandards_Brustkrebs.pdf.pdf?__blob=publicationFile&v=5. Zugegriffen: 26. August 2015

Deutsche Rentenversicherung Bund (2010) Reha-Therapie-standards Brustkrebs. Berlin. http://www.deutsche-rentenversicherung.de/cae/servlet/contentblob/207070/publicationFile/32650/ll_brustkrebs_download.pdf. Zugegriffen: 26. August 2015

Deutsche Rentenversicherung Bund, Geschäftsbereich Sozialmedizin und Rehabilitation (2009b) Ergebnisqualität in der medizinischen Rehabilitation der Rentenversicherung. http://www.deutsche-rentenversicherung.de/cae/servlet/contentblob/208208/publicationFile/2116/wei_ergebnisqualitaet_2009.pdf. Zugegriffen: 30. September 2015

Deutsche Rentenversicherung G0831 (2012–2016). Stufenweise Wiedereingliederung G0831. http://www.deutsche-rentenversicherung.de/Allgemein/de/Inhalt/5_Services/04_formulare_und_antraege/_pdf/G0831.pdf?__blob=publicationFile&v=11. Zugegriffen: 15. Juli 2016

Deutsche Rentenversicherung G0832 (2015) Informationen zur stufenweisen Wiedereingliederung. G0832. http://www.deutsche-rentenversicherung.de/Allgemein/de/Inhalt/5_Services/04_formulare_und_antraege/_pdf/G0832.pdf?__blob=publicationFile&v=15. Zugegriffen: 15. Juli 2016

Deutsche Rentenversicherung G0833 (2015) Checkliste bei Arbeitsunfähigkeit im Zeitpunkt der Entlassung. G833. http://www.deutsche-rentenversicherung.de/Allgemein/de/Inhalt/5_Services/04_formulare_und_antraege/_pdf/G0833.pdf?__blob=publicationFile&v=12. Zugegriffen: 15. Juli 2016

Deutsche Rentenversicherung G0834 (2015) Stufenweise Wiedereingliederung in das Erwerbsleben (Stufenplan). G0834. http://www.deutsche-rentenversicherung.de/Allgemein/de/Inhalt/5_Services/04_formulare_und_antraege/_pdf/G0834.pdf?__blob=publicationFile&v=10. Zugegriffen: 15. Juli 2016

Deutsche Rentenversicherung G0838 (2015) Informationen zur stufenweisen Wiedereingliederung für Arbeitnehmer. G0838. http://www.deutsche-rentenversicherung.de/Allgemein/de/Inhalt/5_Services/04_formulare_und_antraege/_pdf/G0838.pdf?__blob=publicationFile&v=12. Zugegriffen: 15. Juli 2016

Deutsche Rentenversicherung G0842 (2015) Folgebescheinigung der Anschlussheilbehandlung. G0842. http://www.deutsche-rentenversicherung.de/Allgemein/de/Inhalt/5_Services/04_formulare_und_antraege/_pdf/G0842.pdf?__blob=publicationFile&v=12. Zugegriffen: 18. Juli 2016

Deutsche Rentenversicherung Raa zu SGB IX, § 28 R4 (2016) Rechtliche Arbeitsanweisung zu SGB IX, § 28 R4. http://www.deutsche-rentenversicherung-regional.de/Raa/Raa.do?f=SGB9_28R4. Zugegriffen: 18. Juli 2016

Deutsche Rentenversicherung. G0840 (2015) Beginnmitteilung zur Vorlage bei der Deutschen Rentenversicherung zur Weiterzahlung von Übergangsgeld nach § 51 Absatz 5 des Neunten Buches Sozialgesetzbuch (SGB IX). G0840. http://www.deutsche-rentenversicherung.de/Allgemein/de/Inhalt/5_Services/04_formulare_und_antraege/_pdf/G0840.pdf?__blob=publicationFile&v=11. Zugegriffen: 20. Juli 2016

Deutsches Krebsforschungszentrum – Krebsinformationsdienst (2012) Fatigue. Erschöpfung bei Krebs. https://www.krebsinformationsdienst.de/leben/fatigue/fatigue-index.php. Zugegriffen: 16. Dezember 2015

Dirksen SR, Epstein DR (2008) Efficiency of an insomnia intervention on fatigue, mood and quality of life in breast cancer survivors. J Adv Nurs 61(6):664–675. https://doi.org/10.1111/j.1365-2648.2007.04560.x

Dorbritz J, Micheel F (2010) Weiterbeschäftigung im Rentenalter – Potenziale, Einstellungen und Bedingungen. Bevölkerungsforschung aktuell 31(3):2–7

Dow KH, Ferell BR, Leigh S et al (1996) An evaluation of the quality of life among long-term survivors of breast cancer. Breast Cancer Res Treat 39(3):261–273. https://doi.org/10.1007/BF01806154

Dr. Fischer Institut für Tumor-Fatigue-Forschung (o.J.) Vorgeschlagene ICD-10-Kriterien. http://fatigue-forschung.de/uber-tumor-fatigue/differential-diagnostik/symptome-2. Zugegriffen: 16. Dezember 2015

Driesel P, Vogel H, Gerlich C et al (2014) Patientenschulungen mit arbeits- und berufsbezogener Thematik – Ergebnisse einer bundesweiten Befragung deutscher Reha-Einrichtungen. Rehabilitation 53(02):81–86. https://doi.org/10.1055/s-0033-1349140

Drolet M, Maunsell E, Brisson J et al (2005) Not Working 3 Years after Breast Cancer: Predictors in a Population-Based Study. J Clin Oncol 23(33):8305–8312. https://doi.org/10.1200/JCO.2005.09.500

Dyck DE (2012) Disability Management Practice Standard. Canadian Occupational Health Nurses Association, Red Deer. http://www.cohna-aciist.ca/assets/cohna%20 2012%20-%20disability%20management%20standard%20-%20electronic%20version.pdf. Zugegriffen: 31. Mai 2016

Early Breast Cancer Trialists' Collaborative Group (EBCTCG) (2011) Effect of radiotherapy after breast-conserving surgery on 10-year recurrence and 15-year breast cancer death: meta-analysis of individual patient data for 10 801 women in 17 randomised trials. Lancet 378(9804):1707–1716. https://doi.org/10.1016/S0140-6736(11)61629-2

Eccleston C, Crombez G (1999) Pain Demands Attention: A Cognitive-Affective Model of the Interruptive Function of Pain. Psychol Bull 125(3):356–366. http://dx.doi.org/10.1037/0033-2909.125.3.356

Ehrmann-Feldman D, Spitzer WO, Del GL et al (1987) Perceived discrimination against cured cancer patients in the work force. CMAJ 7:719–723. https://www.ncbi.nlm.nih.gov/pmc/articles/PMC1491932/pdf/cmaj00139-0041.pdf. Zugegriffen: 05. Oktober 2016

Eierle B, Schultze W, Bischof B, Thiericke S (2008) Eignung der IFRS für Controllingzwecke – Ergebnisse einer empirischen Befragung nicht kapitalmarktorientierter Unternehmen. Controlling 20(6):289–298

Elder GH (1995) The Life Course Paradigm: Social Change and Individual Development. In: Moen P, Elder GH, Lüscher K (eds) Examining Lives in Contex. Perspectives on the Ecology of Human Development. American Psychological Association, Washington, S 101–139. doi: http://psycnet.apa.org/doi/10.1037/10176-003

Elsner M (2011) Kleiner Notfallkoffer. Dem Brustkrebs auf der Spur. Ein Ratgeber nicht nur für Brustkrebspatientinnen. Angelus Verlag Lutz Elsner, Berlin

Emerson H (1998) Flow and Occupation: A review of the literature. Can J Occup Ther 65(1):37–44. https://doi.org/10.1177/000841749806500105

Engel J, Kerr J, Schlesinger-Raab A et al (2003) Axilla surgery severely affects quality of life: results of 5-year prospective study in breast cancer patients. Breast Cancer Res Treat 79(1):47–57. https://doi.org/10.1023/A:1023330206021

Entgeltfortzahlungsgesetz (1994/2015) Gesetz über die Zahlung des Arbeitsentgelts an Feiertagen und im Krankheitsfall (Entgeltfortzahlungsgesetz). Entgeltfortzahlungsgesetz vom 26. Mai 1994 (BGBl. I S1014, 1065), das zuletzt durch Artikel 7 des Gesetzes vom 16. Juli 2015 (BGBl. I S1211) geändert worden ist

Ericsson KA (2006) The Influence of Experience and Deliberate Practice on the Development of Superior Expert Performance. In: Ericsson KA, Charness N (eds) The Cambridge handbook of expertise and expert performance. Cambridge University Press, Cambridge, S 685–706

Fantoni SQ, Peugniez C, Duhamal A et al (2010) Factors Related to Return to Work by Women with Breast Cancer. J Occup Rehabil 20(1):49–58. https://doi.org/10.1007/s10926-009-9215-y

Fehlauer F, Tribius S, Mehnert A, Rades D (2005) Health-related quality of life in long term breast cancer survivors treated with breast concerving therapy: impact of age at therapy. Breast Cancer Res Treat 92(3):217–222. https://doi.org/10.1007/s10549-005-2420-2

Feldman DC (1994) The Decision to Retire Early: A Review and Conceptualization. AMR 19(2):285–311. http://www.jstor.org/stable/258706. Zugegriffen: 18. August 2015

Ferrell BR, Grant M, Funk B et al (1996) Quality of Life in Breast Cancer. Cancer Practice 4(6):331–340

Ferrell BR, Grant MM, Funk B, Otis-Green S et al (1997) Quality of life in breast cancer survivors as identified by focus groups. Psychooncology 6(1):13–23. doi:AID10.1002/(SICI)1099-1611(199703)6:1<13::

Feuerstein M, Hansen JA, Calvio LC et al (2007) Work productivity in brain tumor survivors. JOEM 49(7):803–811. https://doi.org/10.1097/JOM.0b013e318095a458

Fisher B, Anderson S, Bryant J et al (2002) Twenty-year follow-up of a randomized trial comparing total mastectomy, lumpectomy, and lumpectomy plus irradiation for the treatment of invasive breast cancer. N Engl J Med 347(6):1233–1241. https://doi.org/10.1056/NEJMoa022152

Florey AT, Harrison DA (2000) Responses to Informal Accommodation Requests From Employees with Disabilities: Multistudy Willingness on to Comply. Acad Manage J 43(2):224–233. https://doi.org/10.2307/1556379

Foulkes WD, Stefansson IM, Chappuis PO et al (2003) Germline BRCA1 mutations and a Basal Epithelial Phenotype in Breast Cancer. J Natl Cancer Inst 95(19):1482–1485. https://doi.org/10.1093/jnci/djg050

Franche R-L, Cullen K, Clarke J et al (2005) Workplace-Based Return-to-Work Interventions: A Systematic Review of the Quantitative Literature. J Occup Rehabil 15(4):607–631. https://doi.org/10.1007/s10926-005-8038-8

Freud S (1930) Das Unbehagen in der Kultur. Internationaler Psychoanalytischer Verlag, Wien

Fritzsche B (2015) Universitäres Cancer Center Hamburg. https://www.uke.de/zentren/cancer-center/index.php?id=-1_-1_-1≈link=https%3A//www.uke.de/zentren/cancer-center/index.php. Zugegriffen: 12. November 2015

Gabler Wirtschaftslexikon (o.J.) SWOT-Analyse. http://wirtschaftslexikon.gabler.de/Definition/swot-analyse.html. Zugegriffen: 02. Juni 2016

Gabriel CA, Domchek SM (2010) Breast cancer in young women. Breast Cancer Res 12(5):1–10. https://doi.org/10.1186/bcr2647

Gabriel G (2016) Ausgeflogen und mittendrin. Schreibwerkstatt, Leipzig

Ganz PA, Coscarelli A, Fred C et al (1996) Breast cancer survivors: psychosocial concerns and quality of life. Breast Cancer Res Treat 38(2):183–199. https://doi.org/10.1007/BF01806673

Ganz PA, Desmond KA, Leedham B et al (2002) Quality of life in long-term, disease-free survivors of breast cancer: a follow-up study. J Natl Cancer Inst 94(1):39–49. https://doi.org/10.1093/jnci/94.1.39

Gärtner K (2010) Zusammenhänge zwischen subjektiver Gesundheit und der Bereitschaft zur Weiterbeschäftigung. Bevölkerungsforschung Aktuell 31(3):7–10

Gebauer E (2007) Kann Reha was sie soll? Praxis Klinische Verhaltensmedizin und Rehabilitation 20(78):217–228

Gielissen MF, Verhage S, Witjes F et al (2006) Effects of cognitive behavior therapy in severely fatigued disease-free cancer patients compared with patients waiting for cognitive behavior therapy. J Clin Oncol 34(30):4882–4887. https://doi.org/10.1200/JCO.2006.06.8270

Gimeno D, Amick BC, 3rd, Habeck RV et al (2005) The role of job strain on return to work after carpal tunnel surgery. Occup Environ Med 62(11):778–785. https://doi.org/10.1136/oem.2004.016931

Goldberg N (2009) Schreiben in Cafés, 2. Aufl. Autorenhaus, Berlin

Gorus O (2011) Erfolgreich als Sachbuchautor, 2. Aufl. Hogrefe, Göttingen

Grant D (1999) HRM, rhetoric and the psychological contract: a case of "easier said than done". IJHRM 10(2):327–350. https://doi.org/10.1080/095851999340585

Greenwald HP, Dirks SJ, Borgatta EF (1989) Work disability among cancer patients. Soc Sci Med 29(11):1253–1259. https://doi.org/10.1016/0277-9536(89)90065-8

Greer S, Moorey S, Baruch JD et al (1992) Adjuvant psychological therapy for patients with cancer: a prospective randomised trial. BMJ 304(14):675–680. https://www.ncbi.nlm.

nih.gov/pmc/articles/PMC1881503/pdf/bmj00064-0031.
pdf. Zugegriffen: 06. Oktober 2016

Gregory CA (2001) Fatigue in cancer. Like pain, this is a
symptom that physicians can and should manage. BMJ
322(7302):1560. http://www.ncbi.nlm.nih.gov/pmc/artic-
les/PMC1120610. Zugegriffen: 14. Dezember 2015

Griffin B, Hesketh B (2008) Post-retirement work: The individual determinants of paid and volunteer work. J Occup
Organ Psych 81(1):101–121. https://doi.org/10.1348/
096317907X202518

Groeneveld IF, de Boer AG, Frings-Dresen MH (2012) A multidisciplinary intervention to facilitate return to work in
cancer patients: intervention protocol and design of a
feasibility study. BMJ Open e001321(2):1–8. https://doi.
org/10.1136/bmjopen-2012-001321

Gudbergsson SB, Fossa SD, Borgeraas E et al (2006) A comparative study of living conditions in cancer patients who
have returned to work after curative treatment. Support
Care Cancer 14(10):1020–1029. https://doi.org/10.1007/
s00520-006-0042-9

Gudbergsson SB, Fossa SD, Sanne B et al (2007) A controlled
study of job strain in primary-treated cancer patients wit-
hout metastases. Acta Oncol 46(4):534–544. https://doi.
org/10.1080/02841860601156132

Gudbergsson SB, Fossa SD, Dahl AA (2008a) A study of work changes due to cancer in tumor-free, primary-treated cancer patients. A NOCWO Study. Support Care Cancer 16(10):1163–
1171. https://doi.org/10.1007/s00520-008-0407-3

Gudbergsson SB, Fossa SD, Dahl AA (2008b) Is cancer survivorship associated with reduced work engagement? A
NOCWO Study. J Cancer Surviv 2(3):159–168. https://doi.
org/10.1007/s11764-008-0059-9

Guy Jr GP, Ekwueme DU, Yabroff RK et al (2013) Economic Bur-
den of Cancer Survivorship Among Adults in the United
States. J Clin Oncol 31(30):1–9. https://doi.org/10.1200/
JCO.2013.49.1241

Hagedorn M, Karahan F, Manovskii I et al (2013) Unemployment benefits and unemployment in the great recession:
the role of macro effects. NBER (National Bureau of Economic Research) working paper series. http://www.nber.
org/papers/w19499.pdf. Zugegriffen: 20. November 2015

Hann D, Baker F, Denniston M et al (2002) The influence of social support on depressive symptoms in cancer patients:
age and gender differences. J Psychosom Res 52(5):279–
283. https://doi.org/10.1016/S0022-3999(01)00235-5

Hansen JA, Feuerstein M, Calvio LC et al (2008) Breast Cancer
Survivors at Work. J Occup Environ Med 50(7):777–784.
https://doi.org/10.1097/JOM.0b013e318165159e

Harder HG, Scott LR (2005) Comprehensive Disability Management. Elsevier, London

Harrison J, Maguiere P, Pitcealthy C (1995) Confinding in crisis:
gender differences in pattern of confiding among cancer
patients. Soc Sci Med 41(9):1255–1260

Hassett MJ, O'Malley AJ, Keating NL (2009) Factors influencing
changes in employment among women with newly diagnosed breast cancer. Cancer 115(12):2775–2782. https://
doi.org/10.1002/cncr.24301

Heckhausen H (1974) Leistung und Chancengleichheit. Hof-
grefe, Göttingen

Heckman JA, Smith JA (2004) The Determinants of Participation in a Social Program: Evidence from a Prototypical Job
Training Program. J Lab Econ 22(2):243–298. http://www.
jstor.org/stable/10.1086/381250. Zugegriffen:
20. August 2015

Heckman J, Ichimura H, Todd P (1997) Matching As An Econo-
metric Evaluation Estimator: Evidence from Evaluating
a Job Training Program. Rev Econ Stud 64(4):605–654.
http://www.jstor.org/stable/2971733. Zugegriffen:
06. Oktober 2016

Heim E (1988) Coping und Adaptivität: Gibt es geeignetes und
ungeeignetes Coping? Psychother Psych Med 38(1):8–18

Heim M, Schwerte U (2006) Rehabilitation bei Patienten mit
Prostatakarzinom. Der Onkologe 12(5):434–443. https://
doi.org/10.1007/s00761-006-1043-5

Heinemann K (1982) Arbeitslosigkeit und Zeitbewusstsein.
Soz Welt 33(1):87–101

Heinemann K, Röhring P, Stadie R (1980) Arbeitslose Frauen im
Spannungsfeld von Erwerbstätigkeit und Hausfrauenrol-
le. Konrad-Adenauer-Stiftung (Hrsg). Ernst Knoth, Melle

Hellbom M, Bergelt C, Bergenmar M et al (2011) Cancer
rehabilitation: A Nordic and European perspective.
Acta Oncol 50(2):179–186. https://doi.org/10.3109/
0284186X.2010.533194

Henkel F (2013) Die 11 Spitzen-Zentren der Krebsmedizin
in Deutschland. http://www.aponet.de/aktuelles/for-
schung/20131005-11-spitzenzentren-der-krebsmedizin-
in-deutschland.html. Zugegriffen: 12. November 2015

Hensel M, Egerer G, Schneeweiss A et al (2002) Quality of life
and rehabilitation in social and professional life after
autogolous stem cell therapy. Ann Oncol 13(2):185–186.
https://doi.org/10.1093/annonc/mdf031

Hjermstad MJ, Fayers PM, Bjordal K et al (1998) Health-related
quality European Organization for Research and Treatment of Cancer of life in the general Norwegian population assessed by the Quality-of-Life Questionnaire: the
QLQ= C30 (+ 3). J Clin Oncol 16(3):1188–1196

Hoffman B (2005) Cancer Survivors at work: A generation of
progress. CA-Cancer J Clin 55(5):271–280. https://doi.
org/10.3322/canjclin.55.5.271

Hoffmann RD, Saltzmann CL, Buckwalter JA (2002) Outcome of Lower Extremity Malignancy Survivors Treated
with Transfemoral Amputation. Arch Phys Med Rehabil
83(2):177–182. https://doi.org/10.1053/apmr.2002.27461

Hollederer A (2011) Erwerbslosigkeit, Gesundheit und Präven-
tionspotenziale: Ergebnisse des Mikrozensus 2005. Verlag
für Sozialwissenschaften, Wiesbaden

Holzner B, Kemmler G, Kopp M et al (2001) Quality of life in
breast cancer patients – not enough attention for long-
term survivors? Psychosomatics 42(2):117–123. https://
doi.org/10.1176/appi.psy.42.2.117

Hornig M, Montoya JG, Klimas NG et al (2015) Distinct plasma
immune signatures in ME/CFS are present early in the
course of illness. Science Advances 1(1):1–11. https://doi.
org/10.1126/sciadv.1400121

Hoving JL, Broekhuizen ML, Frings-Dresen MH (2009) Return to work of breast cancer survivors: a systematic review of intervention studies. BMC Cancer 9(117):1–10. https://doi.org/10.1186/1471-2407-9-117

Hoyer M, Nordin K, Ahlgren J et al (2012) Change in working time in a population-based cohort of patients with breast cancer. J Clin Oncol 30(23):2853–2860. https://doi.org/10.1200/JCO.2011.41.4375

Hu C, Zhang H, Wu W et al (2016) Accupuncture for Pain Management in Cancer: A systematic Review and Meta-Analysis. Evid Based Complement Alternat Med 1–13. https://doi.org/10.1155/2016/1720239

Huibers MJ, Beurskens AJ, Van Schayck CP et al (2004) Efficacy of cognitive-behavioral therapy by general practitioners for unexplained fatigue among employees: Randomised controlled trial. Br J Psychiatry 184(3):240–246. https://doi.org/10.1192/bjp.184.3.240

Hwang JH, Chang HJ, Shim YH et al (2008) Effects of supervised exercise therapy in patients receiving radiotherapy for breast cancer. Yonsei Med J 49(3):443–450. https://doi.org/10.3349/ymj.2008.49.3.443

iqpr (Institut für Qualitätssicherung in Prävention und Rehabilitation GmbH an der Deutschen Sporthochschule Köln) (2007) Diskussionsbeitrag Nr. 24/2007. http://www.reha-recht.de/fileadmin/download/foren/b/B_2007-24.pdf. Zugegriffen: 20. Juli 2016

Irvine DM, Vincent L, Graydon JE et al (1998) Fatigue in women with breast cancer receiving radiation therapy. Cancer Nurs 21(2):127–135

Islam T, Dahlui M, Majid HA et al (2014) Factors associated with return to work of breast cancer survivors. BMC Public Health 14 (Suppl 3):1–13. http://www.biomedcentral.com/content/pdf/1471-2458-14-S3-S8.pdf. Zugegriffen: 18. Juni 2015

Jahoda M (1983) Wie viel Arbeit braucht der Mensch? Arbeit und Arbeitslosigkeit im 20. Jahrhundert. Beltz, Weinheim

Jeon S-H (2014) The Effects of Cancer on Employment and Earnings of Cancer Survivors. http://www.statcan.gc.ca/pub/11f0019m/11f0019m2014362-eng.pdf. Zugegriffen: 26. Januar 2016

Jereczek-Fossa BA, Marsiglia HR, Orecchia R (2002) Radiotherapy-related fatigue. Crit Rev Oncol Hematol 41(3):317–325. https://doi.org/10.1016/S1040-8428(01)00143-3

Johansson EE, Hamberg K, Westman G et al (1999) The meanings of pain: an exploration of women´s descriptions of symptoms. Soc Sci Med 48(12):1791–1802. https://doi.org/10.1016/S0277-9536(99)00080-5

Johns C, Seav SM, Dominick SA et al (2016) Informing hot flash treatment decisions for breast cancer survivors: a systematic review of randomized trials comparing active interventions. Breast Cancer Res Treat 156(3):1–12. https://doi.org/10.1007/s10549-016-3765-4

Johnsson A, Fornander T, Olsson M et al (2007) Factors associated with return to work after breast cancer treatment. Acta Oncol 46(1):90–96. https://doi.org/10.1080/02841860600857318

Johnsson A, Fornander T, Rutquist L et al (2009) Predictors of return to work ten months after primary breast cancer surgery. Acta Oncol 48(1):93–98. https://doi.org/10.1080/02841860802477899

Johnsson A, Fornander T, Rutqvist L et al (2010) Factors influencing return to work: a narrative study of women treated for breast cancer. Eur J Cancer Care 19(3):317–323. https://doi.org/10.1111/j.1365-2354.2008.01043.x

Jost G (2009) Rezension: Reinhard Müller (2008) Marienthal. Das Dorf – Die Arbeitslosen – Die Studie. Forum Qualitative Sozialforschung 10(9):1–14. http://nbn-resolving.de/urn:nbn:de:0114-fqs0903206.Zugegriffen: 27. Mai 2015

Kagawa-Singer M (1993) Redefining Health: living with cancer. Soc Sci Med 37(3):295–304. https://doi.org/10.1016/0277-9536(93)90261-2

Kassenärztliche Vereinigung Schleswig-Holstein Körperschaft des öffentlichen Rechts (2005) Maßnahmen zur stufenweisen Wiedereingliederung in das Erwerbsleben (Wiedereingliederungsplan). www.kvsh.de/admin/ImageServer.php%3Fdownload%3Dtrue&ID%3D142@KVSH. Zugegriffen: 15. Juli 2016

Keller J, Landhäußer A (2011) Im Flow sein: Experimentelle Analysen des Zustands optimaler Beanspruchung. Psychol Rundsch 62(4):213–220. https://doi.org/10.1026/0033-3042/a000058

Kelly JR (2012) Leisure. Sagamore, Urbana, IL

Kennedy F, Haslam C, Munir F et al (2007) Returning to work following cancer: a qualitative exploratory study into the experience of returning to work following cancer. Eur J Cancer Care 16(1):17–25. https://doi.org/10.1111/j.1365-2354.2007.00729.x

Kielhofner G, Burke JP (1980) A Model of Human Occupation Part 1. Conceptual Framework and Content. Am J Occup Ther 34(9):572–581. https://doi.org/10.5014/ajot.34.9.572

Kim S, Feldman DC (2000) Working in Retirement: The Antecedents of Bridge-Employment and Its Consequences for Quality of Life in Retirement. Acad Manage J 43(6):1195–1210. http://jwalkonline.org/upload/pdf/Kim%20&%20Feldman%20(2000)%20-%20Working%20In%20Retirement_The%20Antecedents%20of%20Bridge%20Employment.pdf. Zugegriffen: 06. Oktober 2016

Kjaer T, Boje CR, Olsen MH et al (2013) Affiliation to the work market after curative treatment of head-and-neck cancer: A population-based study from the DAHANCA database. Acta Oncol 52(2):430–439. https://doi.org/10.3109/0284186X.2012.746469

Klee M, Groenvold M, Machin D (1997) Quality of life of Danish Women: population-based norms for the EORTC QLQ-C30. Qual Life Res 6(1):27–34. http://www.jstor.org/stable/4035282. Zugegriffen: 06. Oktober 2016

Knofs TM (2007) Psychosocial Responses in Breast Cancer Survivors. Semin Oncol Nurs 23(1):71–83. https://doi.org/10.1016/j.soncn.2006.11.009

Kobasa SC (1979) Stressful Life Events, Personality, and Health: An Inquiry Into Hardiness. 37(1):1–11. https://doi.org/10.1037/0022-3514.37.1.1

Koch U, Mehnert A (2006) Medical rehabilitation of breast cancer patients in Germany: conditions and predictors of return to work. Psychooncology 15(S2):S72–S73. https://doi.org/10.1002/pon.1092

Koch U, Lehmann C, Morfeld M (o.J.) Bestandsaufnahme und Zukunft der Rehabilitationsforschung in Deutschland. Deutsche Gesellschaft für Rehabilitationswissenschaften, Hamburg. http://www.dgrw-online.de/files/expertise_langfassung.pdf. Zugegriffen: 26. Mai 2015

Koch L, Bertram H, Eberle A et al (2014) Fear of recurrence in long-term breast cancer survivors – still an issue. Results on prevalence, determinants, and the association with quality of life and depression from the Cancer Survivorship – a multi-regional population based study. Psychooncology 23(5):547–554. https://doi.org/10.1002/pon.3452

Koch R, Wittekindt C, Altendorf-Hofmann A et al (2015) Employment pathways and work-related issues in head and neck cancer survivors. Head Neck 37(4):585–593. https://doi.org/10.1002/hed.23640

Korn H (o.J.) Hilfen für Krebspatienten bei der Rückkehr. Broschürenreihe: Den Alltag trotz Krebs bewältigen. Roche Pharma, Nürnberg. https://www.roche.de/pharma/indikation/onkologie/service/pdf/Broschuere-zurueck-am-Arbeitsplatz.pdf. Zugegriffen: 21. April 2015

Kornblith AB (1998) Psychosocial Adaptation of Cancer Survivors. In: Holland JC (ed) Psychooncology. Oxford University Press, New York, S 223–256

Korstjens I, May AM, van Weert E et al (2008) Quality of life after self-management cancer-rehabilitation: a randomizied controlled trial comparing physical and cognitive-behavioral training versus physical training. Psychosom Med 70(4):422–429. https://doi.org/10.1097/PSY.0b013e31816e038f

Lakhani SR, van de Vijver MJ, Jacquemier J et al (2002) The Pathology of Familial Breast Cancer: Predictive Value of Immunohistochemical Markers Estrogen Receptor, Progesterone Receptor, HER-2, and p53 in Patients With Mutations in BRCA 1 and BRCA 2. J Clin Oncol 20(9): 2310–2318. https://doi.org/10.1200/JCO.2002.09.023

Larsson A, Gard G (2003) How can the rehabilitation planning process at the workplace be improved? A qualitative study from employers' perspective. J Occup Rehabil 13(3):169–181. https://doi.org/10.1023/A:1024953218252

Lauzier S, Maunsell E, Drolet M et al (2008) Wage Losses in the Year after Breast cancer: Extant and Determinants among Canadian Women. JNCI 100(5):321–332. https://doi.org/10.1093/jnci/djn028

Law M (1991) The environment: a focus for occupational therapy. Can J Occup Ther 58(4):171–179. http://cjo.sagepub.com/content/58/4/171.full.pdf. Zugegriffen: 06. Oktober 2016

Lehto US, Ojanen M, Kellokumpu-Lehtinen P (2005) Predictors of quality of life in newly diagnosed melanoma and breast cancer patients. Ann Oncol 16(5):805–816. https://doi.org/10.1093/annonc/mdi146

Leitsmann H, Weber A, Bordborb C et al (1991) Occupational rehabilitation of gynecologic tumor patients. Occupational rehabilitation. Zbl Gyn 113(2):89–98

Lemieux J, Maunsell E, Provencher L (2008) Chemotherapy-induced alopecia and effects on quality of life among women with breast cancer: A literature review. Psychooncology 17(4):317–328. https://doi.org/10.1002/pon.1245

Lesi G, Razzini G, Musti MA et al (2016) Acupuncture As an Integrative Approach for the Treatment of Hot Flashes in Women with Breast Cancer: A Prospective Multicenter Randomized Controlled Trial (AcCliMaT). J Clin Oncol 34(13): Published online before print. https://doi.org/10.1200/JCO.2015.63.2893

Levinthal EA, Crouch M (1997) Are there differences in the perception of illness across the life span? In: Petrie KJ, Weinmann JA (eds) Perceptions of life and illness: current research and applications. Harvood Academic Publishers, Amsterdam, S 77–102

Lewin K (1920) Die Sozialisierung des Taylorsystems. Eine grundsätzliche Untersuchung zur Arbeits- und Berufspsychologie. In: Korsch K (Hrsg) Praktischer Sozialismus. Eine Schriftenreihe. Nr 4 Kurt Lewin. Gesellschaft und Erziehung, Berlin Fichtenau, S 1–36

Lillehorn S, Hamberg K, Kero A et al (2013) Meaning of work and the returning process after breast cancer: a longitudinal study of 56 women. Scand J Caring Sci 27(2):267–274. https://doi.org/10.1111/j.1471-6712.2012.01026.x

Löll C (2014) Pausen mit Bewegung sind besonders effektiv. Die Welt. http://www.welt.de/127094381. Zugegriffen: 18. April 2014

Lyles JN, Burish TG, Krozely MG et al (1982) Efficacy of relaxation training and guided imagery in reducing the aversiveness of cancer chemotherapy. J Consult Clin Psychol 50(4):509–524. http://dx.doi.org/10.1037/0022-006X.50.4.509

MacKeigan LD, Pathak DS (1992) Overview of health-related quality of life measures. Am J Health Syst Pharm 49(9):2236–2245

Maguire P, Brooke M, Tait C et al (1983) The effect of counseling of physical and social recovery after mastectomy. Clin Oncol 9(4):319–324

Main DS, Nowels CT, Cavender TA et al (2005) A qualitative study of work and work return of cancer survivors. Psychooncology 14(11):992–1004. https://doi.org/10.1002/pon.913

Mak AK, Chaidaroon S, Fan G et al (2014) Unintended consequences: the social context of cancer survivors and work. J Cancer Surviv 8(2):269–281. https://doi.org/10.1007/s11764-013-0330-6

Massimini F, Delle Fave A (2000) Individual development in a bio-cultural perspective. American Psychologist 55(1): 24–33. https://doi.org/10.1037/0003-066X.55.1.24

Maunsell E, Brisson J, Deschenes L et al (1996) Randomized trial of a psychologic distress screening program after breast cancer: Effects on quality of life. J Clin Oncol 14(10):2745–2755. doi:10 2747-2755

Maunsell E, Drolet M, Brisson J et al (2004) Work situation after breast cancer: results from a population based study. JNCI 96(24):1813–1822. https://doi.org/10.1093/jnci/djh335

McCracken LM (1998) Learning to live with the pain: acceptance of pain predicts adjustment in persons with chronic pain. Pain 74(1):21–27. doi:https://contextualscience.org/system/files/McCracken_L_M_1998.pdf

McKay G, Knott V, Delfabbro P (2013) Return to Work and Cancer: The Australian Perspective. J Occup Rehabil 23(1):93–105. https://doi.org/10.1007/s10926-012-9386-9

Meeske K, Smith AW, Alfano CM et al (2007) Fatigue in breast cancer survivors two to five years post diagnosis: a HEAL study report. Qual Life Res 16(6):947–960. https://doi.org/10.1007/s11136-007-9215-3

Mehnert A (2011) Employment and work-related issues in cancer survivors. Crit Rev Oncol Hematol 77(2):109–130. https://doi.org/10.1016/j.critrevonc.2010.01.004

Mehnert A, Koch U (2007) Zur Wirksamkeit der stationären onkologischen Rehabilitation unter besonderer Berücksichtigung spezifischer psychoonkologischer Interventionen. Projektabschlussbericht. Gefördert durch die Arbeitsgemeinschaft für die Krebsbekämpfung Nordrhein-Westphalen (ARGE) und die Paracelsus-Kliniken Deutschland GmbH. http://www.argekrebsnw.de/Foerderung-von-Forschungsprojekten.13.0.html?&no_cache=1&sword_list[]=station%C3%A4re. Zugegriffen: 25. August 2015

Mehnert A, Koch U (2012) Soziodemografische, medizinisch-funktionelle, psychosoziale, rehabilitations- und arbeitsbezogene Merkmale von Krebspatientin mit und ohne Antrag auf Berentung im Verlauf der onkologischen Rehabilitation. In: Bund DR (Hrsg) 21. Rehabilitationswissenschaftliches Kolloquium. Rehabilitation: Flexible Antworten auf neue Herausforderungen vom 5. bis 7. März 2012 in Hamburg. 98:Band 98. Hamburg: DRV Schriften. http://forschung.deutsche-rentenversicherung.de/ForschPortalWeb/ressource?key=tagungsband_21_reha_kolloqu.pdf. Zugegriffen: 08. November 2015

Mehnert A, Koch U (2013) Predictors of employment among cancer survivors after medical rehabilitation – a prospective study. Scand J Work Environ Health 39(1):76–87. https://doi.org/10.5271/sjweh.3291

Mehnert A, Lehmann C, Graefen H et al (2010) Depression, anxiety, post-traumatic stress disorder and health-related quality of life and its association with social support in ambulatory prostate cancer patients. Cancer Care 19(6):736–745. https://doi.org/10.1111/j.1365-2354.2009.01117.x

Mehnert A, Härter M, Koch U (2012) Langzeitfolgen einer Krebserkrankung. Bundesgesundheitsbl 55(4):509–515. https://doi.org/10.1007/s00103-012-1447-x

Mehnert A, de Boer A, Feuerstein M (2013) Employment Challenges for Cancer Survivors. Cancer 119(S11):2151–2159. https://doi.org/10.1002/cncr.28067

Meister H, Meister U (2011) Renaissance des Taylorismus. ZFO 80(4):260–264

Mellette SJ (1985) The Cancer Patient at Work. CA Cancer J Clin 35(6):360–373. http://onlinelibrary.wiley.com/doi/10.3322/canjclin.35.6.360/pdf. Zugegriffen: 02. Juli 2015

Meneses K, Benz R (2010) Quality of Life in Cancer Survivorship: 20 Years Later. Semin Oncol Nurs 26(1):36–46. https://doi.org/10.1016/j.soncn.2009.11.006

Mewes JC, Steuten LM, Groenefeld IF et al (2015) Return-to-work intervention for cancer survivors: budget impact and allocation of costs and returns in the Netherlands and six major EU-countries. BMC Cancer 15(899):1–10. https://doi.org/10.1186/s12885-015-1912-7

Miller KD, Pandey M, Jain R Mehta R (2015) Cancer Survivorship and Models of Survivorship Care. A Review. American J Clin Oncol 38 (6):627–633 (1–7). https://doi.org/10.1097/COC.0000000000000153

Minton O, Stone P (2008) How common is fatigue in disease-free breast cancer survivors? A systematic review of the literature. Breast Cancer Res Treat 112(1):5–13. https://doi.org/10.1007/s10549-007-9831-1

Mock V (1998) Breast cancer and fatigue: issues for the workplace. AAOHN J 46 (9):425–431, 432–433

Molina R, Feliu J, Villalba A et al (2008) Employment in a cohort of cancer patients in Spain. A predictive model of working outcomes. Clin Transl Oncol 10(12):826–830. https://doi.org/10.1007/s12094-008-0296-4

Mols F, Vingeroets AJ, Coebergh JW et al (2005) Quality of life among long-term breast cancer survivors: A systematic review. Eur J Cancer 41(17):2613–2619. https://doi.org/10.1016/j.ejca.2005.05.017

Montazeri A (2008) Health-related quality of life in breast cancer patients: A bibliographic review of the literature from 1974 t0 2007. J Exp Clin Cancer Res 27(32):1–31. https://doi.org/10.1186/1756-9966-27-32

Montazeri A, Vahdaninia M, Harirchi I et al (2008) Quality of life in patients with breast cancer before and after diagnosis: an eighteen month follow-up study. BMC Cancer 8(330):1–6. https://doi.org/10.1186/1471-2407-8-330

Moran JR, Short PF, Hollenbeak CS (2011) Long-term effects of surviving cancer. J Health Econ 30(3):505–515. http://dx.doi.org/10.1016/j.jhealeco.2011.02.001

Mor-Barak E (1995) The meaning of work for older adults seeking employment. The generative factor. Int J Aging Hum Dev 41(4):325–344. https://doi.org/10.2190/VGTG-EPK6-Q4BH-Q67Q

Mullan F (1985) Seasons of Survival: reflections of a physician with cancer. N Engl J Med 313(4):270–273. https://doi.org/10.1056/NEJM198507253130421

Müller R (2008) Marienthal. Das Dorf – Die Arbeitslosen – Die Studie. Studien Verlag, Innsbruck

Munir F, Burrows J, Yarker J et al (2010) Women's perceptions of chemotherapy-induced cognitive side effects on work ability: a focus group study. J Clin Nurs 19(9–10):1362–1370. https://doi.org/10.1111/j.1365-2702.2009.03006.x

Musanti R (2012) A study of exercise modality and physical self-esteem in breast cancer survivors. Med Sci Sports Exerc 44(2):352–361. https://doi.org/10.1249/MSS.0b013e31822cb5f2

Mustian KM, Marrow GR, Carroll JK et al (2007) Integrative non-pharmacologic behavioral interventions for the management of cancer-related fatigue. Oncologist 12(Suppl 1):52–67. https://doi.org/10.1634/theoncologist.12-S1-52

Nachreiner NM, Dagher RK, McGovern PM et al (2007) Successful return to work for cancer survivors. AAOHN J 55(7):290–295. https://doi.org/10.1177/216507990705500705

Nathanson CA (1980) Social roles and health status among women: the significance of employment. Soc Sci Med 14A(6):463–471. https://doi.org/10.1016/S0271-7123(80)80050-2

Niederlande-Magazin (o.J.) Krank als Arbeitnehmer. Niederlande Magazin. http://www.niederlande-magazin.de/informationen/arbeit/krank-als-arbeitnehmer. Zugegriffen: 20. August 2015

Nieuwenhuijsen K, Bos-Ransdorp B, Uitterhoeve LL et al (2006) Enhanced provider communication and patient education regarding return to work in cancer survivors following curative treatment: a pilot study. J Occup Rehabil 16(4):647–657. https://doi.org/10.1007/s10926-006-9057-9

Nilsson M, Olsson M, Wennman-Larsen A et al (2011) Return to work after breast cancer: women's experiences of encounters with different stakeholders. Eur J Oncol Nurs 15(3):267–274. https://doi.org/10.1016/j.ejon.2011.03.005

Noeres D (2013) Bewältigung von Brustkrebs am Beispiel des Erwerbs krankheitsrelevanten Wissens und der Rückkehr zur Erwerbstätigkeit. Dissertation. Hannover. http://d-nb.info/1060559897/34. Zugegriffen: 17. Juni 2015

Noeres D, Park-Simon TW, Grabow J et al (2013) Return to work after treatment for primary breast cancer over a 6-year period: results from a prospective study comparing patients with the general population. Support Care Center 21(7): 1901–1909. https://doi.org/10.1007/s00520-013-1739-1

Norredam M, Meara E, Landrum MB et al (2009) Financial Status, Employment, and Insurance Among Older Cancer Survivors. J Gen Intern Med 24(Suppl 2):438–445. https://doi.org/10.1007/s11606-009-1034-5

Nowak JA (2001) Leben mit dem Schlaganfall. Mein Weg aus der Katastrophe. Molden, Wien

Nystedt M, Berglund G, Bolound C et al (2000) Randomized trial of adjuvant tamoxifen and/or groselin in premenopausal breast cancer – self-rated physiological effects and symptoms. Acta Oncol 39(8):959–968. https://doi.org/10.1080/02841860050215945

o.A. (2001) Wenn Arbeit zum Flow-Erlebnis wird. Wirtschaft & Weiterbildung (2): 14. https://www.wiso-net.de/document/WUW__20012005. Zugegriffen: 10. Februar 2016

o.A. (2015) Australian Cancer Survivorship Centre. http://www.petermac.org/about-us/australian-cancer-survivorship-centre#about-the-australian-cancer-survivorship-centre. Zugegriffen: 12. November 2015

Oschmianski F (2010) Der Arbeitsbegriff im Wandel der Zeit. http://www.bpb.de/politik/innenpolitik/arbeitsmarktpolitik/55031/arbeitsbegriff. Zugegriffen: 25. November 2015

Otto S (2012) Ex ante versus ex post Conservatism und der Informationsgehalt selbst erstellter immaterieller Vermögenswerte. http://opus.bibliothek.uni-augsburg.de/opus4/frontdoor/index/index/docld/1548. Zugegriffen: 03. Juni 2016

Otto S (2015) Brustkrebs – Hilfe im Bürokratie-Dschungel. Springer, Heidelberg

Parijs P (1997) Real Freedom for All. What (if Anything) Can Justify Capitalism? Oxford: Oxford University Press. https://doi.org/10.1093/0198293577.001.0001

Park J, Shubair M (2013) Returning to work after breast cancer: A critical Review. International Journal of Disability Management 8(1):1–10. http://dx.doi.org/10.1017/idm.2012.7

Parsons JA, Eakin JM, Bell RS et al (2008) "So, are you back to work yet?" Re-conceptualizing 'work' and 'return to work' in the context of primary bone cancer. Soc Sci Med 67(11):1826–1836. https://doi.org/10.1016/j.socscimed.2008.09.011

Passik SD, Kirsh KL, Donaghy K et al (2002) Patient-related barriers to fatigue communication: Initial validation of the fatigue management barriers questionnaire. J Pain Symptom Manage 24(5):481–493. https://doi.org/10.1016/S0885-3924(02)00518-3

Payne S (2007) Living with Advanced cancer. In: Feuerstein M (ed) Handbook of Cancer Survivorship. Springer, New York, S 429–446

Peloquin SM (1991) Time as a Commodity: Reflections and Implications. Am J Occup Ther 45(2):147–154. https://doi.org/10.5014/ajot.45.2.147

Perkins EA, Small BJ, Balducci L et al (2007) Individual differences in well-being in older breast cancer survivors. Crit Rev Oncol Hematol 62(1):74–83. https://doi.org/10.1016/j.critrevonc.2006.11.002

Pertl MM, Quigley J, Hevey D (2014) 'I'm not complaining because I'm alive': Barriers to the emergence of a discourse of cancer-related fatigue. Psychol Health 29(2): 141–161. https://doi.org/10.1080/08870446.2013.839792

Peteet JR (2000) Cancer and the Meaning of Work. Gen Hosp Psychiat 22(3):200–205. https://doi.org/http://dx.doi.org/10.1016/S0163-8343(00)00076-1

Peuckmann V, Ekholm O, Sjogren P et al (2009) Health care utilization and characteristics of long-term breast cancer survivors: nationwide survey in Denmark. Eur J Cancer 45(4):625–633. https://doi.org/10.1016/j.ejca.2008.09.027

Pfarr C, Maier C, Lehmann IR (2015) Arbeiten trotz Rente: Warum bleiben Menschen im Ruhestand erwerbstätig? Deutsches Institut für Altersvorsorge. http://www.fiwi.uni-bayreuth.de/de/research/publications/2015/DIA_Studie/150216_DIA_Studie_Erwerbstaetigkeit-_EINZELSEITEN_2_04.pdf. Zugegriffen: 28. Mai 2015

Portenoy RK, Itri LM (1999) Cancer-Related Fatigue: Guidelines for Evaluation and Management. Oncologist 4(1):1–10. http://theoncologist.alphamedpress.org/content/4/1/1.full.pdf+html. Zugegriffen: 11. Oktober 2016

Pottins I, Irle H, Korsukéwitz C (2009) Deutsche Rentenversicherung: Stand und Perspektiven der onkologischen Rehabilitation. RVaktuell (Rentenversicherung aktuell)(8):267–275. http://www.deutsche-rentenversicherung.de/cae/servlet/contentblob/225814/publicationFile/11180/heft_8_pottins_irle_korsukewitz.pdf. Zugegriffen: 26. Mai 2015

Prosnitz RG, Marks LB (2005) Radiation-induced heart disease: vigilance is still required. J Clin Oncol 23(30):7391–7394. https://doi.org/10.1200/JCO.2005.07.011

Pryce J, Munir F, Haslam C (2007) Cancer Survivorship and work: Symptoms, supervisor response, co-worker disclosure and work adjustment. J Occup Rehabil 17(1):83–92. https://doi.org/10.1007/s10926-006-9040-5

Rakha EA, El-Sayed ME, Green AR et al (2007) Prognostic Markers in Triple Negative Breast Cancer. Cancer 109(1): 25–32. https://doi.org/10.1002/cncr.22381

Redd WH, Montgomery GH, DuHamel KN (2001) Behavioral intervention for cancer treatment side effects. J Natl Cancer Inst 93(11):810–822. https://doi.org/10.1093/jnci/93.11.810

Reed KL, Sanderson SN (1999) Concepts of Occupational Therapy, 4th ed. Lippincott Williams & Wilkins, Philadelphia

Reid D (2011) Mindfulness and flow in occupational engagement: Presence in doing. Can J Occup Ther 78(1):50–56. https://doi.org/10.2182/cjot.2011.78.1.7

Reinertsen KV, Cvancarova M, Loge JH et al (2010) Predictors and course of chronic fatigue in long-term breast cancer survivors. J Cancer Surviv 4(4):405–414. https://doi.org/10.1007%2Fs11764-010-0145-7

Rexrodt von Fircks A (2013) Leben leben – trotz Krebs. Ratgeber für Betroffene und Angehörige. Techniker Krankenkasse, Hamburg. http://www.tk.de/centaurus/servlet/contentblob/576820/Datei/139352/TK-Brosch%C3%BCre-Leben%20leben%20-%20trotz%20Krebs.pdf. Zugegriffen: 21. April 2015

Reynolds JR (1977) The Employability of Work-Able Cancer Patients. University Research Corporation, Washington

Rheinberg F (2004) Intrinsische Motivation. http://www.psych.uni-potsdam.de/people/rheinberg/files/Intrinsische-Motivation.pdf. Zugegriffen: 21. April 2015

Rheinberg F, Manig Y (2003) Was macht Spaß am Graffiti-Sprayen? Eine induktive Anreizanalyse. http://www.ecem2007.psych.uni-potsdam.de/people/rheinberg/files/Graffiti3.pdf. Zugegriffen: 20. November 2015

Rheinberg F, Manig Y, Kliegl R, Engeser S, Vollmeyer R (2007) Flow bei der Arbeit, doch Glück in der Freizeit. Z Arb Organ 51(3):105–115

Rick O, Kalusche E-M, Dauelsberg T et al (2012) Reintegration von Krebspatienten ins Erwerbsleben. Dtsch Arztebl 109(42):702–708. https://doi.org/10.3238/arztebl.2012.0702

Robles TF, Glaser R, Kiecolt-Glaser JK (2005) Out of Balance. A New Look at Chronic Stress, Depression, and Immunity. Curr Dir Psychol Sci 14(2):111–115. https://doi.org/10.1111/j.0963-7214.2005.00345.x

Rodriguez E, Lasch K, Mead JP (1997) The potential role of unemployment benefits in shaping the mental health impact of unemployment. Int J Health Serv 27(4):601–623. https://doi.org/10.2190/XGCU-QWDE-GWW1-P7K7

Roelen CA, Koopmans PC, de Graaf JH et al (2009) Sickness absence and return to work rates in women with breast cancer. Int Arch Occup Environ Health 82(4):543–546. https://doi.org/10.1007/s00420-008-0359-4

Roelen CA, Koopmans PC, Rhenen V et al (2011) Trends in return to work of breast cancer survivors. Breast Cancer Res Treat 128(1):237–242. https://doi.org/10.1007/s10549-010-1330-0

Roesch SC, Adams L, Hines A et al (2005) Coping with Prostate Cancer: A Meta-Analytic Review. J Behav Med 28(3):281–293. https://doi.org/10.1007/s10865-005-4664-z

Ryan RM, Deci EL (2000) When rewards compete with nature: The undermining of intrinsic motivation and self-regulation. In: Sansone C, Harackiewcz JM (eds) Intrinsic and extrinsic motivation. Academic Press, San Diego, S 14–54. https://doi.org/10.1016/B978-012619070-0/50024-6

Sammarco A (2003) Quality of life among older survivors of breast cancer. Cancer Nurs 26(6):431–438

Sansone C, Smith S (2000) Interest and self-regulation: the relation between having to and wanting to. In: Sansone C, Harackiewicz JM (eds) Intrinsic and extrinsic motivation. Academic Press, San Diego, S 341–372. http://www.sciencedirect.com/science/article/pii/B9780126190700500349. Zugegriffen: 25. November 2015

Satariano WA, DeLorenze GN (1996) The likelihood of returning to work after breast cancer. Public Health Rep 111(3):236–241. https://www.ncbi.nlm.nih.gov/pmc/articles/PMC1381765. Zugegriffen: 11. Oktober 2016

Satin JR, Linden W, Phillips MJ (2009) Depression as o Predictor of Disease Progression and Mortality in Cancer Patients. Cancer 115(22):5349–5361. https://doi.org/10.1002/cncr.24561

Schallberger U (2000) Projekt „Qualität des Erlebens in Arbeit und Freizeit". Eine Zwischenbilanz. Berichte aus der Abteilung Angewandte Psychologie, Nr 31. Psychologisches Institut der Universität, Zürich. www.psychologie.uzh.ch/institut/angehoerige/emiriti/schallberger/schallberger-pub/BaAAPZwBil31.pdf. Zugegriffen: 14. April 2015

Schallberger U, Pfister R (2001) Flow-Erleben in Arbeit und Freizeit: Eine Untersuchung zum „Paradox der Arbeit" mit der Experience Sampling Method (ESM). Z Arb Organ 45(4):176–187. https://doi.org/10.1026//0932-4089.45.4.176

Schlothfeldt S (1999) Erwerbslosigkeit als sozialethisches Problem. Karl Alber GmbH, Freiburg

Schlothfeldt S (2001) Braucht der Mensch Arbeit? Zur normativen Relevanz von Bedürfnissen. DZPhil 49(5):709–721. doi: https://dx.doi.org/10.1524/dzph.2001.49.5.709

Schlüttler J (2012) Geheilt – aber nicht gesund. Spätfolgen nach Krebs. Tagesspiegel. http://www.tagesspiegel.de/wissen/spaetfolgen-nach-krebs-geheilt-aber-nicht-gesund/6877446.html. Zugegriffen: 21. April 2015

Schnall PL, Landsbergis PA, Baker D (1994) Job strain and cardiovascular disease. Annu Rev Publ Health 15:381–411. https://doi.org/10.1146/annurev.pu.15.050194.002121

Schott T (1996) „Reha vor Rente?" – Zur Bedeutung der persönlichen Einstellung für die Wiederaufnahme der Arbeit. In: Schott T, Badura B, Schwager J-H et al (Hrsg) Neue Wege in der Rehabilitation: Von der Versorgung zur Selbstbestimmung chronisch Kranker. Juventa, Weinheim, S 182–194

Schou I, Ekeberg O, Sandvik L et al (2005) Multiple predictors of health-related quality of life in early stage breast cancer. Data from a year follow-up study compared with the general population. Qual Life Res 14(8):1813–1823. https://doi.org/10.1007/s11136-005-4344-z

Schüler J, Brunner S (2009) The rewarding effect of flow experience on performance in a marathon race. Psychol Sport Exerc 10(1):168–174. https://doi.org/10.1016/j.psychsport.2008.07.001

Schultz PN, Beck ML, Stava C et al (2002) Cancer survivors work related issues. AAOHN J 50(5):220–226

Schultze W, Kafadar K, Thiericke S (2008) Die Kaufpreisallokation bei Unternehmenszusammenschlüssen nach IFRS 3 (a.F.) vs. IFRS 3 (rev. 2008) – Eine kritische Analyse ausgewählter Aspekte. Deutsches Steuerrecht 46 (28):1348–1354

Schwab W (2013) Wenn der Körper sich erinnert. taz. http://www.taz.de/1/archiv/digitaz/artikel/?ressort=wi&dig=2013%2F01%2F05%2Fa0029&cHash=d47a7638b50f7718cb38393b74b74c4d. Zugegriffen: 13. Juni 2016

[312] SEER (National Cancer Institute) (o.J.) SEER Cancer Statistics Review 1973–1997. http://seer.cancer.gov/archive/csr/1973_1997/breast.pdf. Zugegriffen: 11. Mai 2016

Semmer N, Schallberger U (1996) Selection, Socialisation, and Mutual Adaptation: Resolving Discrepancies Between People and Work. Appl Psychol-Int Rev 45(3):263–288. https://doi.org/10.1111/j.1464-0597.1996.tb00768.x

SGB (1989) Das Sechste Buch Sozialgesetzbuch – Gesetzliche Rentenversicherung – in der Fassung der Bekanntmachung vom 19. Februar 2002 (BGBl. I S754, 1404, 3384), das durch Artikel 3 des Gesetzes vom 17. Juli 2015 (BGBl. I S1368) geändert worden ist

Sharpe L, Sensky T, Timberlake L et al (2003) Long-term efficacy of a cognitive behavioral treatment from a randomized controlled trial for patients recently diagnosed with rheumatoid arthritis. Rheumatology 42(3):435–441. https://doi.org/10.1093/rheumatology/keg144

Short PF, Vasey JJ, Tunceli K (2005) Employment pathways in a large cohort of adult cancer survivors. Cancer 103(6):1292–1301. https://doi.org/10.1002/cncr.20912

Sinding C, Gray R (2005) Active Aging – spunky survivorship? Discourses and experiences of the years beyond breast cancer. J Aging Stud 19(2):147–161. https://doi.org/10.1016/j.jaging.2004.05.001

Smets EM, Garssen B, Bonke B et al (1998) The Multidimensional Fatigue Inventory (MFI) psychometric qualities of an instrument to assess fatigue. J Psychosom Res 39(3):315–325. https://doi.org/10.1016/0022-3999(94)00125-O

Smith A (2005) Untersuchung über Wesen und Ursachen des Reichtums der Völker. Tübingen: Mohr Siebeck

Speck RM, Gross CR, Hormes JM (2010) Changes in the Body Image and Relationship Scale following a one-year strength training trial for breast cancer survivors with or at risk for lymphedema. Breast Cancer Res Treat 121(2):421–430. https://doi.org/10.1007/s10549-009-0550-7

Spektrum Akademischer Verlag (2000) Lexikon der Psychologie A-E, Bd 1. Spektrum, Heidelberg

Spelten ER, Spangers MA, Verbeek J et al (2002) Factors reported to influence the return to work of cancer survivors: A literature review. Psychooncology 11(2):124–131. https://doi.org/10.1002/pon.585

Spelten ER, Verbeek JH, Uitterhoeve AV et al (2003) Cancer, fatigue and the return of patients to work – a prospective cohort study. Eur J Cancer 39(11):1562–1567. https://doi.org/10.1016/S0959-8049(03)00364-2

Spigel DR, Winer EP (2002) Quality of life in breast cancer survivors. JCOM 9(3):123–126. http://www.t.turner-white.com/pdf/jcom_mar02_life.pdf. Zugegriffen: 12. Oktober 2016

Sprangers MA, Schwartz CE (1999) Integrating response shift into health-related quality of life research: a theoretical model. Soc Sci Med 48(11):1507–1515. https://doi.org/10.1016/S0277-9536(99)00045-3

Steiner JF, Cavender TA, Main DS et al (2004) Assessing the impact of cancer on work outcomes: What are the research needs? Cancer 101(8):1703–1711. https://doi.org/10.1002/cncr.20564

Steiner JF, Cavender TA, Nowels CT et al (2008) The impact of physical and psychosocial factors on work characteristics after cancer. Psychooncology 17(2):138–147. https://doi.org/10.1002/pon.1204

Stewart DE, Cheung AM, Duff S et al (2001) Long-term breast cancer survivors: confidentiality, disclosure, effects on work and insurance. Psychooncology 10(3):259–263. https://doi.org/10.1002/pon.499

Stiftung für Qualität und Wirtschaftlichkeit im Gesundheitswesen, rechtsfähige Stiftung des bürgerlichen Rechts (2013) Gesundheitsinformation.de. Kognitive Verhaltenstherapie. https://www.gesundheitsinformation.de/kognitive-verhaltenstherapie.2136.de.html. Zugegriffen: 10. Mai 2016

Sukel MP, van de Poll-Franse LV, Nieuwenhuijzen GA et al (2008) Substantial increase in the use of adjuvant systematic treatment for early stage breast cancer reflects changes in guidelines in the period 1990–2006 in the Southeastern Netherlands. Eur J Cancer 44(13):1846–1854. https://doi.org/10.1016/j.ejca.2008.06.001

Syse A, Tretli S, Kravdal O (2008) Cancer's impact on employment and earnings – a population based study. J Cancer Surviv 2(3):149–158. https://doi.org/10.1007/s11764-008-0053-2

Talbäck M, Stenbeck M, Rosén M et al (2003) Cancer survival in Sweden, 1960–1998. Acta Oncol 42(7):637–659. https://doi.org/10.1080/02841860310013391

Tamminga SJ, De Boer AG, Verbeek JH et al (2010) Return-to-work interventions integrated into cancer care: a systematic review. Occup Environ Med 67(9):639–648. https://doi.org/10.1136/oem.2009.050070

Tamminga SJ, de Boer A, Verbeek J et al (2012) Breast cancer survivors' views of factors that influence the return-to-work process–a qualitative study. Scand J Work Env Health 38(2):144–154. https://doi.org/10.5271/sjweh.3199

Tan FL, Loh SY, Su T et al (2012) Return to work in multi-ethnic breast cancer survivors-a qualitative inquiry. Asian Pac J Cancer Prev 13(11):5791–5795. https://doi.org/10.7314/APJCP.2012.13.11.5791

Taskila T Lindbohm ML (2007) Factors affecting cancer survivors' employment and work ability. Acta Oncol 46(4):446–451. https://doi.org/10.1080/02841860701355048

Taskila-Arbandt T, Martikainen R, Virtanen SV et al (2004) The impact of education and occupation on the employment status of cancer survivors. Eur J Cancer 40(16):2488–2493. https://doi.org/10.1016/j.ejca.2004.06.031

Taskila T, Lindbohm ML, Martikainen R et al (2006) Cancer survivors received and needed social support from their work place and the occupational health service. Supportive Care Cancer 14(5):427–435. https://doi.org/10.1007/s00520-005-0005-6

Taskila T, Martikainen R, Hietanen P et al (2007) Comparative study of work ability between cancer survivors and their referents. Eur J Cancer 43(5):914–920. https://doi.org/10.1016/j.ejca.2007.01.012

Thies S, Lehmann C, Kriz D et al (2008) Patientenfragebogen zur Erfassung der Reha-Motivation (PAREMO-20) – Test-theoretische Überprüfung und Validierung an einer Stichprobe von Krebspatienten unterschiedlicher Diagnosegruppen. Rehabilitation 47(5):308–318. https://doi.org/10.1055/s-2008-1076709

Thornton AA (2002) Perceiving Benefits in the Cancer Experience. Journal J Clin Psychol Med S 9(2):153–165. https://doi.org/10.1023/A:1014996127535

Tiedtke C, Rijk AD (2012) Survived but feeling vulnerable and insecure: a qualitative study of the mental preparation for RTW after breast cancer treatment. BMC Public Heath 12(538):1–13. https://doi.org/10.1186/1471-2458-12-538

Tiedtke C, de Rijk A, Dierck de Casterlé B et al (2010) Experiences and concerns about 'returning to work' for women breast cancer survivors: a literature review. Psychooncology 19(7):677–683. https://doi.org/10.1002/pon.1633

Tiedtke C, Donceel P, Knops L et al (2012) Supporting return to work in the face of legislation: stakeholders' experience with return-to-work after breast cancer in Belguim. J Occup Rehabil 22(2):241–251. https://doi.org/10.1007/s10926-011-9342-0

Tiedtke C, Donceel P, de Rijk A et al (2014) Return to Work Following Breast Cancer Treatment: The Employers' Side. J Occup Rehabil 24(3):399–409. https://doi.org/10.1007/s10926-013-9465-6

Torka N, Goedebebure I, van Ewijk I et al (2012) On the motives and needs for work beyond age 65: Comparing voluntary versus agency workers. Z Personalforsch 26(2):167–188. https://doi.org/10.1688/1862-0000_ZfP_2012_02_Torka

Torp S, Nielsen RA, Gudbergsson SB, Dahl AA (2012) Worksite adjustments and work ability among employed cancer survivors. Support Care Center 20(9):2149–2156. https://doi.org/10.1007/s00520-011-1325-3

Triemer A, Rau R (2001) Stimmungskurven im Arbeitsalltag – eine Feldstudie. Zeitschrift für Differentielle und Diagnostische Psychologie 22(1):42–55. https://doi.org/10.1024//0170-1789.22.1.42

Tschuschke V (2006) Psychoonkologie. Psychologische Aspekte der Entstehung und Bewältigung von Krebs, 2. Aufl. Schattauer, Stuttgart

Tschuschke V, Hertenstein B, Arnold R et al (2001) Associations between coping and survival time of adult leukemia patients receiving allogeneic bone marrow transplan-tation. Results of a prospective study. J Psychosom Res 50(5):277–285. https://doi.org/10.1016/S0022-3999(01)00202-1

Ullrich A, Böttcher AM, Bergelt C (2012) Geschlechtsspezifische Aspekte der Rückkehr zur Arbeit bei Patientinnen und Patienten mit einer Krebserkrankung. Bundesgesundheitsbl 55(4):516–534. https://doi.org/10.1007/s00103-012-1454-y

Universitäts KrebsCentrum Dresden (k.A.) Universitäts Krebs-Centrum Dresden. http://www.krebscentrum.de. Zugegriffen: 12. November 2015

University of Barth (2015) Professor Chris Eccleston. http://www.bath.ac.uk/health/staff/christopher-eccleston. Zugegriffen: 27. November 2015

Van Damme S, Crombez G, Eccleston C (2008) Coping with pain: A motivational perspective. J Pain 139(1):1–4. https://doi.org/10.1016/j.pain.2008.07.022

Van der Wouden J, Graeves-Otte J, Greaves J et al (1992) Occupational reintegration of long-term cancer survivors. J Occup Med 34(11):1084–1089

Van de Vijver M, He YD, Van'T Veer L et al (2002) A gene-expression signature as a predictor of survival in breast cancer. N Engl J Med 347(2 5):1999–2009. https://doi.org/10.1056/NEJMoa021967

Van Hooff M, Bossche SV, Smulders P (2008) The Netherlands Working Conditions Survey. http://repository.tudelft.nl/search/tno/?q=title%3A%22The%20Netherlands%20working%20conditions%20survey%20%3A%20highlights%202003-2006%22. Zugegriffen: 09. Februar 2016

Van Ryckeghem DM, Eccleston C, Crombez G et al (2013) Keeping pain out of your mind: the role of attentional set in pain. Eur J Pain 17(3):402–411. https://doi.org/10.1002/j.1532-2149.2012.00195.x

Vanek J (1963) The labor market, technology, and stability in the keynesian model. International Review for Social Sciences 16(1):111–122. https://doi.org/10.1111/j.1467-6435.1963.tb00275.x

Verbeek J, Spelten E (2007) Work. In: Feuerstein M (ed) Handbook of Cancer Survivorship. Springer, New York, S 381–396

Verbeek J, Spelten E, Kammeijer M et al (2003) Return to work for cancer survivors: a prospective cohort study into the quality of rehabilitation by occuaptional physicans. Occup Environ Med 60(5):352–357. https://doi.org/10.1136/oem.60.5.352

Verhoeven K, Van Damme S, Eccleston C, Van Ryckeghem DM, Crombez G, Legrain V (2011) Distraction from pain and executive functioning: An experimental investigation of the role of inhibition, task switching and working memory. Eur J Pain 15(8):866–873. https://doi.org/10.1016/j.ejpain.2011.01.009

Viane I, Crombez G, Eccleston C, Devulder J, DeCorte W (2004) Acceptance of the unpleasant reality of chronic pain: Effects upon attention to pain and engagement with daily activities. J Pain 112(3):282–288. https://doi.org/10.1016/j.pain.2004.09.008

Villaverde RM, Batlle FJ, Yllan VA et al (2008) Employment in a cohort of breast cancer patients. Occup Med 58:509–511. https://doi.org/10.1093/occmed/kqn092

Vin-Raviv NE (2013) Racial Disparities in Posttraumatic Stress After Diagnosis of Localized Breast Cancer: The BQAL Study. J Natl Cancer Inst 105(8):563–572. https://doi.org/10.1093/jnci/djt024

Vocational Insurance Committee, Mayo Clinic Cancer Rehabilitation Program (1977) A Study of Discrimination toward Cancer Patients by Insures, Employers, and Vocational Rehabilitation Agencies. Report prepared for the National Cancer Institute under contract CN 45120-F

Waddell G, Burton KA (2006) Is work good for health and well-being? https://www.gov.uk/government/uploads/system/uploads/attachment_data/file/214326/hwwb-is-work-good-for-you.pdf. Zugegriffen: 08. Januar 2016

Wainwright E, Wainwright D, Keogh E et al (2013) Return to work with chronic pain: employers' and employees' views. Occup Med 63(7):501–506. https://doi.org/10.1093/occmed/kqt109

Wani SQ, Khan T, Teeli AM et al (2012) Quality of life assessment in survivors of breast cancer. J Cancer Res Ther 8(2):272–276. https://doi.org/10.4103/0973-1482.98986

Watson D, Tellegen A (1985) Toward a Consensual Structur of Mood. Psychol Bull 98(2):219–235

Weber A, Wilhelm M, Weber U et al (1998) Ist der subjektive Gesundheitsstatus ein guter Prädikator für die Wiederaufnahme der Arbeit? Soz Praventivmed 43(4):177–184. https://doi.org/10.1007/BF01349247

Wegler R, Barth H-G (2014) Aus meiner Feder: Glück. Elbverlag, Magdeburg

Weis J, Bartsch HH (2006) Fatigue bei Tumorpatienten: Prävalenz und Rehabilitationsbedarf. Abschlussbericht. Projektnummer: 01 GD 0122. http://forschung.deutsche-rentenversicherung.de/ForschPortalWeb/rehaDoc.pdf?rehaid=7C6AE9AD5711706FC1256E990035CA95. Zugegriffen: 26. Mai 2015

Wells AJ (1988) Variations in Mothers' Self-Esteem in Daily Life. J Pers Soc Psychol 55(4):661–668. https://doi.org/10.1037/0022-3514.55.4.661

WHO (World Health Organization) (2001) ICF – International Classification of Functioning, Disability and Health. Genf. http://www.who.int/classifications/icf/en. Zugegriffen: 26. Januar 2016

WHO (World Health Organization) (2015) ICD-10-WHO 2016 Systematik Buchfassung PDF – kostenfreie Referenzfassung. Internationale statistische Qualifikation der Krankheiten und verwandter Gesundheitsprobleme, 10. Revision. https://www.dimdi.de/dynamic/de/klassi/downloadcenter/icd-10-who/version2016/systematik. Zugegriffen: 16. Dezember 2015

Wikipedia (2015) Gesundheitssystem der Vereinigten Staaten. https://de.wikipedia.org/wiki/Gesundheitssystem_der_Vereinigten_Staaten. Zugegriffen: 2 0. August 2015

Wilson IB, Cleary PD (1995) Linking clinical variables with health-related quality of life. A conceptual model of patient outcomes. JAMA 273(1):59–65. https://doi.org/10.1001/jama.273.1.59

Yao S, Xu B, Ma F et al (2009) Breast cancer in women younger than 25: clinicopathological features and prognostic factors. Ann Oncol 20(2):387–389. https://doi.org/10.1093/annonc/mdn711

Yerxa EJ (1998) Health and the human spirit for occupation. Am J Occup Ther 52(6):412–418. https://doi.org/10.5014/ajot.52.6.412

Young AE, Wasiak R, Roessler RT et al (2005) Return-to-Work Outcomes Following Work Disability: Stakeholder Motivations, Interests and Concerns. J Occup Rehabil 15(4):543–556. https://doi.org/10.1007/s10926-005-8033-0

Zajacova A, Dowd JB, Schoeni RF et al (2015) Employment and Income Losses among Cancer Survivors: Estimates From a National Longitudinal Survey of American Families. Cancer 121(24):4425–4432. https://doi.org/10.1002/cncr.29510

Zawadski B, Lazarsfeld PF (1935) The psychological consequences of unemployment. J Soc Psychol 6(2):224–251